实用护理技术与护理管理

颜伟伟　等主编

U0320498

上海科学普及出版社

图书在版编目（CIP）数据

实用护理技术与护理管理 / 颜伟伟等主编 . -- 上海 ：
上海科学普及出版社， 2024.6
ISBN 978-7-5427-8719-4

Ⅰ．①实… Ⅱ．①颜… Ⅲ．①护理学 Ⅳ．① R47

中国国家版本馆 CIP 数据核字（2024）第 093194 号

责任编辑　李　蕾
助理编辑　忻　玮

实用护理技术与护理管理

颜伟伟　等主编

上海科学普及出版社出版发行

（上海中山北路 832 号　　邮政编码　200070）

http://www.pspsh.com

各地新华书店经销　　　　　　　三河市铭城印务有限公司印刷

开本　787×1092　　1/16　　印张　17　　　　字数 200 000

2024 年 6 月第 1 版　　　　　　2024 年 6 月第 1 次印刷

ISBN　978-7-5427-8719-4　　定价：98.00 元

《实用护理技术与护理管理》

编委会

主　　编：颜伟伟　枣庄市立医院

　　　　　徐　敏　枣庄市立医院

　　　　　付香莹　枣庄市立医院

　　　　　毛菲菲　枣庄市立医院

　　　　　陈　晨　枣庄市立医院

　　　　　李北华　枣庄市立医院

副 主 编：宋　莹　山东省妇幼保健院

　　　　　刘庆霞　枣庄市中医医院

　　　　　李明清　枣庄市山亭区徐庄镇中心卫生院

　　　　　王　萍　枣庄市立医院

　　　　　王文娜　枣庄市立医院

　　　　　赵　静　枣庄市立医院

前　言

随着现代医疗技术的飞速发展，护理领域也迎来了前所未有的变革。护理工作作为医疗机构日常医疗保健工作的重要组成部分，其重要性不言而喻。它不仅直接关系到患者的健康与恢复，而且对于提升整个医疗体系的服务质量和效率也起着至关重要的作用。因此，护理人员不仅需要具备扎实的医学知识储备，更需要掌握科学严谨的护理管理制度，以确保患者得到最优质的护理服务。

本书共分为十五章，内容包括呼吸系统疾病护理技术、循环系统疾病护理技术、消化系统疾病护理技术、血液系统疾病护理技术、肾脏疾病护理技术、内分泌系统疾病护理技术、风湿性疾病护理技术、神经内科疾病护理技术、普通外科疾病护理、神经外科疾病护理、泌尿外科疾病护理、骨外科疾病护理、妇产科疾病护理、护理管理制度和各种仪器的安全使用与程序等。涵盖了从呼吸系统疾病到泌尿外科疾病，再到妇产科和儿科等不同领域的护理技术。每一章节都详细介绍了各种疾病在护理时的操作流程，包括给药、输液、换药、清洁和消毒、监测患者生命体征等关键步骤。例如，在呼吸系统疾病护理术章节中，不仅讲解了如何处理常见的肺炎、哮喘等疾病，还详细阐述了使用呼吸机等设备的正确方法和注意事项。在循环系统疾病护理技术章节中，重点介绍了心脏病、高血压等疾病的护理要点，以及如何进行心电监护和心脏复苏等紧急情况下的护理操作。

本书的编写基于最新的技术操作规程及实践经验，广泛参考了近年来国内外的医学文献和研究成果。在先进性、科学性和实用性等方面，编者们做出了不懈的努力，力求为临床护理工作提供标准化的护理流程。本书旨在引起护理人员对护理技术操作规范化和护理管理科学化的重视，以防止在护理操作中可能出现的并发症，提高医疗护理效果，减少因护理操作造成的医疗纠纷。

本书内容全面，资料新颖，紧密贴近临床实际，实用性强。它不仅适合基层医院各科护理同仁参考阅读，也适合作为医药院校护理专业学生的学习教材。通过本书的学习，护理人员可以不断提升自身的专业技能，更好地适应现代医疗环境的需求，为患者提供更加安全、高效、人性化的护理服务。

目　录

第一章 呼吸系统疾病护理技术

第一节 慢性支气管炎

一、疾病概述

慢性支气管炎（简称慢支）是指气管、支气管黏膜及其周围组织的慢性非特异性炎症，是一种严重危害健康的常见病，尤以老年人多见，且男性多于女性。

慢性支气管炎主要由以下几方面因素引发：

1.理化因素　如大气污染、吸烟、寒冷空气等，可损伤呼吸道黏膜，使纤毛脱落，引起支气管痉挛等。

2.感染　由病毒和细菌引起的呼吸道反复感染，可诱发慢性支气管炎。

3.变态反应　是发病的危险因素。

4.年龄因素　老年人呼吸道中免疫球蛋白减少，组织退行性变，防御反应降低，所以易患慢性支气管炎。

慢性支气管炎的临床表现主要是咳、痰、喘。

治疗原则：抗炎、止咳、祛痰及平喘。

二、护理技术

慢性支气管炎患者的护理如下：

1.一般护理　室内保持空气流通新鲜，冬季应有取暖设备，避免患者受凉感冒，加重病情。饮食上给予高蛋白、高热量、高维生素、易消化的食物。若食欲欠佳，可给予半流质或流质饮食，注意食物的色、香、味。鼓励患者多饮水，每日至少饮 3 000 mL。

2.症状的观察和护理

（1）咳嗽、咳痰：仔细观察咳嗽的性质，出现的时间和节律；观察痰液的性质、颜色、气味和量，并正确留取痰标本及时送检。鼓励患者有效地咳嗽、咳痰。有痰不易排出时，可行超声雾化吸入，根据病情加入相应药液，以达到局部用药，稀释痰液，便于引流的目的。同时，还可采取体位引流等措施排痰。具体方法参见症状护理中咳嗽、咳痰节。

（2）喘：患者主诉喘憋加重，呼吸费力，不能平卧，应给予半卧位吸氧。根据血气分析结果，调节吸氧流量。并指导患者练习腹式呼吸及呼吸操，以改善通气功能。

3.药物治疗的观察和护理　此类疾病最主要是控制感染，应针对致病菌的类别和药物敏感性合理应用抗生素。护士应正确采取痰标本，留痰前清洁口腔，标本盒应为无菌痰盒（具体方法参见症状护理中咳嗽、咳痰章节）。使用抗生素后，应严密观察患者的体温及病情变化，重视患者主诉，为医师提供最直接的临床资料。在药物治疗的同时，应注意营养支持，注意痰液的稀化和引流，这是缓解气道阻塞、有效控制感染的必要条件。

4.健康教育　嘱患者加强身体耐寒锻炼，气候变化时注意衣服的增减，避免受凉。耐寒锻炼需从夏季开始，先用手按摩面部，后用冷水浸毛巾拧干后擦头面，渐及四肢。体质好、耐受力强者，可全身大面积冷水摩擦，持续到9月份，以后继续用冷水摩擦面颈部，最低限度冬季也要用冷水洗鼻部，以提高耐寒能力，预防和减少本病的发作。同时，应避免尘埃和煤烟对呼吸道的刺激，有吸烟嗜好者应戒除。

第二节　支气管哮喘

一、疾病概述

支气管哮喘是气道慢性可逆性炎症引起的一种支气管反应性过度增高的疾病。炎症是导致支气管哮喘的基本原因。变态反应原、环境因素、职业性因素、药物性因素和与运动有关的原因等，均与支气管哮喘的起病有联系。这些因素可引起支气管平滑肌收缩痉挛，诱发哮喘发作。而反复发作后使呼吸道防御能力受损，容易继发感染。感染诱因炎症反应及分泌物增多而使支气管痉挛加重，如此形成恶性循环。

支气管哮喘的主要症状是气道被激惹引起的气道阻塞、咳嗽及带有哮鸣音的呼气性呼吸困难。其症状往往于夜间和清晨加重。

当严重哮喘发作持续24 h以上时，经一般支气管舒张药物治疗无效者，称为哮喘持续状态。此时，患者表现为极度呼吸困难、呼气费力、张口喘气、大汗淋漓、面色苍白、四肢厥冷、脉快细弱，心率可达 140 次 /min 以上，有明显发绀，严重时可出现神经精神症状及呼吸衰竭。

治疗原则：哮喘发作时应积极进行激素抗感染治疗，辅以平喘及病因治疗。

二、护理技术

支气管哮喘患者的护理如下：

1. 一般护理　将患者安置在清洁、安静、空气新鲜及阳光充足的房间，避免摆设花草，铺地毯等；做卫生清洁时应注意用湿法打扫，避免尘土飞扬。使用某些消毒剂时要转移患者。哮喘发作时患者多取半坐卧位或端坐位，可用枕头支托，也可让其伏桌而坐，桌上放枕，增加患者舒适感。饮食上应给予营养丰富的易消化的食物，多食蔬菜、水果，多饮水，以补充由于憋喘出汗过多失去的水分。严禁食用与发病有关的食物，如蛋类及牛奶、鱼、虾、蟹等海味食品。同时，注意保持大便通畅，减少因用力而致的疲劳。另外，应协助患者寻找过敏原，并指导患者掌握发病的规律，以便提前采取预防措施。

2. 哮喘持续状态患者的护理

（1）注意观察哮喘发作的前驱症状，如发现患者鼻、咽、眼发痒，有打喷嚏、咳嗽等黏膜过敏表现及胸部有压迫窒息感时，及时通知医师以便采取预防措施。

（2）哮喘持续状态时患者可出现全身衰竭，甚至突然死亡，必须作为急症处理。给予氧气吸入，每分钟 3~5 L，迅速建立静脉通路，遵医嘱静脉滴注糖皮质激素，保持呼吸道通畅，协助排痰，必要时吸痰，行气管插管或气管切开。

（3）哮喘发作时，应发作时做好生活护理，及时擦干身上的汗水，更换干燥、柔软的衣被，协助患者变换体位，按摩受压部位及骨突处，以保持皮肤的完好。

（4）加强心理护理。哮喘发作时患者极度紧张，烦躁不安，护士应安慰患者，尽量满足患者的合理要求，缓解紧张情绪。

3. 用药指导　教会患者正确使用压力定量气雾吸入器。方法分为 4 步：①摇匀气雾剂。②轻轻呼气。③口含喷嘴慢慢吸气，同时下压气雾剂开关。④屏气 10 s。若要做另一次吸入，需要等候 1 min 以上才可重复上述步骤。应注意先使用 β_2 受体气雾剂，15~20 min 后使用激素类气雾剂，用药后漱口，以减少口腔真菌感染。

4. 健康教育　患者在缓解期应避开过敏原，加强自身体质锻炼，提高御寒能力。目前，研究者认为，哮喘患者最好的运动方式是游泳。另外，在冬季及气候多变时预防感冒，并保持情绪的稳定，可减少发作的次数。

第三节　支气管扩张

一、疾病概述

支气管扩张是一种常见的慢性支气管疾病，是由于支气管管壁损伤后变形和持久地扩张所致。本病多发生于青年和儿童，男性多于女性。

支气管扩张的主要病因是支气管、肺的感染和支气管阻塞。感染损害了支气管管壁各层组织，削弱了它的弹性。炎症的黏稠分泌物、异物、肿瘤致支气管部分或完全阻塞引起肺不张，因胸腔内负压对病肺的牵引，促进支气管的扩张。

临床上，支气管扩张的典型症状为慢性咳嗽，咳大量脓痰，间断咯血及反复肺部感染。咯血是支气管扩张的临床特征之一。据文献报道，约90%的患者有不同程度的咯血。

治疗原则：积极防治呼吸道感染，清除脓痰，保持呼吸道通畅。必要时手术切除。

二、护理技术

支气管扩张患者的护理如下：

1. 一般护理　反复咯血及咯血活动期应卧床休息。饮食上给予高蛋白、高热量、富含维生素和易消化饮食或半流食。

2. 症状的观察及护理

（1）咯血：患者咯血后多有恐惧、紧张情绪，应关心安慰患者，指导患者轻轻将气管内存留的积血咳出。及时建立静脉通路及吸氧。备好抢救物品，如吸引器、止血药及气管插管等（其余详见症状护理中咯血章节）。

（2）咳痰：①密切观察痰液量、性质。支气管扩张的患者一般咳脓性痰，每日可达100~400 mL。痰放置数小时后可分三层：上层为泡沫、中层为黏液、下层为脓性物和坏死组织。伴有厌氧菌感染时可有恶臭味。②排除气管内分泌物，保持呼吸道通畅。协助患者做体位引流。若病变在肺下叶时，可将患者置于头低足高位，进行深呼吸、咳嗽和咳痰。必要时引流前可先行雾化吸入，引流时辅以叩背，可提高引流效果。每次引流15~20 min，每日2~4次，体位引流宜在患者空腹时（餐后2 h）进行。

第四节　慢性阻塞性肺气肿

一、疾病概述

慢性阻塞性肺气肿是由于肺脏充气过度，终末细支气管远端部分包括呼吸细支气管、肺泡管、肺泡囊和肺泡等的膨胀及过度充气，导致肺组织弹性减退、体积增大和肺功能减低的疾病。

慢性阻塞性肺气肿常继发于慢性支气管炎、支气管哮喘和肺间质纤维化。患者在吸气时支气管扩大，空气能通畅进入肺内；在呼气时支气管缩小，过多的氧气滞留于肺泡内，引起肺泡内压增高。若慢性炎症持续存在，肺泡不断膨胀，最后发生肺气肿。膨胀的肺泡还可发生破裂，多个肺泡破裂融合成大疱，有效的呼吸面积减少，导致机体缺氧。

主要临床表现为缺氧及进行性的呼吸困难，严重的可伴有二氧化碳潴留，最终可并发呼吸衰竭。

治疗原则：控制呼吸道感染，保持呼吸道通畅，纠正缺氧及酸碱失衡等。

二、护理技术

慢性阻塞性肺气肿患者的护理如下：

1.休息　有严重缺氧和二氧化碳潴留者应卧床休息，以减少氧的消耗。

2.体位　呼吸困难者取半卧位或端坐位。

3.氧疗　明显缺氧者给予吸氧，有二氧化碳潴留者采用鼻导管低流量持续给氧，流量 1~2 L/min。长期二氧化碳潴留使呼吸中枢对二氧化碳的敏感性降低，呼吸兴奋性主要靠低氧对周围化学感受器的刺激来维持。如给予高流量氧气吸入，缺氧对呼吸中枢的兴奋作用被解除，更加重二氧化碳潴留。因此，对慢性阻塞性肺气肿的患者单纯吸高浓度的氧是危险的，甚至是致命的。氧疗期间应监测患者反应、血气分析结果及氧饱和度情况，以免发生二氧化碳蓄积。

4.营养支持　慢性阻塞性肺气肿的患者由于在克服气道阻塞、弹性回缩力变化等做了大量呼吸功能，使呼吸肌疲劳，加之长期慢性咳嗽、咳痰、反复感染等的消耗，多数患者处于营养不良的状态。目前研究，营养支持问题日益受到重视，一般除恰当的食谱配制外，必要时应进行肠道内或肠道外的营养物质的补充，以维持体重，增强肌力，减少疲劳等。

5. 保持呼吸道通畅　当患者痰量多且坠积于下肺，咳嗽又无力或无效时，应指导患者进行体位排痰，并辅以超声雾化湿化气道及叩背等，以利于痰液的排出。如上述效果不佳时可行吸痰及气管插管等。

6. 健康教育

（1）首先让患者掌握此病的本质，树立抗病信心。同时，指导患者根据病情进行适当的体育锻炼，如腹式呼吸、噘嘴呼吸、呼吸体操等，增强呼吸肌肌力。注意生活规律和丰富的饮食营养，以全面增强体力、减少复发及提高生活质量。

（2）家庭中长期氧疗，每日吸氧时间应超过 15 h，可延长患者生存期。

（3）加强自身耐寒锻炼，感冒流行期不去公共场所。天气变化时注意增减衣服，避免感冒，减轻发病症状，减少入院次数。

第五节　呼吸衰竭

一、疾病概述

当人体的气体交换发生严重障碍，不能维持正常的氧合功能，不能排出代谢所产生的二氧化碳时，即为呼吸衰竭（简称呼衰）。呼衰可分为两型：单纯低氧血症，动脉血氧分压（PaO_2）低于 8 kPa（60 mmHg），动脉血二氧化碳分压（$PaCO_2$）正常或低于正常，为 I 型呼衰；II 型呼衰为低氧血症伴二氧化碳潴留，此时动脉血二氧化碳分压超 6.67 kPa（50 mmHg）。

引起呼吸衰竭的主要原因为支气管肺疾病，其次有神经肌肉疾病、胸廓病变及其他如成年人呼吸窘迫综合征等。上述疾病可导致肺泡通气不足，肺内气体弥散障碍，通气/血流比例失调和静动脉分流量增加发生缺氧和二氧化碳的潴留。

呼吸衰竭的主要临床表现为呼吸困难、发绀及神经系统症状。缺氧时患者表现为判断力减退、记忆力降低、焦虑不安、失眠、眩晕。高碳酸血症时患者表现为头痛、嗜睡、昏迷、谵语、幻听、幻视及烦躁不安等。

治疗原则：保持呼吸道通畅，积极控制原发病及合理的氧气治疗。

二、护理技术

呼吸衰竭患者的护理如下：

1.非机械通气的护理

（1）一般护理：住单间设专人护理，密切观察病情变化，注意患者的意识状态、计算力、定向力、球结膜水肿情况、呼吸频率和节律、心率和血压的变化，每小时记录尿量，监测电解质、血气的变化，认真做好护理记录。

（2）营养支持：由于热量供给不足是产生或加重呼吸肌疲劳的重要原因之一，因此应保证充足的营养及热量供给，并尽量选择胃肠道的方式，清醒患者应鼓励自行进食。不适当地补充过量的糖类会增加二氧化碳的产生，加重呼吸肌的负担。

（3）保持气道通畅：气道不畅使呼吸阻力增大，呼吸功能消耗增多，加重呼吸肌的疲劳，也使炎性分泌物排出困难，加重感染，同时，还可能发生肺不张，使气体交换面积减少。如气道完全阻塞，则必然发生窒息，患者可在短时间内死亡。因此，应注意气道的湿化、痰液的稀释及排出。可根据病变部位拍背排痰，必要时行机械通气治疗。

2.机械通气的护理

（1）保持呼吸道通畅是机械通气的首要问题。应用呼吸机治疗时，患者由于机械正压通气、咳嗽反射减弱及呼吸道分泌物增多等原因，常发生阻塞性肺不张，故呼吸道通畅及排痰至关重要。具体方法是：①经常帮助患者翻身（每小时翻身1次），不但能防止压疮的发生，而且利于分泌物引流。在翻身的同时，给予叩背，利于痰液的排出。注意：在翻身拍背时应防止气管导管的脱出。②每1~2 h吸痰1次，必要时应反复、及时吸痰。有效吸痰的操作方法：吸痰前先调高氧浓度至100%，气道内注入2%碳酸氢钠盐水3~5 mL，2 min后抽吸痰液；插入吸痰管时先关闭负压，插入一定深度（比气管导管长4~5 cm）后打开负压，边旋转边上提拔出吸痰管，及时连接好呼吸机；再吸入高浓度氧2 min后调低氧浓度。注意吸痰过程（从插入至拔出吸痰管）不能超过10~15 s。

（2）严格无菌操作，减少院内感染的发生。①吸痰时戴无菌手套；先抽吸气管插管内分泌物，再吸口鼻分泌物，以免口鼻中杂菌进入气道。每根吸痰管只用1次。②呼吸机管道每日更换消毒1次。③保持气管切开伤口处清洁，每日更换敷料2次，如被污染及时更换。

（3）安全管理事项：①气管插管或气管切开管道固定要牢固，松紧适宜。②正确连接呼吸机管道，随时观察管道有无漏气、脱落或断开现象。③加床挡，四肢（尤双上肢）应加以约束，以免躁动时将插管拔出而窒息，导致死亡。

（4）机械通气的同时，应放置胃管，进行胃肠内营养，给予静脉高营养，以保证机体需要。

（5）监测血气及电解质的指标，记录呼吸机参数，分析呼吸机报警原因，及时检查并处理。如低压报警提示：①通气回路脱节、漏气。②气管导管套囊破裂或充气不足等。高压报警提示：①气道分泌物增多。②通气回路打折、阻塞。③人机对抗等。

（6）心理护理：意识清楚、使用呼吸机治疗的患者，对其耐心细致地解释和给予精神安慰，可以起到增强患者的自信心及通气治疗的作用。向患者说明机械通气的目的与需要配合的方法。询问患者的自觉感受，做一些卡片和患者交流。经常和患者握手和说话，增加患者的安全感。长期应用呼吸机者可产生依赖性，要帮助患者锻炼自主呼吸，争取早日脱机。

（7）加强一般护理：做好患者生活护理及皮肤护理，保持口腔及外阴、肛周清洁，预防压疮的发生。

第六节　阻塞性睡眠呼吸暂停综合征

一、疾病概述

阻塞性睡眠呼吸暂停综合征（obstructive sleep apnea syndrome，OSAS），是一种较为严重的睡眠呼吸紊乱，可导致机体形成低氧血症和高碳酸血症。

临床上将 OSAS 分为阻塞型、中枢型、混合型三种。中枢型发生的机制尚不清楚，可能与呼吸中枢反应低下或中枢神经系统呼气与吸气接通机制的异常有关；阻塞型发生的机制，除与上气道解剖异常有关外，也与上气道功能有密切关系。患者在睡眠时，位于咽括约肌水平的腭垂、腭咽或舌根松弛坠入咽后壁，阻塞气道导致呼吸暂停。

OSAS 的主要临床表现为睡眠时打鼾，夜间憋醒，白天嗜睡和困倦，严重者在吃饭、驾车、谈话、切菜时经常打瞌睡，智力减退，记忆力下降，体重增加等。

治疗原则：控制饮食，减轻体重；夜间使用持续正压通气方法（continues the positive pressure to ventilate,CPAP）治疗；外科手术治疗（腭垂软腭咽成形术）；气管切开等以解除气道阻塞，改善缺氧。

二、护理技术

OSAS 患者的护理如下：

1. 一般护理　指导患者睡眠时采取侧卧位，因平卧时软腭及舌根易阻塞气道。戒烟酒，因吸烟会使呼吸道黏膜抵抗力下降，降低肺功能，加重缺氧程度；乙醇会抑制呼吸。

2. 控制饮食　对过度肥胖而导致本病的患者应进行减肥治疗。因肥胖患者颈项粗短，气道狭窄，中枢对呼吸刺激反应低下，功能残气减少。当体重减轻 5%～10% 时，可减轻夜间呼吸暂停，提高血氧饱和度，改善症状。

（1）食用减肥饮食或低热量、低糖的膨化食品。

（2）养成良好的饮食习惯，不饮酒，不吸烟，睡前勿饱食等。

（3）增加运动量，消耗体内多余脂肪。

3. 病情观察　OSAS 是指每晚 7 h 睡眠中，每次发作呼吸暂停 10 s 以上，呼吸暂停反复发作在 30 次以上。因此，夜间应加强巡视，观察患者睡眠情况，如发现呼吸暂停时及时叫醒患者，以免因窒息缺氧导致猝死的发生。另外，夜间应持续监测患者的血氧饱和度，定时测血气。日间为患者准备有扶手的靠背椅，并有专人守护，以免因打瞌睡摔倒受伤。

4. 手术后护理　为防止睡眠时的上气道阻塞，可行腭垂软腭咽成形术。术后 4 h 口含冰块，以利止血止痛；嘱患者将唾液等吐在预先备好的弯盘中，以观察出血情况；术后第 1 日进冷流食，第 2 日进流食，第 3 日进半流食，第 4 日可进普食。另外，术后 3 日，每日测体温 3 次，并观察伤口感染情况及伤口有无脓点等。

5. 防止事故　确诊为 OSAS 的患者，由于夜间睡眠质量不好，白天常常嗜睡和困倦，因此职业为驾驶员的患者应调离驾车岗位，严禁骑自行车，外出须有人陪伴。

6. 向家属做好卫生宣教工作，夜间协助看护，及时叫醒患者。使用 CPAP 者应坚持睡眠时使用，并正确佩戴面罩，将头带系好，面罩罩住鼻或口鼻，不漏气。

第七节 支气管肺癌

一、疾病概述

支气管肺癌（以下简称肺癌）的病因至今未明，一般认为与吸烟和环境因素、慢性呼吸道疾病及遗传因素等有关。

癌细胞起源于支气管黏膜或腺体，向支气管腔内生长或沿支气管黏膜下蔓延，导致黏膜增粗变厚，管腔变窄，形成肿块。

临床表现为咳嗽、咯血或血痰、胸痛、发热、气急等。

治疗原则：手术治疗、化学治疗、放射治疗，配合中医治疗。肺癌的预后较差，易复发及转移，应坚持早期发现、早期诊断、早期治疗的原则。

二、护理技术

肺癌患者的护理如下：

1. 一般护理　肺癌患者有明显气急、胸痛症状时，应取半卧位或患侧卧位休息。鼓励患者多进食高蛋白、高热量、富含维生素、易消化的饮食，以增强抵抗力。

2. 药物治疗及不良反应的观察和护理

（1）严格掌握化学药物的用量、方法和药理作用，遵医嘱准确给药。由于化学药物静注时刺激血管，因此应提高穿刺的成功率，并经常观察穿刺处皮肤有无红肿，误入皮下时应进行适当局部封闭治疗，防止局部组织坏死。

（2）治疗肺癌的主要化学药物有环磷酰胺、阿霉素、氨甲蝶呤、长春新碱、卡铂、顺铂、丝裂霉素等。其不良反应主要有：胃肠道反应（恶心、呕吐）、骨髓抑制（白细胞计数下降、血小板计数减少）、脱发、口腔溃疡等。对各种不良反应，除对症处理外，还要监测血象（白细胞计数、血小板计数）的变化，严格执行无菌操作规程，采取保护性隔离，避免交叉感染。

3. 健康教育

（1）对于确诊肺癌又无明显症状者，应坚持按时化疗、放疗，加强营养支持，保持乐观健康的心态，正确面对所患疾病，利用自身潜力战胜疾病。

（2）对于健康人群应加强卫生宣传教育，戒烟，戒酒，避免各种诱因刺激，锻炼身体以增强机体免疫能力。定期进行集体体格检查及胸部 X 线检查，以期达到早发现、早治疗的目的。

第八节　呼吸系统主要检查治疗与护理

一、血液气体分析

血液气体分析是判断有无缺氧、二氧化碳潴留及酸碱平衡失调的最可靠方法。

血液气体分析的主要指标包括：①气体交换指标：动脉血氧分压（PaO_2）、动脉血二氧化碳分压（$PaCO_2$）、动脉血氧含量（SaO_2）等。②酸碱平衡指标：氢离子浓度（pH 值）、剩余碱（BE）、碳酸氢根（HCO_3^-）等。

血液气体分析主要用于：①急性或慢性呼吸衰竭以及使用机械呼吸治疗的患者。②呼吸窘迫综合征患者。③各种疾病、创伤或外科手术发生呼吸功能不全者。

做血气分析患者的护理如下：

1. 物品准备　2~5 mL 玻璃注射器 1 副，7 号针头 1 个，橡皮塞，肝素 1 支（每毫升含 1 500 U 肝素溶液），治疗盘 1 个。

2. 血管准备　一般选用表浅、易于穿刺的动脉，如桡动脉、足背动脉、肱动脉、股动脉等。如需间断多次采血，可保留一条动脉导管。

3. 操作方法

（1）用注射器吸取 0.55 mL 肝素液，湿润内壁后，针头朝上尽量排出余液。

（2）触摸动脉搏动最明显处，常规消毒后垂直进针。如在动脉中，无须抽吸，血液可自行进入针内，待血量够 0.5~1 mL 时拔针，将针头刺入橡皮塞内，以隔绝空气。

（3）穿刺部位按压 5~10 min。

4. 注意事项

（1）为防止空气中气体影响标本结果，采血后宜隔绝空气立即送检。

（2）针头从动脉内拔出后，穿刺处应按压 5~10 min，如遇有出血倾向的患者按压时间应适当延长。

（3）不宜在同一位置反复穿刺，否则容易形成动脉瘤。

（4）详细填写血气检测申请单，注明抽取时间、患者体温、吸氧条件、潮气量及呼吸频率等，以便正确地分析结果。

二、胸腔穿刺

胸腔穿刺主要是为有大量胸腔积液、积气所致呼吸困难及循环障碍的患者放出积液或积气，以减轻症状；也可抽胸腔积液进行实验室检查，以助于诊断；还可向胸腔内注射药物进行局部治疗。对出血性疾病、体质衰弱、病情危重及难以耐受者应慎用。

胸腔穿刺患者的护理如下：

1. 术前护理

（1）向患者说明穿刺的目的、方法、意义，消除其紧张、恐惧心理，取得患者的合作。

（2）用物准备有胸腔穿刺包、无菌手套、治疗盘、椅子、局部麻醉药物或需胸腔内注入的特殊药物。

（3）轻症患者取坐位，面向椅背，两手前臂平放于椅背上，前额伏于前臂上。重症不能起床者，可取半坐卧位，患侧前臂置于枕部。

2. 术中护理

（1）整个穿刺过程中应随时观察患者反应，如出现头晕、心悸、面色苍白、出冷汗、脉搏细速等症状，立即通知医师。

（2）嘱患者在穿刺过程中不要活动和咳嗽，以免损伤肺组织，如患者有咳嗽感觉时，让患者张口哈气，必要时使用可待因镇咳。

（3）穿刺时针头要固定牢靠，勿左右上下摆动，以免划破患者肺脏。抽液时护士应协助医师用止血钳固定好针头，每次抽液完毕取下注射器时，应先夹紧橡皮管，避免空气进入胸腔。

（4）抽液、抽气不能过快、过多，第 1 次抽液量不应超过 800 mL，以后每次不超过 1 500 mL，以防纵隔移位，发生意外。

3. 术后护理

（1）抽液完毕后拔出穿刺针，覆盖无菌纱布，稍用力压迫穿刺部位，安置患者静卧休息。

（2）整理用物，记录所抽出液体的量及性质并及时送标本检验。

（3）观察术后反应及伤口情况，注意并发症（气胸、肺水肿等），监测体温、脉搏、呼吸、血压的变化，发现问题及时通知医师，协助抢救。

三、纤维支气管镜检查

纤维支气管镜检查可以观察到患者的气管及支气管病变，对诊断支气管和肺脏疾病，尤其是对支气管肺癌的确诊有重要的价值。主要适用于诊断原因不明的咯血或痰中带血；原因不明持续性咳喘；怀疑支气管内病变、胸部 X 线片示有异常阴影者。亦用于治疗肺脓肿、支气管扩张、慢性阻塞性肺气肿伴大量分泌物，可借镜检将痰液吸出。对极度衰弱、心肺功能不全、严重心脏病、主动脉瘤、新近大咯血或有哮喘发作者禁忌。

做纤维支气管镜检查患者的护理如下：

1. 术前护理

（1）准备患者胸部 X 线片、心电图、病历。查出、凝血时间。术前 4 h 禁食。

（2）术前准备 1%~2% 丁卡因或 2%~4% 利多卡因、1% 肾上腺素等。

（3）术前取下可摘义齿，术前 1 h 可口服可待因 30 mg，术前 30 min 肌内注射阿托品 0.5 mg（青光眼者禁用）。

（4）向患者说明检查目的及注意事项，解除患者顾虑，取得合作。

2. 术后护理

（1）患者稍事休息后返回病室，向患者说明可有少许血痰和喉部不适或声音嘶哑，不必紧张。

（2）术后 2~3 h，待麻醉作用过后方可进食，进食时先进少许水，观察有无呛咳反应。如有呛咳，应推迟进食时间。

（3）密切观察病情变化，如有出血、通气障碍、心律失常、喉及支气管痉挛等，及时通知医师，协助处理。

（4）如患者主诉胸闷及憋气严重，考虑为取活检时引起的气胸，应立即通知医师。

四、气管插管

通常在进行人工呼吸的紧急情况下行气管插管，以保证气道通畅，减少无效腔，增加通气量；便于吸痰及气管内滴药；昏迷患者可避免呕吐物吸入气管。

气管插管的适应证为：①因严重低氧血症或高碳酸血症，或其他原因需要较长时间机械通气，而又不考虑进行气管切开术。②不能自主清除上呼吸道分泌物、胃内反流物或出血，随时有误吸危险者。③下呼吸道分泌物过多或出血需要反复吸引者。④存在上呼吸道损伤、狭窄、阻塞、气管食管瘘等影响正常通气者。⑤患者自主呼吸突然停止，紧急建立人工气道行机械呼吸和治疗。

气管插管患者的护理如下：

1. 术前护理

（1）向清醒患者做好解释工作，取得患者配合，同时，可用喷雾器向咽喉部喷入1% 丁卡因进行表面麻醉，并适当给予镇静剂（地西泮等），以便术中配合插管的顺利进行。昏迷患者需征求家属意见，签字同意后方可插管。由于抢救时分秒必争，所以征求家属意见宜事先做好，以免延误抢救时机。

（2）取下可摘义齿，检查有无牙齿松动，松动明显时可拔除，尤其是左侧上齿1~4 颗，以防插管时脱落坠入。

（3）如经鼻气管插管，应准备麻黄碱 2~5 mg 滴入鼻腔内，以收缩鼻腔黏膜血管，减少插管出血。

（4）用物准备有麻醉喉镜、适宜型号带气囊的气管导管（事先检查气囊是否漏气及充气不均匀情况）、导丝、牙垫、丁卡因喷雾器、吸引器、呼吸器、麻醉机、急救药品等。

2. 术中护理

插管过程中应密切观察患者有无呕吐，若有呕吐及时清除呕吐物。同时，监测心率及血压的变化，如出现血压升高、心率增快、一过性房、室性期前收缩等心血管不良反应等，及时协助医师抢救。插管前每千克体重静脉注射利多卡因 0.5~1 mg 有一定的预防作用。

3. 术后护理

（1）插管后应检查并记录气管插管放置的深度，必要时听诊双肺的呼吸音是否对称，并正确固定好插管。经口气管插管应使用牙垫，以免患者咬闭插管引起通气障碍。每日更换固定插管的胶布，并将插管从一侧口角移向另一侧，以免因长期压迫引起口角溃疡、糜烂。

（2）留管时间不宜过长，一般不超过 3~7 日，经鼻插管可留置 7~14 日。临床中根据患者的耐受情况可适当延长，留置时间以不引起喉头损伤或水肿为宜。痰液黏稠，位置较深不易吸出时，应考虑气管切开。

（3）密切观察病情变化，如意识、体温、脉搏、呼吸及血压的波动情况并准确记录。

（4）注意病室内温湿度的变化及气道的湿化，防止气管内分泌物黏稠结痂，影响呼吸道通畅。

（5）由于插管的刺激，气道内分泌物增多，应定时或随时吸痰。正确吸痰的方法请参见本节"常见呼吸系统疾病护理"中呼吸衰竭部分。

（6）严格无菌操作，注意保护性隔离，操作前后清洗双手，防止交叉感染的发生。

（7）必要时加床挡，约束患者双手，避免患者清醒后因不能耐受而将插管拔出。

（8）插管后患者无法说话，烦躁不安，护士应多安慰和关心患者，了解患者所需，也可使用纸笔或事先写好的便条进行护患沟通，取得患者的理解与合作。

五、气管切开

气管切开是进行急症抢救和呼吸监护、保证重症患者气道通畅的方法。它便于从气管内吸出分泌物和长期施行人工呼吸。

气管切开适应证：①需要长时间使用呼吸机。②已行气管插管，但仍不能顺利排除支气管内分泌物。③因上呼吸道阻塞、狭窄、头面部外伤等，无法进行口、鼻气管插管。④已行气管插管一段时间，患者自觉难受或需经口进食，并且仍需呼吸机治疗。

气管切开术患者的护理如下：

1. 术前护理

（1）做好患者的解释工作，如气管切开后深部痰液可以及时吸出，还可以经口进食，如病情好转拔除插管后，伤口可自行愈合并取得患者的配合。

（2）清洁局部皮肤，备皮范围是自下颌、颈部两侧中线至胸骨柄。

（3）准备所需物品，如氧气、吸引器、吸痰管、地灯、气管切开包、适宜型号的气管切开管、治疗包、无菌纱布及急救用药等。

2. 术后护理

（1）病室内空气要新鲜，室温保持18~20℃，湿度60%~70%。可以预防气道内分泌物因环境干燥而结痂不易排出。

（2）术后患者需专人护理，严密观察病情变化，定期测血压、脉搏、呼吸及体温等，注意有无出血、皮下气肿或发绀等情况。

（3）气道管理包括保持呼吸道通畅和及时吸痰。一般每0.5~2 h吸痰1次；痰多黏稠时，可滴入生理盐水3~5 mL再行吸痰。吸痰后气道内滴入0.25%氯霉素滴眼液，以预防感染的发生。

（4）为保证安全：①套管系带松紧适宜，以插入 1~2 指为宜，打死结，以免无意中松开系带，导致插管脱出，出现危险。所用系带应用无弹性的布带，不能用绷带。②变换体位时注意套管的位置，严防插管脱出。⑧意识不清、烦躁的患者应约束双手，以免自行将插管拉出，危及生命。

（5）预防感染的方法：①病室的台面、地面每日用洗消净擦拭 1~2 次。②操作前后彻底清洗双手。③吸痰时戴无菌手套，吸痰管 1 次 1 根，用过经消毒后方可再使用。④仔细观察痰液的颜色、性质及量，如有异常及时留取标本。⑤保持喉垫局部清洁，每日更换 1~2 次，分泌物多时应随时更换。同时，观察切口局部皮肤有无红肿、渗出液及渗血等。⑥定期进行空气培养及管道的细菌培养。

（6）加强口腔护理，每日 2 次，防止上呼吸道感染及口腔并发症的发生。

第二章　循环系统疾病护理技术

第一节　急性心力衰竭

一、疾病概述

急性心力衰竭是指心脏在短时间内发生心肌收缩力明显减弱或心室负荷加重而出现的心排血量降低的临床表现。引发心肌收缩无力的任何急性弥漫性心肌损害，致使心脏压力负荷过重、排血受阻的急性机械性阻塞，以及急性容量负荷过重和急性心室舒张受限，都可以引起急性心力衰竭。临床以急性左心力衰竭最常见，表现为急性肺水肿。

临床表现为起病急，突然出现呼吸困难、咳嗽、咳白色泡沫样或粉红色泡沫痰。同时，伴有面色苍白、口唇发绀、大汗淋漓及烦躁不安。双肺可闻干、湿啰音或哮鸣音。心率增快。心尖部可听到奔马律，但有时被肺啰音掩盖。初期可有血压升高。

治疗原则为去除和纠正诱发因素，控制心力衰竭症状，应用强心、利尿、扩血管药物，减轻心脏前后负荷，促进心功能恢复。增强心肌收缩力，提高心排血量。解除支气管痉挛。给予氧疗、休息、限制钠盐的摄入也极为重要。

二、护理技术

急性左心力衰竭患者的护理如下：

1.协助患者采取半卧位或坐位，双下肢下垂，以减少静脉回心血量，使膈肌下降，利于减轻心脏负担及呼吸困难。

为减少回心血量，也可用止血带轮流结扎四肢近端，每一肢体每次结扎 5 min，防止由于结扎过久引起动脉供血障碍发生坏疽。

2.给予高流量氧气吸入，吸氧方式可采用鼻导管、鼻塞、面罩吸氧或加压给氧。

（1）鼻导管或鼻塞吸氧：为保证氧疗效果，应注意氧气流量，鼻塞或鼻导管有无堵塞情况，每 8~12 h 更换到另一侧鼻孔。

为降低肺泡内泡沫的表面张力，使泡沫破裂，改善通气，提高血氧浓度，可使氧气通过 20%~35% 乙醇湿化瓶，但时间不宜过长，一般为间歇应用。

（2）面罩吸氧：适用于血氧分压明显降低，或同时有二氧化碳分压降低的患者，但意识清醒者多不能耐受，故仅限于暂时应用。

（3）加压给氧：适用于给氧后氧分压仍低于 6.67 kPa 者。加压给氧不仅可以纠正缺氧，还可通过提高肺泡和胸腔内压力，减少肺泡内液体渗出和回心血量。使用时须注意压力不宜过大，以免损伤肺泡。应间歇使用，同时应注意观察有无恶心、呕吐、干咳、胸骨后疼痛及抽搐等氧中毒症状。应在血气分析监测下给氧。

3. 严密观察血压、心率、心律、呼吸及肺部啰音的改变情况，准确记录出入量。

4. 应用氨茶碱静脉滴注时，配制液体量不宜过多，避免因放置时间过久药物分解变色而失效。滴注速度宜缓，浓度适当，如过快或用量过大，可引起低血压及休克，亦可引起心律失常。

应用血管扩张剂剂量要准确，严格掌握速度，同时监测血压变化。

5. 心功能低下的患者应避免过度劳累、暴饮暴食及呼吸道感染等诱发因素。

对有心、肺疾病及年老的患者，在治疗过程中，应控制输液量及输液速度，避免心脏负荷过重而发生心力衰竭。

第二节　慢性充血性心力衰竭

一、疾病概述

慢性充血性心力衰竭是指心功能不全、心排血量降低、不足以维持机体代谢需要而出现的一系列临床症状和体征的综合征。各种心血管疾病由于心脏长时间负荷过重、心肌受损及收缩力减弱，以及心室充盈受限都可导致心力衰竭。心功能不全常见的诱因有感染、过度劳累、心律失常、情绪激动、大量或快速输液、钠盐摄入过多、妊娠和分娩、贫血和出血、电解质紊乱，以及使用某些抑制心肌收缩力的药物。

临床表现有早期症状为呼吸困难、疲乏及无力。左心功能不全表现还有咳嗽、咳痰、咯血，还可因脑缺氧而出现嗜睡、烦躁、精神错乱等精神神经系统症状。

右心功能不全表现有颈静脉怒张、发绀、水肿、胸腔积液、腹水、肝大伴有压痛，以及消瘦、营养不良等。

治疗原则：应针对每例患者的病因、病情采取个体化治疗原则。去除和控制病因及诱发因素.限制活动，控制钠盐摄入，利尿，减少水钠在体内潴留。扩张血管，减轻心脏的容量及压力，增强心肌收缩力，提高心排血量，缓解症状。

二、护理技术

慢性充血性心力衰竭患者的护理如下：

1. **休息原则**　心力衰竭分为四个等级，I级的患者活动不受限制；II级的患者可参加轻度活动，增加休息；III级的患者则需限制活动，延长卧床休息时间；IV级患者以绝对卧床休息为主。

2. **卧床患者并发症的预防**

（1）由于心力衰竭患者常伴有水肿、呼吸困难而表现强迫体位，患者不能活动或活动受限，加之缺氧、末梢循环差，极易发生压疮，故应加强皮肤护理，预防压疮。对伴有高度水肿患者，在保持皮肤清洁、干燥的同时，注意避免划破、摩擦等，保持皮肤的完整性，防止皮肤破溃、感染不愈。水肿较重的部位如会阴部，可用50%硫酸镁湿敷。

（2）长期卧床患者易发生下肢深静脉血栓，可每日按摩下肢，鼓励并协助患者在床上做主动或被动的肢体伸屈活动。尽量避免在下肢静脉输液。注意观察下肢皮温、颜色，有无肿胀和疼痛，如有变化，提示有血栓形成，应及时报告医师处理。同时，患者应绝对卧床，肢体抬高于心脏平面以上，避免大幅度活动、剧烈咳嗽和用力排便，以防栓子脱落而引起肺栓塞。

（3）卧床患者由于体位改变，活动量减少而出现便秘，因此应摄入含纤维素较多的食品，多食蔬菜、水果，养成定时排便的习惯，必要时服用缓泻药物。

3. **用药护理**

（1）应用利尿剂以清晨或上午为宜，以便日间利尿，防止夜间多次排尿影响睡眠。利尿期间应准确记录出入量，定期检查血液电解质水平，防止水、电解质紊乱。

（2）服用强心苷类药物前应观察心率、心律，静脉使用应稀释后缓慢推入，同时，有专人观察心率、心律情况，指导用量。服用此类药物期间，如有不明原因的各种心律失常，尤其是室性期前收缩、黄视、绿视、头痛、嗜睡、食欲缺乏、恶心及呕吐等症状，应警惕为洋地黄中毒，需及时处理。如有条件可定期查血清地高辛浓度，当浓度大于2.0μg/mL时，提示有药物中毒的可能性。

（3）应用血管扩张剂前应测量血压、心率，用药过程中定时复查，酌情调整滴速。如出现不良反应，如胸闷、出汗、气急、脉速、血压下降、恶心及呕吐等，应通知医师减慢或停止注射。对口服血管扩张剂者，注意防止直立性低血压的发生，告诫患者服药后需卧床休息片刻，立起时动作需缓慢。静脉应用硝普钠或硝酸甘油时，应现用现配，先输注葡萄糖液体并调整好速度后再加入药物，避免输注。因硝酸甘油易黏附在塑料上，应避免使用塑料输液器具。快速心律失常、严重贫血、低血压及青光眼患者，应慎用硝酸甘油。

4. 饮食原则　限制钠盐的摄入，心功能Ⅲ级时，限制膳食含钠量为 1.2~1.8 g，心功能Ⅳ级时，含钠量应小于 1 g。但限制过严可引起低钠血症。当合并稀释性低钠血症时，应限制水的摄入。另外，为避免增加心脏负担，需少量多餐，进食易消化的食物。

5. 心理护理　患者常因病情反复而表现烦躁不安、紧张、恐惧及悲观失望等，以致病情加重。因此，应帮助患者认识本病的特点，教会患者自我护理的方法，介绍如何预防呼吸道感染、避免过度劳累及饮食原则等。多给予患者鼓励和支持，讲明心理因素对疾病的影响，稳定患者情绪，增强治疗信心。

第三节　风湿热

一、疾病概述

风湿热是一种以心脏和关节最易受累的全身性结缔组织疾病。目前病因尚不明了，研究发现，本病与咽部 A 族乙型溶血性链球菌感染引起的免疫反应有关。初发年龄多为 5~15 岁少年儿童。

临床表现有发热，可出现皮肤环形红斑和皮下结节，关节痛多为游走性、多发性、对称性，常侵犯膝、踝、肘和腕等大关节。心肌炎，轻者可无明显症状，重者可感心慌、气短、心前区不适。同时，可出现窦性心动过速、心音减弱、心脏杂音、心包积液、心包摩擦音等体征。女性患者还易出现舞蹈症。

本病患者多在患病前 1~3 周有上呼吸道感染史，或既往有风湿热或风湿性心脏病史。

治疗原则：控制感染，首选青霉素。儿童可坚持应用长效青霉素到成年。如有青霉素过敏可改用红霉素。

抗风湿治疗可应用非甾体抗炎药。有心脏炎者，可使用糖皮质激素治疗。

二、护理技术

风湿热患者的护理如下：

1. 一般护理

（1）心理卫生与保健：本病反复发作，病程长，故患者易急躁、焦虑、失去信心，甚至悲观失望。应多给予安慰、鼓励，使其增强信心，配合治疗。讲解有关保健知识，如防寒避潮，坚持锻炼，增强体质；预防风湿热的反复发作；反复感染的扁桃体需手术摘除等，使患者增强自我保健的意识与能力。

（2）卧床休息：无心脏炎者需卧床休息2~3周，有心脏炎者需卧床休息至风湿活动消失，实验室检查正常后，方可逐渐活动。

（3）饮食护理：给予高蛋白、高热量、富含维生素的易消化饮食。如有心功能不全者，可视病情适当限制钠盐摄入。

2. 用药观察与护理 本病需长时间应用抗生素，使用青霉素治疗时，应注意用药前做变态反应试验，对试验阴性者在用药期间亦应观察有无迟发变态反应。

应用水杨酸钠药物，需饭后服用，必要时加服氢氧化铝凝胶。同时应注意掌握剂量，观察有无耳鸣、头痛、头晕、消化道出血等不良反应。注意观察尿、便颜色，定期复查粪便隐血及血象。

应用糖皮质激素的护理参见第七章第三节系统性红斑狼疮的护理。

第四节　风湿性心瓣膜病

一、疾病概述

风湿性心瓣膜病是风湿性心瓣膜炎遗留的瓣膜病变，瓣膜粘连、增厚、变硬、缩短，或伴有乳头肌、腱索的粘连、缩短，引起瓣膜口狭窄或关闭不全。任何心瓣膜都可受累，但以二尖瓣最为多见，其次为主动脉瓣，三尖瓣，肺动脉瓣受累较少见。

心瓣膜病变轻者均无明显症状。二尖瓣狭窄，在心尖区可闻舒张期杂音，随病情加重可表现劳力性呼吸困难，咳嗽，痰中带血，甚至咯血，声音嘶哑。当出现情绪激动、剧烈活动、肺部感染及快速心律失常等诱因时，可发生急性肺水肿。由于肺部长期淤血，最终导致右心力衰竭。

二尖瓣关闭不全者，在心尖区可闻及典型收缩期杂音，同时，可感乏力、气短、心慌、劳力性呼吸困难。

主动脉瓣狭窄者，在主动脉瓣区闻及收缩期杂音，可有眩晕、晕厥、心绞痛等症状，甚至引起猝死。

主动脉瓣关闭不全者，在主动脉瓣区闻及舒张期杂音，可表现气短、心悸、心绞痛、头晕等症状。

治疗原则：有手术指征者应及时手术，避免贻误手术时机。单纯二尖瓣狭窄可行经皮球囊导管二尖瓣分离术；病变严重者，可行瓣膜置换术。有快速心心房颤动动者，使用地高辛等药物控制心室率。应用抗凝药物治疗，以防止心腔内血栓形成。

二、护理技术

风湿性心瓣膜病患者的护理如下：

1. 一般护理　根据心功能的情况，合理安排休息、活动及饮食。轻者避免重体力劳动，注意劳逸结合。中、重度患者则需限制活动或卧床休息。

2. 并发症的观察与护理　并发心房颤动者，在抗凝治疗中，应密切观察皮肤、黏膜和消化道有无出血，定期检查出凝血时间、凝血酶原时间及活动度。

并发心力衰竭者的护理参见本章第二节慢性充血性心力衰竭有关内容。

心腔内有血栓者，早期2~3周应卧床休息。血栓脆性降低、纤维化后，可逐渐适量活动。同时，应保持大便通畅，必要时服用缓泻剂，防止排便时过分用力，致血栓脱落，发生意外。当突然出现偏瘫、失语、剧烈腹痛、肢体麻木、疼痛、皮肤暗紫、皮温下降、血管搏动消失等症状时，应考虑血栓脱落引起栓塞的可能，立即通知医师并协助救治。

主动脉瓣狭窄的患者，一旦症状出现，则病情日趋恶化，患者需限制活动量。外出时应有人陪伴，并随身携带硝酸甘油等抢救药物。

第五节　高血压病

一、疾病概述

高血压是以体循环动脉血压升高为主的临床综合征，可分为原发性和继发性两大类。继发性高血压往往是某种疾病的一种临床表现，常见病因有肾动脉狭窄、肾实质病变、大动脉炎及嗜铬细胞瘤等。

原发性高血压亦称原发性高血压病，病因尚未明了，一般认为与家族遗传、长期从事精神紧张的脑力劳动、高钠饮食、年龄增长及肥胖等因素有关。

原发性高血压起病缓慢，早期多无自觉症状，可因劳累、情绪激动等因素引起发作性血压增高，有时可有头晕、头痛、耳鸣、目眩、失眠、健忘等症状。症状与血压水平未必一致。随病情进展，血压持续升高，可出现眼底、心脏、肾脏、脑的损害，眼底视网膜动脉硬化、出血、渗出，视盘水肿，患者视物模糊，甚至失明。心脏损害表现为左心室肥厚、扩大，代偿期可有心悸症状；失代偿期可表现为左心力衰竭，甚至全心力衰竭。肾脏损害表现为肾动脉硬化，肾功能降低，尿常规检查可出现蛋白、管型等。患者表现初始为夜尿增多，晚期可有尿毒症表现。脑损害严重者可发生颅内出血或脑血栓。

部分高血压患者，可在短期内发生血压急剧增高，常伴有心、脑、肾功能障碍，属于高血压急症，临床上可分为以下几种：

1. 恶性高血压　病情进展迅速，舒张压持续在 17.3 kPa（130 mmHg）以上，常于数月到 1 年内出现严重的并发症。如不及时治疗，预后不佳，可死于肾衰竭、脑卒中及心力衰竭。

2. 高血压危象　在短期内血压急剧升高，收缩压可高达 34.6 kPa（260 mmHg）、舒张压可达 15.9 kPa（120 mmHg）以上，出现头痛、烦躁、呕吐、面色苍白或潮红、视物模糊等一系列临床症状。可出现急性左心力衰竭、急性肾衰竭及高血压脑病，危及患者生命。

3. 高血压脑病　在血压突然或短期内明显增高的同时，出现中枢神经系统功能障碍，如脑水肿、颅内压增高，表现为剧烈头痛、呕吐、抽搐、意识不清及昏迷等。

治疗原则：调整大脑皮质功能，避免精神紧张及情绪激动，去除加重大脑皮质功能失调的因素，保证足够的睡眠，加强体育锻炼。

预防动脉硬化，保护心、脑、肾等重要器官的功能，限制饮食及钠盐的摄入，控制体重。降低血压，减轻症状，延缓病情发展，预防和治疗并发症。

二、护理技术

原发性高血压病患者的护理如下：

1. 保证合理的休息、睡眠，避免劳累　提倡适当的体育活动，尤其对心率偏快的轻度高血压患者，进行有氧代谢运动效果较好，如骑自行车、跑步、做体操及打太极拳等，但需注意劳逸结合，避免时间过长的剧烈活动。对自主神经功能紊乱者可适当使用镇静剂。严重的高血压患者应卧床休息，高血压危象者则应绝对卧床。

2. 心理护理　患者多表现有易激动、焦虑及抑郁等心理特点，而精神紧张、情绪激动、不良刺激等因素均与本病密切相关。因此，医务人员对待患者应耐心、亲切、和蔼、周到。根据患者特点，有针对性地进行心理疏导。同时，做好卫生宣传教育工作，使其掌握预防保健的基本知识，了解控制血压的重要性，指导患者训练自我控制的能力，参与自身治疗护理方案的制订和实施。教会患者及其家属测量血压的正确方法；指导患者坚持服药，定期复查。

3. 饮食护理　应选用低盐、低热量、低脂、低胆固醇的清淡易消化饮食。鼓励患者多食水果、蔬菜，戒烟，控制饮酒、咖啡、浓茶等刺激性饮料。对服用排钾利尿剂的患者应注意补充含钾高的食物，如蘑菇、香蕉、橘子等。肥胖者应限制热量摄入，控制体重在理想范围之内。

4. 病情观察　对血压持续增高的患者，应每日测量血压 2~3 次并做好记录，必要时测立、坐、卧位血压，掌握血压变化规律。如血压波动过大，要警惕脑出血的发生。如在血压急剧增高的同时，出现头痛、视物模糊、恶心、呕吐、抽搐等症状，应考虑高血压脑病的发生。如出现端坐呼吸、喘憋、发绀、咳粉红色泡沫痰等，应考虑急性左心力衰竭的发生。出现上述各种表现时均应立即报告医师，进行抢救处理。

5. 用药护理　服用降压药应从小剂量开始，逐渐加量。同时，密切观察疗效，如血压下降过快，应调整药物剂量。在血压长期控制稳定后，可按医嘱逐渐减量，不得随意停药。

某些降压药物如哌唑嗪、胍乙啶等，可引起直立性低血压，嘱患者服药后卧床 2~3 h，必要时协助患者起床，待其坐起片刻，无异常后，方可下床活动。同时，告诫患者变换体位时动作应缓慢，以免发生意外。

有些降压药，如肼屈嗪、米诺地尔、胍乙啶等可引起水钠潴留。因此，需每日测体重，准确记录出入量，观察水肿情况，注意保持出入量的平衡。

6. 高血压危象及脑病患者的护理　一旦发生危象或脑病，应迅速建立静脉通道，静滴速效降压药物，或含服硝苯地平。对持续抽搐患者，护士应守护在患者身旁，去除口腔内的可摘义齿，安放牙垫，以防咬伤舌头。及时吸痰，保持呼吸道通畅。对意识不清、烦躁不安者需加床挡，防止坠床。

第六节　高脂血症

一、疾病概述

高脂血症是指脂质摄入量过多或脂质运转代谢紊乱，使血浆胆固醇、甘油三酯超过正常限值的疾病。由于脂质不溶于水，在血浆中必须与蛋白质结合成脂蛋白才能随血液周身运转，因此高脂血症常表现为高脂蛋白血症。主要病因有膳食不当、遗传、肥胖、吸烟、缺乏运动、高血压、糖尿病、甲状腺功能减退及肾病综合征。

部分患者有家族史，四肢肌腱部位脂质沉积形成的结节状肿胀——腱黄瘤，双侧眼睑内侧缘、耳垂、手掌及四肢部位脂质堆积形成的黄色皮肤赘生物——黄色瘤，迅速发展的动脉硬化导致冠心病，血浆乳糜微粒大量堆积导致发作性腹痛，甚至胰腺炎和肝脾大。有些患者仅血脂异常，没有异常临床表现。

治疗原则：控制饮食及针对不同类型的高脂蛋白血症给予相应的膳食治疗。治疗及控制原发疾病。减少导致动脉粥样硬化的危险因素。对控制饮食及膳食治疗无效、冠状动脉粥样硬化性心脏病及动脉粥样硬化的患者可应用降脂药物治疗。

二、护理技术

高脂血症患者的护理如下：

1. 一般护理　日常生活中要减肥、戒烟、不饮烈性酒、控制血糖及血压。脑力劳动者要坚持适量的运动和体力劳动。饮食上要控制总热量维持理想体重。限制胆固醇摄入量在每日 300 mg 以内，限制动物脂肪摄入量，蛋白质可由瘦肉、去皮禽类、海鱼等提供，并用大豆及其制品代替部分动物蛋白，少食甜食，增加膳食纤维及含维生素 C 的食物。

2. 病情观察　由于限制饮食中脂肪、胆固醇及糖类，可引起某些脂溶性维生素、铁质及维生素 B_1 的不足，如维生素 A 缺乏可致眼干燥症、夜盲症；维生素 D 缺乏可致佝偻病、软骨病；维生素 E 缺乏可致生殖系统发育不良、肌肉营养障碍；维生素 K 缺乏可致出血倾向；维生素 B_1 缺乏可致脚气病；铁质缺乏可致缺铁性贫血，因此要针对病情及时给予补充。

3. 药物疗效观察　应用降脂药物可降低胆固醇及甘油三酯，降低极低密度及低密度脂蛋白，增加高密度脂蛋白。但目前研究没有一种药物能对所有脂质紊乱均有效，而且长期服用都具有一定的不良反应，如吉非罗齐在降低总胆固醇、降低极低密度及低密度脂蛋白、增加高密度脂蛋白的同时，可有肌痛、乏力、肝损害、腹痛、肠胀气等不良反应；辛伐他汀在降低甘油三酯、提高高密度脂蛋白、减低总胆固醇的同时，可有胃肠道反应。因此，服用降脂药物的患者要了解所服药物的不良反应，定期到医院复查血脂水平及监测血常规、肝肾功能、血糖及血尿酸指标。在应用降脂药物治疗的同时，也要做好膳食的配合治疗。

4. 健康教育　使患者了解高脂蛋白血症是导致动脉粥样硬化的主要因素，控制饮食及膳食治疗比药物治疗安全、有效，切实可行。改变不良的生活习惯。有家族史和双亲患有高脂蛋白血症的家庭最好从儿童期就开始做好预防工作，定期检测血脂水平，防患于未然。

第七节　感染性心内膜炎

一、疾病概述

血液中的细菌、真菌和立克次体等病原微生物黏附在粗糙不平的心内膜、心瓣膜及大动脉内膜上形成赘生物。赘生物易碎，易脱落成带菌栓子随血液播散到机体各部位，导致栓塞或脓肿。主要原因有风湿性心脏病、先天性血管疾病、二尖瓣脱垂、瓣膜退行性病变、肥厚性心肌病、心脏手术、心导管术、长期应用激素或抗生素、拔牙及吸毒。

急性感染性心内膜炎患者临床表现有感染灶，起病急，中毒症状重。感染性心内膜炎患者主要表现有发热、进行性贫血、栓塞、皮肤瘀点；手指及足趾末端掌面有紫红色微隆起的压痛结节——欧氏结节，手掌及足底部位的无压痛小结节——詹恩威结节；甲床下有条纹状出血并压之疼痛；充血性心力衰竭。

治疗原则：经血培养及细菌药敏试验后，选择有效的杀菌性抗生素。早期足量联合应用4~6周，停药观察两个月，复发者应加大抗生素剂量或改换抗生素，联合用药和延长疗程时间继续治疗。对长期高热、贫血的患者予以支持疗法，增强机体抵抗力。瓣膜病变严重，导致血流动力学障碍的患者及感染不易控制的患者，可择期手术治疗。

二、护理技术

感染性心内膜炎患者的护理如下：

1. 一般护理　治疗期间尽量卧床休息，保持大便通畅，勿用力，必要时应用缓泻剂，减少栓子脱落机会。长期高热及贫血患者宜选用高热量、高蛋白质、富含维生素和易消化的饮食。心功能不全患者应限制钠盐摄入量。

2. 病情观察　注意观察有无栓塞症状，如脑栓塞可出现头痛、偏瘫和失语；肺栓塞可突然发生胸痛、气促、发绀和咯血；冠状动脉栓塞可突然出现胸痛、休克、心力衰竭和心律失常等心肌梗死症状。观察有无口腔黏膜、眼结膜及前胸部皮肤的淤血点。抽取血培养要注意选择患者寒战、体温骤升时，可获阳性结果。至少 2 次同样阳性结果，对诊断治疗有帮助。阴性结果也不能排除本病的存在。

3. 药物治疗效果观察　长期大量联合应用抗生素，要观察肠道菌群失调引起的腹泻症状，复查肝、肾功能。抗生素药物应现用现配，并观测用药后体温变化曲线。

4. 健康教育　患者住院治疗时间长，在病情不易控制的情况下，要取得患者的信任，使其了解疾病特点及治疗检查目的，增强其信心和参与意识，争取早日康复。

第八节　心脏疾病主要检查治疗与护理

一、心包穿刺术

心包穿刺术是将心包腔内的积液抽出，以减轻心脏压塞的症状；明确心包积液的性质和病因；向心包腔内注射药物，达到治疗目的。

心包穿刺患者的护理如下：

1. 术前准备　术前帮助患者了解穿刺目的，嘱患者穿刺中保持体位。协助检查血常规及出凝血时间，拍胸部 X 线片及做心电图；做超声心动图检查，以明确穿刺点。

2. 术中注意事项　协助患者取坐位或半坐卧位。穿刺中注意观察患者面色、表情、心率、心律、呼吸及血压变化。如发现患者面色苍白、出冷汗、烦躁、血压下降及心率增快，可能为穿刺损伤引起的出血、血肿或休克。如患者表现呼吸困难加重、刺激性干咳、胸痛，可能为气胸，应立即配合医师抢救。在向心包腔内注射药物时，应严格无菌操作。穿刺后将标本及时送检。

3. 术后护理　术后患者卧床休息 4~6 h 后可下地活动。给患者低流量吸氧，以增加心肌供氧。观察生命体征变化，发现异常情况及时报告医师。遵医嘱应用抗生素，预防感染。观察患者有无发热、局部红肿及分泌物等感染表现。观察并记录引流液的量及性质。穿刺部位有渗血、渗液和污染时，应更换敷料。

二、周围静脉压测定

周围静脉压是指用肘部贵要静脉在右心房水平测得的静脉压力。以了解患者的血容量、心排血功能、上下腔静脉压力的改变，协助诊断和评估疗效。适用于右心功能不全、心包积液、缩窄性心包炎、纵隔肿瘤、阻塞性肺气肿及上腔静脉阻塞综合征。对于躁动不合作、穿刺部位烧伤或感染的患者不适宜。

施行周围静脉压测定患者的护理如下：

1. 术前准备　术前告知患者测压目的。测压前帮助患者脱下衣袖，并嘱患者卧床休息 15 min，使其全身肌肉放松，以免影响结果。

2. 术中注意事项　取仰卧位的患者，被测上肢肘窝在腋中线水平；呼吸困难等不能平卧的患者取半坐卧位，被测上肢肘窝应与第 4 肋间水平平齐。穿刺应不扎止血带，选 18 号或 9 号静脉针头，1 次静脉穿刺成功，待静脉测压管内的水柱或血柱波动停止后，观察并记录数值。

3. 术后护理　帮助患者压迫止血后，患者卧床休息片刻即可活动。

三、血流动力学监测

血流动力学监测是根据力学的观点，将漂浮导管顺血流送至肺动脉，床旁监测危重症患者的中心静脉压、右房压、右室压、肺动脉压、肺动脉楔压和心排血量数值，以全面了解患者的循环功能，协助诊断和监测评估疗效。适用于急性心肌梗死并发泵衰竭、心源性休克、心血管手术和高危手术后、应用某些心血管药物及循环功能障碍的危重症患者。

血流动力学监测患者的护理如下：

1. 术前准备　术前告知患者安放漂浮导管的目的。测量患者的身高、体重，并计算出体表面积值。做青霉素过敏试验并将结果记录在病历上。检查监护仪功能并正确装配冲洗管道。配制肝素盐水，浓度为 500 mL 生理盐水加入肝素 6 250 U。准备数瓶冰盐水测试心排血量用。

2. 术中注意事项　协助患者去枕平卧位，将右肩背部垫高，头偏向左侧。通过监护仪监测导管在心腔内的位置，观察心率变化和心律失常情况，及时报告医师。

3. 术后护理　漂浮导管一般留置 3~5 日，留置时间过长易引起栓塞和静脉炎。在测压和冲洗管道时，应严格无菌操作。每 0.5~2 h 用肝素盐水冲管，防止血栓形成。应用抗生素 3~5 日，预防感染。观察局部情况，每日更换敷料。注意观察患者生命体征、意识及病情变化，准确监测各房室压，肺动脉楔嵌压及心排血量数值，报告医师后遵医嘱调节补液速度及应用心血管药物。

四、人工心脏起搏器

人工心脏起搏器由脉冲发生器及导管电极组成。脉冲发生器发放一定频率和振幅的电脉冲，经导管电极的传递，刺激心肌产生兴奋、传导，使心脏有规律地收缩。

安装起搏器可出现感染、电极脱位、电极或导线损坏、心肌穿孔、心律失常及起搏器综合征等并发症。

安装人工心脏起搏器患者的护理如下：

1. 术前准备　术前告知患者安装起搏器的目的。嘱患者预防感冒：术后咳嗽、咳痰过频易造成电极脱位；发热时不易区分是否为感染表现。术前帮助患者训练仰卧床上进餐、排尿便，以适应术后需要。术前1日备皮，范围为右侧肩颈部、右腋下及前胸部。为安装临时起搏器的患者双腹股沟区备皮。术前1日做青霉素皮试并将结果记录在病历上。术前禁食、禁水4h以上，以免术中呕吐。术前肌内注射地西泮10mg。

2. 术中注意事项　左下肢静脉输液，不影响术者操作。协助患者取仰卧位于手术台上。给患者持续低流量吸氧，增加心肌供氧。

3. 术后护理　术后患者卧床休息3日，以免电极脱位。切口用沙袋压迫6~12h，防止出血及血肿。观察自主心律及起搏心律情况。发现起搏器间歇起搏、起搏阈值突然升高、感知功能障碍、起搏频率过速等，及时报告医师。应用抗生素，预防感染。观察体温变化及切口愈合情况。患者出院前，应告诫患者不能在高压电磁场环境下工作，不宜接受电流强的电器治疗，不能做磁共振成像检查，不能使用磁疗保健用品，不要过度抬高右上肢或搬重物。教会患者如何观察自己的脉搏。嘱患者随身携带阿托品、异丙肾上腺素，以备起搏器突发故障时使用。同时，患者应携带写有患者姓名、年龄、起搏器安装日期及医院、起搏器类型、家庭及单位地址的卡片，以备紧急情况下使用。患者出院后应定期到安装起搏器的医院，由安装起搏器的医师复查、随诊。

五、射频消融术

通过外周静脉或动脉将导管放置于心脏内，利用低能量正弦波放电产生的热量，温度50~80℃，对引起心律失常的心肌组织、旁路、部分传导系统进行损毁，使组织热凝固，表面不气化，不炭化，以治愈或控制心律失常。射频消融术适用于阵发性室上性心动过速、特发性室性心动过速、心心房颤动动和心房扑动。对伴有全身疾病和严重冠心病、心功能不全的老年人禁做射频消融术。

射频消融术患者的护理如下：

1. 术前准备　术前告知患者射频消融的目的。查血常规、出凝血时间、血型、Rh因子、肝功能及电解质。做心电图及超声心动图检查，了解心脏功能和结构情况。指导患者练习床上排尿便，适应术后需要。术前1日备皮，范围为双颈部及双腹股沟区皮肤。术前禁食、禁水6 h以上，防止术中呕吐。左下肢套管针补液500~1 000 mL并遵医嘱静脉应用抗生素，使患者血管充盈易于术中操作，预防感染。保留导尿管并接无菌尿袋，便于术中患者排尿。术前肌内注射地西泮10 mg，帮助患者放松、镇静。

2. 术中注意事项　操作中观察有无心律失常、心脏压塞等表现，遇情况立即配合医师抢救。

3. 术后护理　术后患者卧床休息12~24 h。术后即刻拔除导尿管，嘱患者多饮水，多排尿，减轻泌尿道刺激症状，预防泌尿系统感染。观察静脉穿刺部位有无血肿及渗血情况。动脉穿刺部位沙袋压迫4~6 h后取下。观察皮肤颜色、温度和足背动脉搏动情况，及时发现肢体血运障碍或血栓并发症。遵医嘱应用抗生素预防感染。有三度房室传导阻滞的患者，观察心率及心律变化，必要时配合医师安装人工心脏起搏器。

（六）心脏电复律术

利用直流电的瞬间高能量电能，通过胸壁放电，人为地使所有心肌纤维同时除极化，造成心脏内所有的电活动迅速停止，然后利用窦房结自律组织复律的特性，重新发放激动并下传，恢复窦性心律。

心脏电复律术患者的护理如下：

1. 术前准备　术前告知患者电复律术目的。纠正电解质紊乱，低钾血症易诱发洋地黄中毒和心律失常；高钾血症可引起窦性停搏、心房颤动和心室颤动。术前开始服用奎尼丁或胺碘酮，可维持复律后的窦性心律。术前停用地高辛、洋地黄毒苷。术前1日晚，给患者服用少量镇静剂，促进睡眠。术前禁食、禁水6 h以上，以免术中呕吐。取下可摘义齿、手表和金属饰品。

2. 术中注意事项　协助患者排尿便后仰卧位于硬板床上。静脉输液通畅，便于随时静脉给药。给予患者充分吸氧15 min。静脉缓慢注射地西泮20~40 mg，嘱患者读数直到嗜睡状态。再次检查除颤机同步功能。放电时注意将电极板涂导电糊或垫盐水纱布，贴紧患者皮肤，全体人员勿接触患者，以防电烧伤和电击伤。放电后观察是否转为窦性心律，有异常情况及时报告医师。

3. 术后护理　描记转复后患者心电图。患者清醒后即可饮水、进食，卧床休息1~2日。观察有无心律失常、低血压、栓塞及肺水肿等并发症。观察患者胸前皮肤有无电烧伤。观察转复后心律情况，发现异常情况及时报告医师。

第三章 消化系统疾病护理技术

第一节 反流性食管炎

一、疾病概述

反流性食管炎是指胃、十二指肠内容物反流入食管引起的食管黏膜炎症。过多的反流物刺激食管上皮，致黏膜发生充血、水肿、炎性渗出、糜烂及溃疡。主要病因有食管下段贲门括约肌功能不全，即张力低下或松弛；食管蠕动减慢；胃排空迟缓；腹内压增高等因素所引起的胃内容物反流，使黏膜受损，导致食管炎。

反流性食管炎的主要临床表现为胸骨后疼痛、烧灼感，于进食或饱餐后明显。由酸性反流物刺激食管深层上皮感觉神经末梢引起，与体位有关，严重时可放射到颈、背、胸部，酷似心绞痛发作。由于胃酸反流，患者常有恶心、嗳气、打嗝、胃灼热症状，严重者可因食管糜烂引起消化道出血。

对需要做内镜检查、食管 pH 值监测、食管压力测定的患者，护士应了解检查的目的、方法、治疗原则及注意事项，并告知患者取得配合，以明确诊断。

治疗原则：增强胃肠动力，减少胃内容物反流，加快胃排空，抑制胃酸分泌，增强黏膜抵抗力，减轻症状，预防和治疗并发症，轻者可不服药。

二、护理技术

反流性食管炎患者的护理如下：

本病经治疗预后良好，护理重点是指导患者做好自我保健：注意避免饱餐，少进咖啡、巧克力及高脂肪饮食；限制吸烟或戒烟；睡前不宜进食或喝饮料，晚餐与睡觉时间应间隔 3 h 以上；进食后要取直立位或散步，借助重力作用促进胃排空；睡眠时床头位置适当抬高，有利于抗反流；生活中养成良好的饮食卫生习惯，忌食刺激性食物；避免剧烈运动，以减轻症状，减少复发。

第二节　克罗恩病

一、疾病概述

克罗恩病是一种原因不明的胃肠道非特异性、肉芽肿性全肠壁炎。病变多发生在回肠末端和邻近的结肠，也可侵犯肠道的任何部位，呈节段性分布。病因不明，可能与感染、免疫反应、遗传及精神因素有关。

本病发病隐匿，病程较长，反复发作，青壮年多见。病情轻重与病变部位、程度有关。主要表现为痉挛性的右下腹及脐周疼痛，排便后缓解；大部分患者病变早期有间歇发作性腹泻，后期为持续性，大便呈糊状无黏液、脓血；因肠道炎症或继发感染可致发热；溃疡穿孔引发内瘘、外瘘、窦道、脓肿是常见表现。因为是慢性病程，还可见消瘦、贫血、低蛋白血症、营养不良及青少年发育迟缓等。

目前，对克罗恩病尚无根治措施，一般采用糖皮质激素及支持疗法。给予要素饮食或静脉高营养，纠正代谢紊乱，改善贫血和低蛋白血症。对症治疗包括解痉、止痛、止泻、控制继发感染和治疗并发症。

二、护理技术

克罗恩病患者的护理如下：

1. 一般护理　病情活动期须卧床休息，饮食应给高热量、富含维生素、易消化、无刺激的食物。重症者禁食，给予胃肠外高营养治疗，注意水、电解质、微量元素的补充，根据病情逐步过渡到要素饮食。注意口腔护理。对于发热、腹痛、腹泻的患者，注意降温、止痛处理。做好频繁腹泻患者的肛周护理，即以温水清洗、软布擦拭，局部外涂氧化锌软膏或鞣酸软膏，起到减少刺激、消炎、收敛的作用。密切观察大便的性状、量和出血情况，必要时做细菌培养，做好详细记录。本病病程迁延，预后不佳，影响生活质量，患者可产生焦虑心理，应关心、体贴患者，满足其基本生活需求，鼓励其治疗疾病的信心。

2. 症状及并发症的观察和护理

（1）腹痛：注意疼痛的性质和伴随症状，持续腹痛伴明显压痛者提示病变侵犯腹膜或脓肿形成；腹痛伴腹胀并出现肠型可因部分或完全性肠梗阻引起；腹痛加剧伴腹肌紧张要警惕急性肠穿孔的可能。应注意听取患者主诉，及时配合医师进行相应的处理。有手术适应证时要做好必要的术前准备。

（2）出血：病变累及十二指肠，可出现上消化道大量出血和黑便；累及直肠、肛门时粪便带鲜血；隐匿、慢性、少量多次出血可致缺铁性贫血。应密切观察出血情况，注意追查大便隐血，观察血压变化。

（3）瘘管形成：是本病一大特点，内瘘可在肠段或脏器间形成；外瘘可通向腹壁和肛周；也可形成肛周与直肠脓肿；粪质与肠液自瘘管溢出，引起水、电解质紊乱及酸碱平衡失调和营养物质的丢失，肠瘘通向的组织、器官因粪便污染而继发感染。护理中要加强对肠瘘周围皮肤的护理，及时吸尽外溢的粪质及肠液，清洁瘘口周围皮肤，并擦氧化锌软膏加以保护，保持局部的清洁干燥，及时准确地用药控制感染和其他并发症。

3.药物疗效和不良反应的观察和护理

（1）治疗本病常用的消炎药为柳氮磺吡啶，药物不良反应有恶心、呕吐、皮疹，偶致骨髓抑制及男性精子减少，并影响叶酸的吸收，故用药时注意追查血象，适量补充叶酸。

（2）为抑制免疫反应，控制炎症及减轻中毒症状，常用糖皮质激素治疗，给药途径可口服、静脉或灌肠。注意严格执行医嘱，准量、准时用药，不可随意加减。不良反应有出血、感染、高血糖、高血压及钙磷代谢紊乱等。护理工作中应严格执行无菌操作原则，防止医源性感染。如应用硫唑嘌呤、巯嘌呤治疗，应注意有无胃肠道反应、肝功能异常、白细胞计数减少及骨髓抑制表现等。

第三节　溃疡性结肠炎

一、疾病概述

溃疡性结肠炎属非特异性炎性肠病，主要是发生在直肠、结肠黏膜层的炎症。病因不清楚，可能与自身免疫、感染、遗传、食物过敏、精神及神经因素有关。

本病多数起病缓慢，因肠黏膜充血、水肿、出血、溃疡致腹泻，大便为黏液脓血便，重症每日腹泻在5次以上，排血水或全部脓血便。病变累及直肠可有里急后重。痉挛性的左侧或下腹部疼痛为另一重要症状，可于排便后缓解。其他症状有发热、消瘦、贫血、恶心、呕吐、食欲缺乏、腹胀及乏力等。肠外症状有关节痛、虹膜炎及结节性红斑。

治疗原则：控制急性发作，缓解症状，减少复发，防止并发症。

二、护理技术

溃疡性结肠炎患者的护理如下：

1. 一般护理　病情活动期应卧床休息，以减少肠蠕动、肠痉挛和热量消耗，病情好转可逐渐增加活动。给予营养丰富、易消化、少纤维素的软食，忌冷食与吸烟，避免进食可引起过敏的牛奶和乳制品，急性发作期应禁食或进流食。为使肠道充分休息可行胃肠外高营养治疗。情绪紧张、焦虑可使症状加重，应给患者创造安静舒适的休养条件，保证充足的睡眠。

2. 症状的观察和护理

（1）注意观察腹痛的部位、性质和时间，有无腹部胀气、压痛和反跳痛，扩大的肠襻及肠鸣音是否会减退或消失。及早发现中毒性巨结肠和肠穿孔。

（2）注意观察并记录排便次数、性状和量。频繁腹泻、大量便血时，及时报告医师处理。观察生命体征变化，尽早发现水、电解质紊乱或失血性休克。做好肛周护理，便后温水清洗，涂鞣酸软膏加以保护。及时留取大便标本送检，以排除其他肠道感染的可能。

3. 药物治疗和护理

（1）解痉止泻药可以减少肠蠕动，用药后要观察腹部体征，有诱发急性肠扩张的可能。

（2）在使用柳氮磺吡啶治疗过程中，注意观察药物的不良反应。不良反应有头痛、厌食、恶心、呕吐、腹部不适或皮疹；变态反应有发热、粒细胞减少、再生障碍性贫血或自身免疫性溶血。

（3）糖皮质激素类药物能抑制炎症和免疫反应，缓解毒性症状，应遵医嘱准确给药，不可随意增减。此期患者抵抗力下降，有继发感染的可能，应注意防护。

（4）正确掌握灌肠治疗手法。药物保留灌肠，对病变局限在直肠和左侧结肠的轻中型患者疗效较好，常用药物有锡类散、小檗碱、氢化可的松琥珀酸钠。灌肠前向患者做好解释工作，消除其紧张情绪，取得配合，并嘱其排便；灌肠时应取左侧卧位，臀部垫枕抬高；护士操作手法要轻柔，灌肠液量最好在 100~200 mL，温度 37℃，选用粗的导尿管，插入深度大于 15 cm，多涂润滑油，尽量减少对局部肠黏膜的刺激，以免增加痛苦，引起排便。进行低压灌肠或缓慢滴入，可延长药液在肠道内的保留时间，有利于肠黏膜充分吸收。

4.注意事项　育龄期妇女病情活动期应避免妊娠，因妊娠期和产褥期可加重病情。硫唑嘌呤等免疫抑制剂可导致胎儿畸形。

第四节　急性胰腺炎

一、疾病概述

急性胰腺炎是胰酶对胰腺自身消化引起的化学性炎症。常见病因有胆管疾病、酗酒和暴饮暴食、胰管阻塞；也可继发于感染性疾病、腹部手术和外伤、逆行胰胆管造影术后。有少数不明原因的称特发性胰腺炎。

急性胰腺炎临床表现按病变程度分为水肿型和出血坏死型。急性水肿型胰腺炎以上腹疼痛、恶心、呕吐、发热、尿和血清淀粉酶升高为主要临床表现。出血坏死型胰腺炎的病情严重，发展迅速，腹痛剧烈且持久，发热高而持续不退，可出现低血压或休克猝死及多脏器功能衰竭。

急性胰腺炎的治疗原则如下：

1.急性水肿型胰腺炎的内科治疗原则：减少胰腺分泌，阻断自身消化作用，使胰腺充分休息，预防感染及营养支持治疗。

2.对急性出血坏死型胰腺炎应掌握手术时机，择期尽早手术；同时，加强抗休克、抗感染治疗。

3.治疗局部并发症和原发伴随性疾病。

二、护理技术

急性胰腺炎患者的护理如下：

1.一般护理　急性期患者应卧床休息、保证睡眠、减少胰腺负担，增加脏器血流量，促进组织修复。疼痛时除使用解痉镇痛剂外，可取前倾坐位，减轻症状；为减少胰腺分泌，降低胰管内压而行禁食阶段，要保证充足的液体和营养供给，以补充热量和维持血容量。加强口腔护理，减少异味，防止细菌感染和口腔并发症发生。患者因腹痛、发热、口干、精神萎靡、烦躁，不能耐受禁食，应耐心解释，给予安慰，使其了解并配合。

2.胃肠减压的护理　用胃肠减压法吸引胃内容物，可减轻恶心、呕吐、腹胀、腹痛症状，是治疗胰腺炎的常用方法，于症状缓解后停止使用。对置胃管患者护理时应注意：胃管在鼻尖部固定牢固，防止脱管和减少对咽部的摩擦刺激；注意观察引流管是否通畅，可定时冲洗；观察引流液的性状和量并详细记录。胃肠减压抽吸力不可过大，以免造成胃黏膜损伤。减压瓶每日清洗、消毒，防止逆行感染。减压阶段机体丢失大量水分及电解质，易造成脱水、酸碱平衡失调，要密切观察生命体征，准确记录出入量，定时抽血查电解质。

3.症状观察 对于水肿型胰腺炎经禁食、减压、止痛、抗炎等治疗，症状数日即可缓解，血清淀粉酶下降。当腹痛弥漫全腹，发热弛张不退，白细胞计数计数升高，黄疸加深，有腹肌紧张等腹膜炎症状，血清淀粉酶持续上升或骤然下降，应警惕坏死型胰腺炎并发感染，护士应密切监视病情变化，耐心倾听主诉。发现有明显循环衰竭或主要脏器功能不全表现时，应进行监护治疗。

4.寻找诱因 治疗后期协助患者寻找诱发胰腺炎的因素，如有无胰腺、十二指肠、胆管的慢性疾病，及早治疗。避免酗酒和暴饮暴食或饥饿后饮食过度，尤其是高脂肪餐。向患者介绍少油、无刺激、易消化的合理食谱，防止复发。

第五节 原发性肝癌

一、疾病概述

原发性肝癌是我国常见的恶性肿瘤，是发生在肝细胞或肝内胆管细胞的肿块，病因不清，与乙型病毒性肝炎和丙型病毒性肝炎、长期酗酒、食用有黄曲霉毒素污染的食物有关。另外，与水源污染、遗传因素、有机氯农药、亚硝胺及微量元素等因素也有关系。

起病隐匿，早期无明显症状，症状出现后病情进展迅速。主要表现为持续性的肝区胀痛或钝痛，可有间歇加重。肿瘤侵犯膈肌可牵涉右肩，癌向后生长引起右腰疼痛。肝癌的严重消耗及食欲缺乏、恶心、呕吐及腹胀，使患者出现进行性的消瘦、乏力，最终导致恶病质。有的患者有发热、黄疸、脾大及腹水。发现有肺、肾、脑、骨骼转移，则可出现相应的症状和体征。

手术治疗切除原发性肝癌为首选。内科治疗除支持疗法改善机体状况外，一般采用联合用药及化疗与手术结合、化疗与放疗结合、化疗与免疫治疗结合、化疗与中药结合等方案，目的在于提高疗效、减轻痛苦、延长生命。

二、护理技术

肝癌患者的护理如下：

1. 一般护理　根据患者的体力和精神状况，合理地安排休息和活动，给予生活的满足和精神安慰。患者有权知道自己的诊断，但要注意告知的方式，理解并协助减轻心理压力。饮食宜清淡，适合口味。做好口腔护理，增进食欲。

2. 注意病情观察　观察腹痛和腹胀的性质及其变化，除放宽镇痛剂使用限度外，可采用支撑、变换体位、冷热敷、分散注意力等方式减轻疼痛。观察生命体征和意识状态，及时发现出血、肝性脑病及低血糖表现。如有体温升高应警惕有继发感染的可能，要及时处理，以免加重病情。

3. 做好放疗和化疗期间患者的护理　放疗、化疗期间患者均可出现恶心、呕吐和食欲缺乏等反应，可适当给镇静止吐剂，鼓励进清淡饮食，多饮水。观察血象变化，白细胞计数明显下降，要加强保护隔离措施。放疗损伤局部皮肤可出现红、痒、痛感觉，禁用肥皂、香皂清洗或用手搔痒，可用温水湿敷局部或轻拭，必要时涂薄荷淀粉、炉甘石洗剂或酚剂止痒。化疗药物一般对血管均有刺激，使用时应注意对血管的保护，防止药液漏出血管，造成局部组织的疼痛或坏死。

第六节　消化系统主要检查治疗与护理

一、纤维胃镜检查

1. 术前准备

（1）向患者说明检查的目的和方法，和可能产生的腹胀、恶心等不适。行胃肠钡餐检查 3 日内不宜做胃镜检查。术前禁烟，吸烟可使咽反射敏感，黏膜充血，影响术中视野。

（2）检查日禁食、禁水 6 h 以上，如患者胃排空延迟，禁食时间可延长。有幽门梗阻的患者术前可洗胃。

（3）为减少胃肠蠕动及痉挛，便于术中观察，一般常规注射阿托品 0.5 mg 或丁溴东莨菪碱 20 mg，对焦虑紧张患者可适当使用镇静剂。

（4）术前咽部麻醉，用 2%~4% 利多卡因或 1%~2% 丁卡因喷雾，也可口含缓慢咽下；另一方法是术前吞服麻醉糊 10 mL 及消泡剂 10 mL，方法简便，可使附着在黏膜上带有泡沫的黏液消失，同样取得麻醉效果。

2. 术中注意事项

（1）请患者取下可摘义齿，防止坠入气道，造成窒息。放松领口及腰带，取左侧卧位，双腿微曲以放松腹壁，口角下置弯盘及治疗巾，接取流出的唾液，放口圈嘱其咬住。

（2）术者持镜自舌根沿咽后壁缓慢插入，要求动作轻、稳，不可强行推进。此时患者应做吞咽动作。镜端经贲门入胃后，为使胃壁舒展，便于观察，即向胃内注气，患者产生腹胀，注气量不可过多。胃镜检查过程中如有恶心时，可让患者缓慢深吸气以减轻不适。

3. 术后护理

（1）术后禁食 2 h，麻醉消失后可进流食，逐次恢复到普通饮食。做活体组织检查者，术后 4 h 进冷流食，以后进易消化的软食 1 日，以减少对胃黏膜创面的摩擦。

（2）术后主诉咽痛及咽后壁异物感，可用口含片或用温盐水，复方硼砂含漱液含漱，1~2 日后症状消失。

（3）注意并发症的观察，术后观察患者大便的颜色，必要时做大便隐血试验。发现有头晕、恶心、心率加快、黑便及血压下降等消化道出血症状及时处理。如有剧烈的胸背部疼痛，提示有穿孔的可能，对纵隔气肿、颈部皮下气肿及继发气腹和腹膜炎等症状，护士应密切观察，协助医师及时诊断及处理。

二、纤维结肠镜检查

纤维结肠镜是诊断和治疗结肠病变的重要手段。纤维结肠镜适用于反复便血或大便隐血阳性，而上消化道未找到病因的患者；X 线检查有异常或无异常改变又不能解释的结肠症状；鉴别和随访炎性肠病、结肠癌等；结肠息肉的诊疗随访或高频电凝、微波、激光止血等治疗。

严重心肺功能异常、进展急剧的重症结肠炎症、精神失常不能配合检查、广泛的肠粘连、妊娠及其他腹部疾病影响检查者禁忌。

纤维结肠镜检查患者的护理如下：

1. 术前准备 患者术前饮食控制和肠道准备非常重要，目的是清洁肠道，保证进镜顺利及病变观察，减少电切息肉引发感染的因素。

（1）控制饮食：术前3日进食半流食或流食，检查日空腹，饥饿明显可饮糖水或牛奶。

（2）清洁肠道：①服泻剂，检查前3日每晚服酚酞0.2 g，嘱患者大量饮水以利排便。②检查前1日晚和术日晨各服50%硫酸镁40 mL。③可在术前3~4 h用38℃左右的温开水800~1 000 mL灌肠数次，至排出液体只有少许粪渣为止，灌肠液不宜用肥皂水或生理盐水，以免使黏膜充血，影响观察及检查效果。④还可于术前口服甘露醇100 mL并快速饮水750~1 000 mL，起到导泻效果，但对做高频电凝切除息肉的患者禁用。⑤液状石蜡的导泻效果不佳且损坏肠镜，一般不用。

（3）术前向患者介绍检查过程，做好解释。对焦虑不安、耐受性差的患者可适当使用镇静剂，肌内注射地西泮10 mg。高度肠痉挛或肠蠕动增强时，可用阿托品0.5 mg肌内注射，但青光眼和前列腺增生患者禁用。

2. 术中注意事项　受检患者穿后裆开洞的检查裤，取左侧卧位，做肛指诊明确肛周情况，如有脱出的痔核指托复位。将1%~2%丁卡因棉球置入肛门数分钟，使肛周麻木，痛觉降低，肛门放松。为保护肠黏膜，使进镜顺利，可边插入边让患者深呼吸以松弛肛门；术中为扩张肠管适当注气，但需注意随时抽出，避免引起腹胀、腹痛等不适。对高血压、心功能不全的患者要加强监护，以免发生意外。

3. 术后护理

（1）术后用手纸清洁肛门，更换衣裤，卧床休息2~4 h，做好必要的生活护理。

（2）一般可进普食，术中不顺利且疼痛重及活检出血较多的患者进流食或半流食。肠道有明显病变的患者吃少渣饮食，以减少对肠道的刺激，必要时连续查便隐血。

（3）嘱出血患者卧床休息，并通知医师及时止血治疗。

（4）对个别疼痛、腹胀较重及活检渗血多的患者，要注意有大量出血和穿孔的可能，应密切观察血压、腹部症状和体征，个别延迟性出血可发生在术后12日内。

（5）有腹水或正在做腹膜透析、心瓣膜置换术后、免疫功能低下的患者，可出现一过性菌血症，应预防性使用抗生素。

三、内窥镜逆行胰胆管造影

内窥镜逆行胰胆管造影（endoscopic retrograde cholangiopancreatography，ERCP）

多用于诊断各种胆道疾病、胰腺癌、胰腺的先天性畸形及查明有无慢性胰腺炎；对因结石嵌塞壶腹部引发急性胰腺炎患者可镜下取石解除梗阻；亦用于胰腺假性囊肿、慢性胰腺炎的术前准备、收集胆汁或胰液做细胞学检查等。严重心肺功能不全、上消化道梗阻、胰腺炎急性发作患者禁忌。

ERCP 患者的护理如下：

1. 术前准备

（1）胆道感染是行胰胆管造影术最严重的并发症，因此器械必须经过严格消毒。

（2）为使插镜顺利，便于术者了解十二指肠解剖走行，应在做 ERCP 前做钡餐造影。

（3）术前询问有无碘和麻醉药过敏史，并做过敏试验。

（4）术日晨禁食 6 h 以上。

（5）对胆管狭窄、梗阻、胰腺囊肿患者术前 1 h 应用抗生素，预防化脓性感染；对过度紧张者术前可肌内注射地西泮 5 mg；为减少十二指肠蠕动，便于插管，可在操作前数分钟注射阿托品、丁溴东莨菪碱，但前列腺增生及青光眼患者禁用。

（6）用 2%~4% 利多卡因或 1%~2% 丁卡因喷雾或吞服缓慢咽下，均可起到咽喉麻醉作用。

（7）患者穿着符合摄片要求，穿衣不宜太厚，除去金属饰物。

2. 术中注意事项

（1）患者左侧卧位，术中为寻找十二指肠肝胰壶腹乳头便于插管，有时需要半仰卧位、半俯卧位或头低脚高位。

（2）控制向胰管内注入造影剂的量，避免造影剂进入胰间质引起注射性胰腺炎。

（3）术中密切观察患者呼吸、脉搏及血压变化。为防止术中发生低氧血症，可予以吸氧。

3. 术后护理术后嘱患者卧床休息。观察体温变化。为预防感染可使用广谱抗生素静脉滴注，术后 2 h 及次日晨抽血查淀粉酶，注意可能发生的急性胰腺炎、穿孔或感染等并发症。淀粉酶正常后可进低脂流食或低脂半流食。置管后有咽痛、异物感，可含口含片或复方硼砂溶液漱口，1~2 日即愈。

四、选择性肝动脉插管化疗和栓塞术

肝癌的主要血供来自肝动脉，经皮经股动脉选择性地向肝动脉插管化疗和栓塞是治疗肝癌的有效办法。与全身化疗相比，肝动脉插管化疗可提高肝内化疗药物的浓度，杀灭肿瘤细胞数量大，而全身反应轻。肝动脉栓塞后可致肿瘤坏死、缩小，不会引起肝功能衰竭。

此手术适用于肝癌病变部位局限在一叶肝脏或只有一个病灶者。对不能手术切除的中晚期肝癌及肝癌术后复发者，可经栓塞化疗后再行手术治疗。术前进行栓塞化疗可使瘤体缩小，有减少出血和防止复发的作用。对门静脉有癌栓、有严重出血倾向、极度虚弱、脏器功能衰竭及严重感染者不适宜。

插管化疗及栓塞术患者的护理如下：

1. 术前准备

（1）术前查肝肾功能、出凝血时间、凝血酶原时间及活动度。

（2）做碘过敏试验。

（3）备皮，包括会阴和穿刺侧大腿。

（4）为预防感染，术前1日静脉输广谱抗生素。

（5）手术日晨空腹。

2. 术后护理

（1）治疗后局部加压包扎，平卧24 h，观测血压、脉搏、足背动脉搏动及穿刺局部有无渗血。要求包扎松紧适宜，过紧局部血运不畅影响伤口愈合，过松穿刺点易出血造成伤口感染。

（2）观察体温变化，注意穿刺局部有无红、肿、热、痛等感染表现，术后应用广谱抗生素预防感染。

（3）栓塞后可发生"栓塞三联征"，即发热、腹痛、恶心、呕吐，数日可逐渐缓解。症状加重警惕发生并发症，如上腹剧痛警惕胆囊坏死；呼吸困难警惕发生肺梗死。观察肝肾功能变化，记录尿量。由于肝癌患者常并发于肝硬化，注意栓塞化疗后是否出现腹水增多的情况。

（4）观察化疗药物的毒性反应，如骨髓抑制及白细胞计数减少等，注意预防感染和出血。

第四章　血液系统疾病护理技术

第一节　巨幼红细胞性贫血

一、疾病概述

巨幼红细胞性贫血是由于体内缺乏叶酸及维生素 B_{12}，或由于其他原因引起脱氧核糖核酸合成受到影响的一类贫血。导致缺乏叶酸及维生素 B_{12} 的原因有：摄入不足，如营养不良及食物烹煮过度等；吸收不良，多因小肠手术所致；需求量增多，主要对叶酸而言，多见于妊娠、哺乳、肿瘤、慢性溶血及感染等。

巨幼红细胞性贫血的临床表现除一般贫血症状外，以舌炎、舌痛、口腔炎、舌乳头萎缩及舌质色泽红为特点，称为"牛肉舌"。也可出现神经系统的改变，如共济失调及肢体麻木。

治疗原则：积极治疗原发病，补充叶酸及维生素 B_{12}。

二、护理技术

巨幼红细胞性贫血患者的护理如下：

1. 一般护理　根据病情适当地活动与休息；注意饮食结构，合理营养配餐，纠正偏食习惯。掌握科学的食物制作方法，烹煮食物避免过久。多食富含维生素、叶酸等易消化食物，如新鲜的水果、蔬菜、瘦肉、蛋类及乳类食物。

2. 并发症护理　注意口腔护理，保持口腔的清洁、湿润。每次进餐后漱口或清洁口腔，避免食物残渣滞留。严重口腔炎、舌炎影响进食，餐前给予1%普鲁卡因盐水含漱数分钟，待疼痛消除再进食。口腔溃疡者局部涂擦溃疡散、锡类散，鼓励患者多进餐。

3. 药物治疗不良反应护理　巨幼红细胞性贫血的药物治疗，以补充所需叶酸及维生素 B_{12} 为主。要督促、协助患者定时定量服药，接受治疗。长时间使用维生素 B_{12} 治疗，可出现低钾血症症，应定时监测血钾浓度，必要时给予补钾。叶酸缺乏多给予叶酸片剂口服，不良反应少。若使用前未排除维生素 B_{12} 缺乏，使用后则会加重因维生素 B_{12} 缺乏造成的神经系统症状。

第二节 急性白血病

一、疾病概述

急性白血病是一种原因不明的白细胞计数异常恶性增生性疾病，与病毒、放射线、化学及遗传等因素有关。

贫血、发热、出血倾向及浸润是急性白血病的典型临床表现。多数患者无诱因出现牙龈出血、皮肤黏膜出血及乏力等。急性白血病病情发展迅速，症状严重。

急性白血病以异常增生细胞分为淋巴细胞性白血病及非淋巴细胞性白血病。在诊断明确后，均采用化学药物治疗方法控制病情，预防、治疗并发症。

二、护理技术

急性白血病患者的护理如下：

1.一般护理 嘱患者卧床休息，注意饮食营养，了解患者心理变化，对初次治疗的患者，要体贴关心，正确引导患者，接受现实，配合治疗。

2.并发症护理 白血病患者极易感染，应采取预防措施。搞好病室环境，房间定时通风、消毒。协助督促患者注意自身卫生，如口腔、皮肤、会阴及肛周等经常保持清洁；勤修剪指甲及胡须，洗头、洗澡及理发。严格无菌操作，白细胞低于 $0.5 \times 10^9/L$，行保护性隔离，限制探视。高热患者应随时观测体温变化，采取有效的降温措施，如温水擦浴等物理降温，必要时用药物退热。注意观察出血倾向，口腔、鼻腔、皮肤、眼底、颅内、消化道及泌尿道等是常见的出血部位。

3.药物不良反应护理 化疗是白血病的治疗手段，但化疗药物的不良反应大，会出现不同程度的消化道症状，如食欲差、恶心及呕吐等，可遵医嘱预防性使用镇吐剂，及时调节饮食品种，以清淡、易消化的食物为主，并尽可能鼓励患者进餐。化疗药物种类很多，给药途径分为静脉、皮下注射及口服。静脉用药均有较强的刺激性，应注意保护血管。选择稍粗大、富有弹性的静脉进行穿刺，尽量避开靠近韧带及关节处的静脉，如腕部、手背处静脉。静脉滴注或注射化疗药，须先用带有生理盐水或葡萄糖液输液装置行静脉穿刺，穿刺成功后再将化疗药物加入滴瓶滴入或静脉注射。注射过程中，要不断抽查静脉回血，以避免药液渗漏。注射完毕，须再行注入数毫升或滴入适量生理盐水或葡萄糖液，以减少化疗药物长时间滞留、刺激引起静脉炎或静脉阻塞。加强化疗患者的心理护理和卫生宣传教育。老年人由于器官和组织的老化，反应较年轻人迟钝，更须细心观察，及时发现问题，给予相应的护理。化疗期间须准确记录出入量。鼓励患者多饮水，以促进患者排尿，降低药物对膀胱及肾脏的影响。化疗后 7~14 日白细胞计数降低，应加强预防感染的措施。补充适量的营养，禁止出入公共场所。白细胞计数低于 0.5×10^9/L，应保护性隔离，限制探视，严格无菌操作。

第三节　多发性骨髓瘤

一、疾病概述

多发性骨髓瘤是由于骨髓中异常浆细胞增生所致的一种恶性肿瘤，与遗传、放射、病毒及感染等因素有关。

无节制地增殖的浆细胞破坏骨质，引起骨痛及骨折。常见部位有颅骨、肋骨、锁骨、胸椎、腰椎及骨盆。伴有贫血、出血倾向、感染、肾损害和血钙升高。部分患者出现头痛、嗜睡、呕吐、恶心，甚至昏迷。

治疗原则：化疗、放疗、手术及干扰素治疗。

二、护理技术

多发性骨髓瘤患者的护理如下：

1. 一般护理　观察病情变化，关心体贴患者，鼓励患者下床活动，坚持身体锻炼。动作不宜过猛，防止磕碰、滑倒及跌伤。晚期患者应卧硬板床。翻身或搬动时，动作应轻柔，减轻骨痛，避免骨折。长期卧床患者须注意营养。调节饮食，促进食欲。给予优质蛋白及维生素含量丰富的易消化食品。肾功能不全时，应限制钠盐摄入。

2. 并发症护理　晚期患者机体免疫功能降低，应注意预防感染，注意环境及个人清洁卫生，加强基础护理。注意气温的变化，避免受凉、感冒。严重骨质破坏患者应绝对卧加厚棉垫的硬板床。指导患者床上活动及大小便。下地活动须佩戴矫正支架。

剧烈咳嗽易引起骨折，应及时处理。注意尿量，给予充足的液体摄入，以避免肾功能损害、高尿酸血症及高钙血症。

3.药物治疗不良反应护理　干扰素治疗后患者会程度不同地出现发热反应，可预防性使用退热药物，如注射前和注射后服用萘普生片剂。向患者做好解释工作，消除其紧张心情。注意观察，及时对症处理。

第四节　血液系统疾病主要检查治疗与护理

一、骨髓穿刺活检术

骨髓穿刺是通过吸取适量骨髓液进行骨髓象检查，以协助疾病的诊断和治疗，了解骨髓造血功能。骨髓穿刺适用于贫血、白血病、血小板计数减少性紫癜等疾病的诊治及骨髓移植前的骨髓液采集。对有严重出血倾向、血小板计数计数偏低及血友病患者禁用。

骨髓穿刺活检术患者的护理如下：

1.术前准备

（1）物品准备：消毒治疗包，骨髓穿刺针，注射器，无菌手套，治疗盘，普鲁卡因，载玻片，甲紫溶液。

（2）患者准备：向患者说明检查的必要性和方法，解除思想顾虑，取得合作。注意遮挡患者，协助患者清洁穿刺部位皮肤及准备体位。

2.术后护理　压迫穿刺局部 2 min，避免出血。穿刺后应卧床休息数分钟，无任何反应可适当活动。保持穿刺局部清洁，嘱患者不要搔抓。注意观察伤口情况，发现渗血应及时更换无菌纱布，给予加压止血。

骨髓活检与骨髓穿刺护理内容相同。骨髓活检后需密切注意活检伤口的愈合情况，预防感染。

二、骨髓移植

骨髓移植根据干细胞来源分为同种异体骨髓移植和自体骨髓移植。前者需组织相容性性抗原配型相同的供髓者，或同卵孪生同胞间的同基因骨髓移植。后者以采集患者自体缓解期或造血功能未受累骨髓，进行体外处理并保存。患者在洁净室内接受大剂量化疗或放疗后，再将保存骨髓静脉回输，以重建造血功能。骨髓移植适用于恶性血液病和对化疗、放疗敏感的实体瘤。

骨髓移植患者的护理如下：

1. 入室前护理

（1）洁净室准备：骨髓移植需在洁净室内进行。洁净室也称无菌层流室，可提供高效过滤清除细菌后的空气，以垂直或水平分层气流正压导入的方式，避免尘埃的乱流现象。洁净室提供清洁的空气环境，无菌功能。患者入室前，须封闭 24 h 消毒，注意室内空气流通，但要防止室外空气倒流入室。

（2）患者无菌化准备：入室前 3 日患者自身无菌化准备，每餐食物需"双蒸"消毒。剃去全身毛发，对体表体内存在的微生物给予药物处理，即遵医嘱、口服、滴入或擦拭。入室前患者需淋浴及 1:2 000 浓度洗必泰药浴。

（3）工作人员无菌化准备：医护人员每次进入洁净室前须淋浴更衣。戴好口罩、帽子、鞋套。手须用消毒液浸泡，戴手套后才可进入和接触患者。应减少室外人员不必要的进入，避免造成污染的机会。

2. 入室后护理 做好心理护理及严格无菌技术操作是移植成败的关键。应安慰、体贴、鼓励及指导患者，尽可能减少、消除紧张焦虑情绪。入室后，患者须接受大剂量化疗或放疗，目的为尽可能地杀伤体内残留的恶性肿瘤细胞。然而，上述治疗也会无选择性地杀伤正常的造血细胞，使免疫功能低下，极易感染。因此，须严格无菌技术操作及管理制度。限制洁净室外物品的传入；必要的药物及用品须严格消毒；协助患者做好个人卫生，保持口腔、皮肤及肛周的清洁；进无菌饮食，每餐应"双蒸"消毒。须注意协调营养。鼓励患者多进食和饮水。日常用品经 24 h 后需消毒更换。阻止一切可能造成感染的机会，避免、减少并发症。注意观察记录病情，了解外周血象变化，及时补充、调整护理计划，顺利完成移植全过程。

第五章　肾脏疾病护理技术

第一节　急性肾小球肾炎

一、疾病概述

急性肾小球肾炎也称急性感染后肾小球肾炎，是由于某些微生物引起机体免疫反应异常而导致双侧肾脏弥漫性的炎症反应。多发生在链球菌感染后，偶见于其他病原体感染后。

本病起病急，全身症状轻重不一，主要表现为血尿及蛋白尿、高血压、水肿、少尿和肾功能受损。

治疗原则以休息和药物治疗原则为主。

二、护理技术

急性肾炎患者的护理如下：

1. 一般护理

（1）急性期应卧床休息，以减少血尿及蛋白尿。一般应卧床休息至肉眼血尿消失、水肿消退及血压正常。

（2）饮食：可根据患者血压及尿量情况，一般给予低盐、高糖、高热量及易消化的饮食。低盐可改善水肿，控制血压，减轻脑水肿和心脏负担；高糖食物既能减少心脏负担，又能补充热量；清淡的饮食有利于消化和吸收，又能增加食欲。对于尿素氮和肌酐升高的患者应限制蛋白质摄入，以减少蛋白质的代谢产物，保护肾功能，防止蛋白质代谢产物进一步升高。

2. 症状及并发症的护理

（1）少尿、血尿、蛋白尿是急性肾炎的主要症状，应严密观察患者的病情变化，及时准确记录每日液体出入量，仔细观察尿液的颜色及透明度。少尿的患者应限制水分的摄入，并协助患者及时运送各种尿标本，以利于病情观察。

（2）急性肾小球肾炎多伴有不同程度的水肿，应加强皮肤护理。

（3）急性左心力衰竭的治疗和护理见急性肾衰竭。

（4）各种感染都可引起急性肾炎，尤其是上呼吸道感染和皮肤感染可引起链球菌感染后肾炎。因此，锻炼身体，增强体质，改善身体防御功能，减少感冒的发生是预防的主要措施。改善环境卫生，注意个人卫生，避免或减少上呼吸道感染及皮肤感染，可降低急性肾炎的发病率。猩红热或流感的流行期间应注意隔离，尽量避免去公共场所，以防传染。一旦发生化脓性扁桃体炎、皮肤疖肿等，应积极给予抗感染治疗，并在发病后 1~3 周内密切注意尿液变化，以便早期发现及时治疗急性肾炎。对于反复感染的腭扁桃体炎，应去除慢性感染灶。

（5）急性肾小球肾炎是一种自愈性疾病，90% 以上的患者可于发病后 6 个月内痊愈。一般儿童预后较成年人好，年龄越大，转为慢性肾小球肾炎的可能性越大。故对于急性感染后肾小球肾炎，即使症状完全消失，实验室检查完全恢复后 1~2 年内，仍应定期复查。

3. 药物治疗和不良反应的观察和护理　急性肾小球肾炎的主要治疗是对症治疗。其中利尿剂较为常用。急性肾炎的患者由于肾小球滤过率降低及全身毛细血管通透性增加，表现为轻重不等的全身或局部水肿。为有效地控制水肿，减轻症状，使患者排尿增多，尽快恢复肾功能，临床上常用呋塞米、氢氯噻嗪、螺内酯及氨苯蝶啶等药物。使用大剂量呋塞米时，应注意观察其不良反应，如恶心、直立性低血压、直立性眩晕、口干及心悸等。长期应用利尿剂时不仅要密切观察血压，还要注意电解质的变化，如果因低钾血症、低钠血症患者出现肌张力下降、表情淡漠，甚至心律失常时，应及时给予对症处理，同时，也应观察患者有无脱水，准确记录 24 h 尿量，必要时每日测体重。

第二节　肾病综合征

一、疾病概述

肾病综合征是指重度蛋白尿、低血浆蛋白、高脂血症及水肿并存的临床综合征。引起肾病综合征的病因有：①原发性肾病综合征，包括原发性肾小球肾病和各种急、慢性肾小球肾炎。②继发性肾病综合征，以结缔组织病、过敏性紫癜及代谢性疾病较常见。

肾病综合征的主要临床特点为"三高一低"，即高度蛋白尿（3.5 g/24 h 尿）、高度水肿、高脂血症及低血浆蛋白（小于 30 g/L）。

治疗原则：①患者水肿明显时应控制水和盐的摄入。②应用利尿剂的同时，要防止出现电解质镁代谢紊乱。③应用糖皮质激素治疗应遵循足量、慢减及长期维持的原则。④积极治疗原发病。

二、护理技术

肾病综合征患者的护理如下：

1. 一般护理

（1）饮食与营养：患者水肿明显时应严格限制水和钠的摄入，限制钠的摄入不仅可以控制水肿进一步发展，也有利于高血压控制。肾病综合征患者由于蛋白丢失较多、食欲减退及进食量减少，处于总热量不足状况。因此，改善和促进患者食欲，增加进食量，对疾病的治疗有积极作用，应给予患者低钠、高热量、低脂肪及富含维生素的饮食。

（2）为促进患者食欲，增加对疾病的抵抗力，不仅要在饮食上注意色、香、味，而且还应加强患者的口腔护理，注意保持口腔清洁，防止口腔炎。

（3）对于合并有低钙和维生素 D 缺乏的患者，应限制其活动，尤其对于有骨软化及囊性纤维性骨炎的患者应卧床休息，以防止发生病理性骨折。

2. 症状及并发症的观察和护理

（1）水肿：水肿是病程中最常见的表现，水肿的发生可急可缓。病初多见于踝部，呈可凹性，继则延及全身，清晨起床时眼睑水肿明显易被发现。严重水肿除皮下组织外，胸腔、腹腔、阴囊鞘膜腔均可大量积液，一般伴少尿。

（2）感染：由于大量免疫球蛋白自尿中丢失，血浆蛋白降低，影响抗体形成。肾上腺糖皮质激素及细胞毒性药物的应用，使患者全身抵抗力下降，极易发生感染，如皮肤感染、原发性腹膜炎、呼吸道感染、泌尿系感染，甚至发生败血症。护理患者时要保护性隔离，严格无菌操作，有条件者住单间，限制家属探视。

（3）血栓形成：肾病综合征的患者容易发生血栓。水肿、患者活动少、静脉淤滞、高血脂、血液浓缩使黏滞度增加、纤维蛋白原含量过高以及使用肾上腺糖皮质激素时血液易发生高凝状态等均可导致血栓的形成。因此，对于肾病综合征患者，在病情允许的情况下，可适当增加活动，防止下肢静脉血栓的形成。同时，要观察患者有无心慌、憋气等症状，警惕肺栓塞的发生。

（4）急性肾衰竭：肾病综合征患者因大量蛋白尿、低蛋白血症及高脂血症，体内常处在低血容量及高凝状态。呕吐、腹泻、使用抗高血压药及利尿剂大量利尿时，都可使肾脏血灌注量骤然减少，进而使肾小球滤过率降低，导致急性肾衰竭。

3. 药物治疗和不良反应的观察和护理

（1）肾上腺糖皮质激素是肾病综合征患者的常用药物之一。根据病情可静脉或口服给药，因此在观察药物疗效的同时，还应密切观察药物的不良反应。加强保护性隔离防止感染。指导患者按时服药，切不可擅自停药。加强卫生宣传教育，使患者正确对待脱发及肥胖等现象。

（2）消肿利尿：肾病综合征的患者血浆蛋白低，在应用利尿剂的同时应补充白蛋白，一般静脉输入白蛋白后再给呋塞米效果较好。

（3）抗凝治疗：由于肾病综合征在病程中有血液高凝状态，可发生血栓，因此主张抗凝治疗，常用肝素。为了防止肝素过量，静脉注射 24 h 后用试管法测定凝血时间，并随时调整剂量。使用肝素时应注意观察患者用药反应，防止出血。

第三节 急性肾衰竭

一、疾病概述

急性肾衰竭是指数小时至数周内发生的肾功能急剧恶化、引起氮质代谢产物在体内潴留，从而产生一系列临床症状，常发生水、电解质紊乱及酸碱平衡失调。引起急性肾衰竭的病因包括出血、感染、中毒性休克和内源性及外源性肾毒性物质对肾脏的毒性作用、肾实质损害、尿路梗阻等。

临床表现分为三期：

1. 少尿期　在急性肾衰竭的持续阶段，患者体内毒性代谢产物的血浓度逐渐升高；水、电解质紊乱及酸碱平衡失调；伴有高血压、心力衰竭、心律失常及食欲缺乏、恶心、呕吐等症状；精神及神经系统异常，包括昏睡、嗜睡及精神错乱等。

2. 多尿期　患者尿量逐渐增多，24 h 排尿可达 4~5 L，极易发生水、电解质紊乱及酸碱平衡失调。

3. 恢复期　患者肾功能逐渐恢复，即使肾功能完全恢复，仍应定期复查 1~2 年。

治疗原则：排除任何引起肾功能变坏的因素；纠正肾前因素；努力维持一定尿量；支持及对症治疗；适时进行腹膜透析及血液透析。

二、护理技术

急性肾衰竭患者的护理如下：

1. 一般护理

（1）急性肾衰竭的诊断确立后，应绝对卧床休息，以减轻肾脏的负担。

（2）准确记录每日液体出入量，每日测体重。

（3）急性肾衰竭少尿时，体内常发生水过多，控制及预防心力衰竭的重要方法是控制水及盐的摄入。当患者不能理解或不能耐受时，应向患者解释限水、盐摄入及记录的重要性，使患者能积极配合治疗。

（4）应给患者高热量、高维生素、低盐、低蛋白和易消化的饮食。尽量避免食用含钾过高的食物，防止高钾血症的发生。必要时补充氨基酸，以减轻蛋白质分解，最大限度地防止尿毒症性代谢产物、酸性代谢产物及钾离子过快地在体内蓄积。

2. 症状及并发症的观察和护理

（1）急性左心力衰竭：是急性肾衰竭少尿期的主要并发症，患者表现为呼吸困难、端坐呼吸、烦躁不安、发绀、冷汗淋漓、恐惧和濒死感觉、咳粉红色泡沫痰，甚至咯血、心率快、双肺可闻湿啰音。此时，治疗的主要环节：①纠正缺氧，可给患者面罩吸氧，湿化瓶中加 30% 酒精。②镇静，给吗啡 5~10 mg 皮下注射。③给利尿剂以减少血容量，缓解肺循环和体循环的淤血症状，并给予强心及扩血管治疗。④必要时进行透析治疗。

（2）感染：急性肾衰竭可由严重的感染引起，而急性肾衰竭时由于免疫功能低下，以及各种诊断、治疗措施如导尿、气管插管术常导致感染，可加速蛋白质的分解，促进病情进一步恶化，常以呼吸道和泌尿道感染多见。因此，必须采取有效措施预防感染，做好病室的清洁消毒和空气净化，尽量避免不必要的检查，如需导尿时应严格无菌操作。由于患者病情较重，长期卧床，应加强口腔护理，保持口腔清洁、舒适，促进食欲，防止发生感染；做好皮肤护理，防止损伤及感染；对于年老体弱的患者应注意保持呼吸道通畅,避免发生呼吸道感染和肺炎。

(3)高钾血症:急性肾衰竭常伴有电解质紊乱及酸碱平衡失调。高钾血症是最常见的并发症之一。因此,对于并发高钾血症的患者应注意:①积极控制感染,纠正酸中毒。②禁食含钾高的食物和药物。③如需输血,应输入新鲜血。④给予高糖和胰岛素静脉滴注。⑤静脉输入氯化钙溶液或葡萄糖酸钙。⑥必要时行透析治疗。

第四节　肾脏疾病主要检查治疗与护理

一、血液透析

血液透析疗法是利用半透膜原理,将患者血液及透析液同时引入透析器在透析膜两侧呈反方向流动,借助膜两侧的溶质梯度、渗透梯度和水压梯度,通过扩散、对流、吸附清除毒物及代谢产物,通过超滤和渗透,清除体内潴留的水分,并补充需要的物质,以纠正电解质紊乱和酸碱平衡失调。血液透析疗法替代了正常肾脏的部分排泄功能,但不能替代正常肾脏的内分泌功能,故并非完全性替代治疗,但可延长患者的生命,是急、慢性肾衰竭最有效的治疗措施之一。也适用于急性药物或毒物中毒。

对严重感染、严重出血或出血倾向、严重低血压或休克、严重心功能不全、严重高血压、大手术后 3 日内及躁狂精神病患者禁用。

血液透析患者的护理如下:

1. 一般护理

(1)血液透析是肾衰竭的替代疗法之一。尽管透析可维持患者的生命,但持续长期的透析治疗不仅需要医师和护士的治疗及护理。更主要的是要取得患者及其家属的配合。

(2)血透患者的饮食应给予低盐、低钾、丰富维生素、适量蛋白质和高热量的食物。蛋白质每日每千克体重 1 g 左右,其中优质蛋白质要占 50%,热量每千克体重 146.3 kJ,才能满足机体活动和治疗的需要。蔬菜、水果应有一定限量,避免摄入过多的钾,如橘子、香蕉、鲜蘑等,应适当补充维生素 B_1、维生素 B_6 和叶酸等。

(3)应正确指导患者将饮食、透析方案及用药形成一个相关的整体。当饮食变动时,透析方案也应做相应的变动。尽管患者频繁透析,仍需要限制液体的入量。在两次透析之间要保证患者有适当的液体摄入而又不至于过度增加液体负荷而发生充血性心力衰竭。

2. 血管通路的护理

（1）中心静脉插管或外瘘管，要保持清洁、干燥，每日换药，防止脱管、局部感染及导管阻塞。如有脓性分泌物或局部红肿，应及时处理。

（2）如果是外瘘管，要防止外瘘管扭曲、受压、脱开，注意瘘管处有无渗血或出血。平时应经常观察硅胶管的颜色，如发现颜色暗红、温度降低、波动减弱或消失，甚至血液分层，则提示外瘘管阻塞，应及时处理。同时，还应经常检查硅胶管和连接部的松紧情况。不合作的患者以夹板固定，防止因接管脱落而引起大出血。有渗血时应及时更换敷料。如遇管子脱落，可用无菌止血钳夹住滑出端或扎上止血带并加压包扎，及时请外科处理。

（3）对于局部造瘘的肢体要注意保护，不要提重物，衣着勿过紧，不要在肢体上测血压、输液等，防止瘘管阻塞。

3. 并发症的观察及护理

（1）失衡综合征是血液透析的并发症之一。常发生在透析过程中或数小时后，患者有头痛、恶心、呕吐、烦躁不安、视物模糊、血压升高、肌肉痉挛，严重时惊厥，甚至昏迷。发病机制与血中毒素迅速下降而脑脊液中毒素下降缓慢，以致脑脊液的渗透压大于血液渗透压，水分由血液进入脑脊液而形成脑水肿有关。轻者不必处理，重者可给予高张葡萄糖、镇静剂及对症处理。为防止透析失衡的发生，对于接受透析的新患者，一般采取诱导透析，即开始透析时从血流量 150 mL/min、时间 2 h 逐渐增加。

（2）血透过程中应密切观察患者血压及心律的变化，出现高血压、低血压、心律失常及四肢痉挛等其他并发症时，应及时对症处理。

二、腹膜透析

腹膜透析是将配好的透析液灌入腹腔，利用腹膜的弥散和过滤作用，将体内蓄积的代谢废物排出体外及维持水、电解质和酸碱平衡的疗法。

腹膜透析适用于急慢性肾衰竭、急性药物或毒物中毒患者。对并发出血倾向、严重心力衰竭及老年人心功能不全等血透禁忌证者尤为适用。

对近期腹部大手术有腹腔引流、高度肠梗阻或结肠造瘘、肠瘘、膈疝、局部性腹膜炎及广泛腹膜粘连、腹腔内有弥漫性恶性肿瘤或病变性质不清、严重肺部病变伴呼吸困难及妊娠妇女禁用。

腹膜透析患者的护理如下：

1. 一般护理

（1）患者住单间，房间要每日消毒，并注意通风换气。做好保护性隔离，以防交叉感染。

（2）给予高蛋白、高热量饮食，对水肿和高血压患者应限制水和钠的摄入。

（3）加强口腔和皮肤护理，防止感染。

（4）配制透析液及操作必须严格执行无菌技术。

2. 并发症的观察和护理

（1）透析过程中应密切观察透出液的颜色和澄清度，并做好记录。定期送常规检查，并进行细菌培养及药物敏感试验。

（2）观察患者体温的变化，腹部有无压痛，如已有感染，应增加透析组数，缩短保留时间，加大腹透液肝素用量及抗生素用量，出现全身症状时要全身应用抗生素。

（3）如出现腹膜透析管引流不畅，应积极寻找原因并做相应处理。还应嘱患者变换体位，做腹部按摩，以增加肠蠕动。为防止堵管，可于每日透析结束前以 1 250~2 500 U 肝素加生理盐水 20 mL 注入腹膜透析管内，然后以无菌纱布包扎。

（4）腹痛是腹膜透析常见的并发症，主要与腹膜透析液灌注或排出过快、透析管位置不当、高渗透析液、温度过低、pH 值小于 5.5 及腹膜炎有关。应尽量去除病因，可在透析液中加入 2% 普鲁卡因或利多卡因 3~5 mL，无效时可减少透析组数或缩短留置时间。

3. 腹膜透析管的护理　每日透析前，需将导管及其皮肤出口处消毒，盖以无菌敷料，并保持清洁干燥，如有潮湿应立即更换。同时，应仔细观察透析管出口处有无渗血、渗液及红肿等，发现问题应及时做出相应的处理。

三、持续动静脉血液滤过

持续动静脉血液滤过是血液滤过的一种新方法，常用于急性肾衰竭及多脏器功能衰竭的治疗。

持续动静脉血液滤过患者的护理如下：

1. 病室要清洁，操作者应戴好口罩、帽子，严格无菌操作。

2. 根据患者病情选择普通肝素或小分子肝素用于抗凝。

3. 如患者用中心静脉插管，应准备好血泵，以维持有效的循环。同时应加强局部伤口及插管的护理，保持通畅，防止感染和脱落。

4. 在血滤过程中，除生理盐水和乳酸钠林格注射液以外，静脉输液，尤其是输血、输入高糖及脂肪乳等，尽量另选静脉通路，以防止血滤器阻塞，影响血液滤过效果。

5. 血滤过程中，要及时准确记录液体的出入量，并仔细观察血滤器的温度、颜色和滤出量。如滤器或管路颜色暗红、温度偏低，甚至血液分层，滤出液量明显减少，提示管路及血滤器部分或全部阻塞，应用无菌生理盐水冲洗，必要时更换管路或血滤器。

6. 患者病情危重，应注意观察患者血压及心律的变化，同时应加强护理。

四、肾脏穿刺术

经皮肾活检是肾脏疾病的常规检查。随着肾穿技术不断改进及免疫荧光和电子显微镜在肾脏病理研究中的广泛应用，肾活检已成为诊断弥漫性肾脏疾病的重要方法，对于确定诊断、决定治疗方案和估计预后有重要的价值。

肾穿刺患者的护理如下：

1. 术前准备

（1）准备物品有静脉输液用物品 1 份、无菌手套、注射器、无菌敷料、无菌持物钳、1 kg 重沙袋、腹带、肾穿刺针、甲紫溶液、70% 酒精、急救药品和患者的 X 线腹平片等。

（2）向患者及其家属说明肾活检的必要性和安全性及可能出现的并发症。解除患者的恐惧心理，以取得患者的配合。

（3）术前清洁肾区皮肤。

（4）反复进行吸气、呼气、屏气及床上排尿等的训练。

（5）拍 X 线腹平片及行 B 型超声检查，了解肾脏的大小、位置、距体表深度，排除禁忌症。

（6）查血常规、血型、出凝血时间、凝血酶原时间和活动度。备血 200~400 mL。

（7）术前 1 日肌内注射维生素 K 及青霉素，必要时可给予镇静剂。

（8）拟在 X 线引导下活检者，术前 1 日做碘过敏试验。

（9）术前排空膀胱。

2. 术后护理

（1）患者肾活检后，局部伤口按压数分钟，以沙袋及腹带加压包扎。

（2）每 30 min 测血压 1 次，4 h 后血压平稳可停止测量。若患者血压波动大或偏低，应测至平稳，并配合医师给予对症处理。

（3）患者卧床 24 h 后，若病情平稳，无肉眼血尿，可下地活动；若出现肉眼血尿，应延长卧床时间至肉眼血尿消失或明显减轻，必要时静脉输入止血药或输血。

（4）术后嘱患者多饮水，以尽快排出造影剂和少量凝血块，同时，留取尿标本 3 次送常规检查。

（5）卧床期间嘱患者安静休息，减少躯体的移动，避免引起伤口出血，同时，应仔细观察患者伤口有无渗血，并加强生活护理。

（6）术后 24 h 留取尿培养，行 B 超检查，了解肾周围血肿及吸收情况，发现感染和出血应及时处理。

（7）应密切观察患者生命体征的变化，询问有无不适，发现异常应及时处理。

（8）肾活检的并发症有血尿、肾周围血肿、腰痛及腰部不适、腹痛、腹胀及发热。在护理患者的同时要及时进行病情观察，配合医师做好对症处理。

第六章　内分泌系统疾病护理技术

第一节　胰岛素瘤

一、疾病概述

胰岛素瘤又称胰岛 B 细胞瘤，大多数为胰岛 B 细胞腺瘤，少数为胰岛 B 细胞增生。胰岛素瘤分泌过多的胰岛素而导致低血糖综合征。

胰岛素瘤的临床表现主要是低血糖反应，如心慌、多汗、手颤、饥饿感、精神异常、嗜睡、意识障碍，甚至昏迷。低血糖多次发作可以造成不可逆的脑组织损害，出现智力减退、痴呆等。

治疗原则：纠正低血糖和手术切除腺瘤。

二、护理技术

胰岛素瘤患者的护理如下：

1. 预防低血糖的方法是了解引起患者低血糖发作的诱因、时间和症状，做好交接班。在发作前提醒患者加餐。经常巡视患者有无低血糖反应，做到及时发现、及时处理。指导患者及其家属了解低血糖症状，及早加餐，减少低血糖发作次数。嘱患者随时备好食物或糖果，以备低血糖发作时食用。

2. 对低血糖发作时有精神症状的患者，应保证患者安全，避免发生意外。

3. 做饥饿试验时向患者解释清楚，让患者主动配合，自觉禁食，以顺利完成试验。

第二节　甲状腺功能减退症

一、疾病概述

甲状腺功能减退症是由于甲状腺激素缺乏，机体代谢及各系统功能下降引起的临床综合征。缺碘、甲状腺发育不良、甲状腺激素合成或转运缺陷是引起新生儿、儿童原发性甲状腺功能减退症的主要原因。成年人原发性甲状腺功能减退症主要是由于甲状腺切除术后和 ^{131}I 治疗后导致甲状腺激素缺乏。

甲状腺功能减退症的临床表现为表情呆滞、反应迟钝、颜面水肿、眉毛外 1/3 稀疏、唇厚、舌大、皮肤干燥脱屑、体温偏低、怕冷、汗少、厌食、便秘、体重增加、心率慢、性欲减退、月经失调或闭经。严重者可由于黏蛋白和黏多糖浸润皮肤，产生特征性非凹陷性水肿，称为黏液性水肿。

治疗原则：以甲状腺激素替代治疗主。常用制剂有甲状腺片和左甲状腺素。

二、护理技术

甲状腺功能减退症患者的护理如下：

1. 一般护理

（1）饮食护理：选择高热量、高蛋白、易消化的低盐、低脂饮食。

（2）重症患者应卧床休息，加强生活护理。有嗜睡或精神症状时，应注意患者安全，避免发生意外。

2. 症状护理

（1）对体温偏低、代谢率低的患者，应采取保暖措施，如加盖棉被、置热水袋等。

（2）患者常有便秘，可适当服用缓泻剂，并多吃新鲜蔬菜和水果。适当活动，增加肠蠕动，以保持排便通畅。

（3）患者皮肤干燥粗糙，应注意加强皮肤护理，每日用温水擦洗全身，可涂润滑剂。

（4）每周测量体重 1 次，每日记录出入量，观察有无水肿减轻、体重下降。

3. 注意事项 遵医嘱按时服药，并观察疗效及药物的不良反应。如患者出现心动过速或心前区不适，应立即报告医师处理。

第三节 内分泌系统常用功能试验及护理

一、葡萄糖耐量试验

1. 原理 正常人在胰岛功能良好的情况下，摄入葡萄糖后血糖升高，刺激胰岛 B

细胞分泌胰岛素，后者可使血糖下降。因此，利用此试验可间接反映胰岛 B 细胞的功能状态。葡萄糖耐量试验用于疑有糖耐量低或糖尿病者。已确诊为糖尿病者不宜进行此试验。

2. 方法

（1）试验前 8~14 h 禁食，可饮水。

（2）试验日清晨，抽血测空腹血糖，然后在 5 min 内口服溶于 300 mL 水中的葡萄糖粉 75 g。

（3）服糖后 30 min、1 h、2 h、3 h，分别抽血测血糖。

3. 结果判断　若服糖后 2 h 血糖 ≥ 11 mmol/L 及 0~2 h 之内任何一个数值 ≥ 11 mmol/L 即可诊断为糖尿病。空腹血糖小于 8 mmol/L、服糖后 2 h 血糖在 8~11 mmol/L 者为糖耐量低减。

4. 护理

（1）试验前 3 日，受试者每日应进食 250 g 以上的糖类，停用可能影响血糖的激素、避孕药及利尿药等化学药物。

（2）试验过程中禁止患者吸烟及剧烈活动。

（3）抽血标本后应立即送检，以免影响血糖结果。

二、地塞米松抑制试验

1. 原理和方法地塞米松抑制试验包括以下三种：

（1）皮质醇节律测定及过夜地塞米松抑制试验：正常人皮质醇分泌是有节律的，清晨是分泌最高峰，夜间分泌最低。用此方法观察皮质醇节律变化及有无皮质醇增多。

方法是对照日查 8：00 时及第 2 日查 0：00 时血皮质醇，零时取血后服地塞米松 1.5 mg，8：00 时再查血皮质醇。

结果判断：正常人或单纯肥胖者皮质醇节律正常，服地塞米松后，血皮质醇浓度 ≤ 110 nmol/L 或较服药前下降 ≥ 70%。皮质醇增多症患者皮质醇节律消失，服地塞米松后皮质醇总量 > 110 nmol/L 或较服药前同时间下降 < 70%。

（2）小剂量地塞米松抑制试验：在正常情况下，垂体分泌促肾上腺皮质激素的量受体液中皮质醇浓度调节。口服地塞米松对垂体促肾上腺皮质激素的分泌有直接抑制作用，但对血内皮质醇测定影响不大。因为 24 h 尿游离皮质醇不受外界因素影响，通过此试验可以得到比较准确的皮质醇指标，用以诊断单纯性肥胖及有无皮质醇增多。

方法是对照日留 24 h 尿，查游离皮质醇后服地塞米松 0.5 mg，每 6 h 一次，共服 2 日。服药第 2 日再留 24 h 尿，查游离皮质醇。

结果判断：正常人或单纯性肥胖者服药第 2 日 24 h 尿游离皮质醇浓度 < 552 nmol/L。皮质醇增多症患者服药后第 2 日 24 h 尿游离皮质醇浓度 ≥ 552 nmol/L。

（3）大剂量地塞米松抑制试验：口服地塞米松后观察 24 h 尿游离皮质醇的改变，以反映垂体分泌促肾上腺皮质激素的功能及肾上腺皮质功能亢进是否依赖于垂体功能，并鉴别皮质醇增多症病因。

方法同小剂量地塞米松抑制试验，但地塞米松量增大为 2 mg，每 6 h 一次，共服 2 日。

结果判断：肾上腺皮质增生患者服药第 2 日 24 h 尿游离皮质醇较对照日下降幅度超过 50%。肾上腺皮质腺瘤患者服药第 2 日 24 h 尿游离皮质醇较对照日下降 ≤ 50%。

2. 护理

（1）试验前向患者解释清楚注意事项及试验过程，以取得患者的合作。

（2）严格掌握服药时间及药物剂量。

（3）准确留取尿标本，留 24 h 尿时应在尿盆内加入少量防腐剂——麝香草酚，以抑制皮质醇分解。

（4）血皮质醇是应激激素，抽血时应减少对患者的刺激，做到一针见血。睡眠欠佳、过度兴奋、发热、创伤、出血、手术、暴怒及精神紧张等应激情况均可影响皮质醇水平，若有以上情况应延迟试验。

三、酚妥拉明试验

1. 原理　酚妥拉明是 α - 肾上腺素能受体阻滞剂，可阻止儿茶酚胺对 α - 受体的效应，减少血管阻力而使血压下降。给予此药后观察血压变化，可作为诊断嗜铬细胞瘤的方法之一。

2. 方法

（1）嗜铬细胞瘤发作时血压 > 22.67/14.67 kPa，即可做试验。

（2）连续多次测血压无波动后，于输生理盐水的静脉输液管中快速注入酚妥拉明 5 mg。

（3）注射酚妥拉明后，前 3 min 内每 30 s 测量血压 1 次，以后每分钟测量 1 次，连续观察 10~20 min。

3. 结果判断

（1）静脉注射酚妥拉明 2~3 min 后，血压迅速下降（＞4.7/3.3 kPa），持续 3~5 min，为试验阳性，则高度提示嗜铬细胞瘤的诊断。

（2）静脉注射酚妥拉明后，血压未见降低或降低（＜4.7/3.3 kPa），多见于其他类型高血压。

4. 护理

（1）试验时选择大静脉滴注生理盐水，以保证酚妥拉明迅速进入体循环发生作用。

（2）试验过程中应固定测血压部位，以免造成结果判断的困难。

（3）注射酚妥拉明后，可使心率增快，应注意观察并记录心率。为防止用药后患者因血压降得过低发生意外，要准备好去甲肾上腺素及氢化可的松，一旦发生低血压性休克，立即实施抢救。

（4）试验前停用降压药、镇静药、麻醉镇痛药，以防止出现假阳性结果。

四、限水试验

1. 原理　中枢性尿崩症患者缺乏垂体后叶激素，虽然限制饮水，但由于没有抗利尿激素作用，远端肾小管不能很好地回吸收肾小球滤液的水分，因此尿量并不减少。若持续大量排尿，而未饮水，可发生脱水现象，血液浓缩，体重下降。利用此试验可鉴别中枢完全性尿崩症、中枢部分性尿崩症及肾性尿崩症。

2. 方法　试验前一般主动限水 8~12 h，如病情重者可从凌晨 4：00 开始限水。试验日 8：00 时排空膀胱，测体重。自 8：00 时起，每 1 h 收集尿液 1 次，分别测尿量、尿比重及尿渗透压，同时测体重。如两次尿渗透压稳定，两次尿渗透压差＜30 mmol/L 时，抽血查血渗透压，并肌内注射垂体后叶素 5 U，继续每小时收集尿液 1 次，共 2 次，测尿量、尿比重及尿渗透压。

3. 结果判断尿崩症患者限饮水后尿量不减少，尿渗透压及尿比重无明显升高。中枢完全性尿崩症患者尿渗透压在 70~280 mmol/L，注射垂体后叶素后，尿渗透压增加 50%。中枢部分性尿崩症患者尿渗透压在 250~700 mmol/L，注射垂体后叶素后，尿渗透压增加 9%。肾性尿崩症患者对垂体后叶素无反应。

4.护理

（1）试验过程中密切注意患者精神状态、血压及体重。如患者体重下降过快，出现烦躁、血压下降等情况，应立即终止试验，协助医师及时纠正脱水。

（2）准确留取尿标本。

（3）垂体后叶素有一定的不良反应，冠心病、高血压等老年患者应慎用或禁用。

第七章　风湿性疾病护理技术

第一节　类风湿性关节炎

一、疾病概述

类风湿性关节炎是一种以小关节炎为主要特征的慢性全身性免疫疾病。迄今病因尚未完全明了，一般认为与某些遗传基因、雌激素、环境因素及自身免疫反应有关。滑膜炎是基本的病理改变。晚期可有关节破坏及畸形，少数患者有不同程度的残疾。

临床表现为关节受累，多以小关节为主，呈对称性梭状肿胀，有疼痛、局部发热、运动受限及晨僵。早期呈游走性，逐渐固定。晚期可致关节畸形，如掌指关节的半脱位，手指尺侧偏斜，骨性强直或屈位固定。全身症状可有发热、乏力、食欲缺乏及贫血等。病情活动期，类风湿因子效价较高时，还可出现淋巴结肿大、脾大、结节性红斑、心包炎、胸膜炎、肺纤维化及血管炎引起的脑血管意外、肢体溃破坏死等症状。

治疗原则：初发的类风湿性关节炎先给予非甾体抗炎药治疗。同时应用改善病情的药物，如金制剂、青霉胺或雷公藤等。治疗效果不佳时，可应用环磷酰胺等免疫抑制剂或糖皮质激素治疗。糖皮质激素用量宜小，疗程宜短。

二、护理技术

类风湿性关节炎患者的护理如下：

类风湿性关节炎是慢性、全身性疾病，病程长、易反复。有关节疼痛、运动障碍及畸形，给患者造成很大的痛苦。护士应耐心做好患者的心理护理，帮助患者认识疾病，掌握自我护理方法，恰到好处地运用休息、锻炼、理疗和药物等多方面的治疗、护理手段，为患者减轻痛苦，促进关节病的恢复，保持关节功能。

1.病情活动期的护理要点　卧床休息，注意体位、姿势。可采用短时间制动法，如石膏托、支架等，使关节休息，减轻炎症。

进行主动或主动加被动的最大耐受范围内的伸展运动，每日1~2次，以防止关节失用。活动前关节局部可进行热敷或理疗，缓解肌肉痉挛，增强伸展能力。

有晨僵症状的患者应在服镇痛药后出现疲劳或关节僵硬前进行活动。

2.病情稳定期的护理要点　此时期患者血液中类风湿因子的效价有所下降，免疫复合物测定趋于正常，关节及全身症状好转。因此，应以动静结合为原则，加强治疗性锻炼。基本动作为关节的伸展与屈曲运动，每日进行2~3次。活动前局部应行热敷或理疗。活动程度以患者能够忍受为标准，如活动后不适感觉持续2 h以上者，应减少活动量。指导患者逐渐锻炼生活自理能力，鼓励患者参加日常活动。

3.卧床患者的护理　加强皮肤护理，按摩受压部位，定时翻身，保持床单平整、清洁，防止发生压疮。加强口腔护理，防止口腔黏膜感染及溃疡的发生。加强胸廓及肺部的被动活动，如深呼吸、咳嗽、翻身、拍背等，以防止呼吸道及肺部感染。

4.用药护理

（1）应用非甾体抗炎药，应饭后服用或应用肠溶片剂，以防止胃肠道反应。服药期间应定期检查血白细胞计数计数，若白细胞计数低于4×10^9/L，应酌情暂时停药。服用布洛芬应定期检查视力，出现视力减退，应立即停用，防止中毒性失明。

（2）应用青霉胺时，应注意观察有无变态反应，如有发生，在抗过敏无效的情况下，应停药。同时，应定期检查尿常规，警惕肾脏损害，出现尿蛋白阳性需停药。

（3）应用免疫抑制剂及糖皮质激素的护理要点，详见本章第三节系统性红斑狼疮。

第二节　强直性脊柱炎

一、疾病概述

强直性脊柱炎是慢性进行性炎性疾病，其特点是椎间关节出现类似类风湿性关节炎的改变，以及椎间盘纤维环和纤维环附近结缔组织的骨化。病因迄今不明。近年研究提示，可能与某些细菌，如克雷伯杆菌感染或遗传因素等有关。

临床表现为起病迟缓、早期有间歇性或持续性腰背疼痛，伴有晨僵，活动后减轻，臀部骶髂关节区可有不适、疼痛及压痛。病变沿脊柱渐向颈椎发展，表现为疼痛、僵硬及驼背，易并发肺部感染、呼吸困难及胸痛等，外周关节，如髋、膝、肩关节也可受累，还可有足跟、足掌痛及大腿痛。此外，还可表现有眼葡萄膜炎、主动脉炎、肺纤维化及神经系统等症状。

治疗原则：采用非甾体抗炎药对症治疗，以减轻关节疼痛。应用柳氮磺吡啶，可达到抑制免疫反应及抗炎的目的。并发眼葡萄膜炎时，可用肾上腺糖皮质激素液滴眼。

二、护理技术

强直性脊柱炎患者的护理如下：

强直性脊椎炎治疗护理的目的是力争延缓病程，减少畸形的发生。

1. 心理护理 本病是隐袭性慢性进行性的关节病。教育患者认识本病，了解防治方法，按要求进行治疗与锻炼，掌握自我护理的方法。这对于减少关节功能障碍、延缓病程直至参加正常的工作和学习尤为重要。

2. 活动基本原则 早期进行适当活动，可减少脊柱及关节畸形的程度。每日进行脊柱及髋关节的屈曲与伸展锻炼 2 次，每次活动量以不引起髋关节症状加重为限。活动前应先按摩松解椎旁肌肉，可减轻疼痛，防止肌肉损伤。同时，水疗、超短波等物理治疗方法，可起到解除肌肉痉挛、改善血液循环及消炎止痛的作用。

3. 延缓畸形的护理 睡低枕和硬板床以减少颈椎前弯。平时注意减少脊椎的负重，避免长期弯腰活动。过于肥胖的患者，应减轻体重，从而减轻关节的负担。

4. 预防感染 由于胸廓受累，易发生肺部感染，应鼓励患者每日进行扩胸运动及深呼吸。对生活不能自理患者，给予翻身拍背，鼓励咳嗽。同时，注意补充营养，增强机体抵抗力。

并发眼葡萄膜炎时，定时冲洗眼滞留的分泌物，保持结膜囊清洁，眼部不宜遮盖，以免发生感染。

5. 用药护理 应用柳氮磺吡啶期间，应定期检查血象，对粒细胞降低者，应采取保护性隔离措施。同时，定期检查肝肾功能，加强对肝肾功能的保护。

应用非甾体抗炎药期间的护理要点，详见本节类风湿性关节炎有关内容。

第三节　系统性红斑狼疮

一、疾病概述

系统性红斑狼疮是一种多脏器受累的慢性自身免疫性疾病。病因迄今不明，可能是由于遗传、感染、内分泌、外界环境和物理、化学等多种因素，导致机体免疫功能紊乱，产生多种自身抗体，造成机体损伤和功能障碍。

系统性红斑狼疮的临床主要表现为发热、倦怠、乏力、周身不适、关节疼痛、脱发、食欲减退、体重下降等症状。部分患者可出现关节肿胀、晨僵、肌痛，严重者可有肌炎表现。约80%的患者在耳轮、前额、口唇、头皮、手背及颈部等暴露部位有皮肤损害，出现水肿性红斑、斑丘疹、紫斑、溃疡及糜烂。亦可见到盘状红斑。

患者可并发程度不同的肾损害，表现为蛋白尿、镜下血尿、管型尿，最终发生肾衰竭。约20%的患者可并发表现不同的神经、精神系统损害，临床上称其为红斑狼疮脑病，如癫痫发作、精神障碍、偏瘫、脑神经或周围神经炎、蛛网膜下腔出血等。亦可并发心脏的损害、肺损害、骨髓造血系统损害。少数患者还可累及角膜或视网膜。

糖皮质激素是目前研究治疗系统性红斑狼疮的主要药物，必要时可加用环磷酰胺、甲氨蝶呤等免疫抑制剂；病情严重时，可采用大剂量的冲击治疗。

二、护理技术

系统性红斑狼疮患者的护理如下：

1. 一般护理　注意消除患者紧张、消极情绪，争取其配合治疗。活动期患者应卧床休息，病情稳定者可适当参加家务劳动、文娱生活及各种社会活动。按医嘱坚持治疗，避免受凉、感染、过劳及日光暴晒等诱发因素，争取长期缓解的效果。育龄青年，注意择期妊娠，避免病情加重，不宜使用口服避孕药。

2. 皮肤护理　对面部及肢端红斑，可采用30℃温水湿敷并按摩，以促进局部血液循环，减轻症状。经常清洗，保持清洁，有利于脱屑。但忌用碱性肥皂、油膏及化妆品。

对皮损患者，可根据皮损情况，给予清创换药，如有感染可应用适当抗生素抗感染，促进愈合。

约40%患者对光过敏，暴露于紫外线后可发生皮疹，引起症状复发。光过敏皮疹是病情活动的指标之一。因此，对光过敏患者，应安排在没有阳光直射的病室内。告诫患者外出可使用阳伞、戴宽边帽、防光眼镜及穿长袖衣裤等，避免阳光对皮肤损害，必要时可涂防晒膏。

3.红斑狼疮脑病患者的护理要点

（1）对于有精神障碍的患者，应加强安全措施，专人看护，防止意外发生。

（2）严密观察血压、意识、瞳孔、呼吸及肢体活动等情况。同时，要观察脑脊液、血象及血液电解质的检验指标，掌握病情的变化，有针对性地进行护理。

（3）对有呼吸困难者，给予吸氧，必要时备好气管插管、呼吸器及气管切开术抢救物品。

（4）对偏瘫、截瘫、昏迷、木僵及多发性神经炎患者，注意做好皮肤护理，每日进行 2~3 次肢体被动活动及按摩，防止肌肉萎缩。对吞咽困难者，给予鼻饲，以保证营养摄入。

4.用药护理　应用糖皮质激素治疗需注意以下几点：

（1）遵医嘱服药，切不可自行增加或减少药物或突然停药，以防病情反复或因药物大量长期应用而引起血糖增高、骨质疏松及感染等并发症的发生。

（2）观察体温变化，加强口腔、皮肤、会阴部护理，防止感染。

（3）注意摄入富含钙的食物，适当补充钙剂及维生素 D，防止骨质疏松。

（4）定期进行大便隐血检查，观察大便颜色及胃肠道症状，必要时口服氢氧化铝凝胶，保护胃黏膜，防止消化道溃疡或出血。

（5）大剂量激素静脉输入时，掌握滴速，即甲泼尼龙 1 g 加入 250 mL 或 500 mL 5% 葡萄糖液中 4 h 输完。防止速度过快而引起心律失常，造成危险。

（6）糖皮质激素能提高中枢神经系统的兴奋性，用后患者可出现欣快、激动和失眠等症状，个别患者可诱发精神失常。因此，应严密观察患者精神及行为有无异常，如出现精神症状，药物需减量。同时需专人看护，加强安全措施，防止意外。

应用环磷酰胺治疗时，应补充足够的液体，以避免膀胱毒性反应及药物引起的抗利尿激素异常分泌，防止出血性膀胱炎。静脉给药时防止静脉外漏药，一旦发生可进行局部封闭，以防组织坏死。

应用氯喹或羟氯喹治疗皮疹等时，需定期检查视力及眼底，以早期发现因药物引起的视网膜退行性病变，防止造成失明。

第四节 骨关节炎

一、疾病概述

骨关节炎又称为增生性关节炎、骨关节病或退行性关节病，是以关节软骨损伤、变性和骨质增生为特点的非炎性疾病。病因迄今不清，可能与长期负重、磨损、不正常的应力，致使软骨细胞受损，释放溶酶体酶，进而使软骨变性有关。亦可能与遗传体质有关。

临床表现为起病缓慢，无全身症状，受累关节酸痛，活动和用力后加重，可有晨僵、关节肿胀、压痛，局部发热，但不红。关节活动时有摩擦者，运动受限。关节周围肌肉常痉挛。最常受累的关节是颈椎、腰椎、髋关节、膝关节、第一跖趾关节、拇指掌指关节、远端及近端指间关节。

应避免关节剧烈活动和过度负重。治疗应用非甾体类抗炎药和物理治疗方法，减轻疼痛。晚期可行手术治疗，如人工关节置换术等。

二、护理技术

骨关节炎患者的护理如下：

1. 疼痛的护理 应用理疗和功能锻炼的方法，改善血液循环，解除肌肉痉挛，缓解疼痛症状，如温水浸浴，有条件也可采用蜡疗、超短波、离子导入，以直流电陈醋导入效果较好。应用支托、牵引的方法，使关节复位，缓解神经根性疼痛。功能锻炼应在理疗之后，而且肌肉痉挛有缓解的情况下进行，在关节活动范围内进行被动或主动运动。

2. 关节局部的护理 关节不宜过度持重及过多运动，可适当使用手杖、支架等用具，保持关节功能。体重超重者为减轻作用于关节的压力，应减肥。颈椎病变可采用颈托、牵引治疗，应低枕睡眠。腰椎病变急性期可采用牵引和应用围腰支架，睡硬板床；慢性期应进行腰背肌及腹肌锻炼。髋关节病变除理疗外，还可使用拐杖、手杖以减轻关节负重；慢性期功能锻炼幅度应适当。膝关节病变可用膝部支架及弹性支架增强关节的稳定性，减轻疼痛。手关节病变晚间应用夹板或弹力纤维牵拉手套，这对晨僵、疼痛有缓解作用。

3. 心理护理 本病症状易反复，患者常忧虑，应针对性地对患者进行心理护理，讲解本病的基本常识、治疗方法及预防措施，以减轻患者的心理负担，并注意在各项护理工作中，关心、指导并鼓励患者，积极进行关节功能训练，提高肌力，增强战胜疾病的信心。

第五节　痛风

一、疾病概述

痛风是由于嘌呤代谢紊乱，导致高尿酸血症进而致使组织损伤的代谢性疾病。病变发生与某些酶代谢异常或遗传缺陷有关，使机体细胞核酸转换增加，尿酸生成增加。另外，某些疾病或因素，使尿酸排泄障碍，亦可致血尿酸增高，发生病变。

临床表现可分为两期：

1.急性期　以第一跖趾及拇指单指关节炎症为多见，常突发于午夜，剧痛、发热、寒战，红细胞沉降率可增快，白细胞计数升高。病程 1~2 日至数周后，可自行缓解，关节局部瘙痒、脱屑、功能恢复。

2.慢性期　发作频繁，多关节受累，关节活动受限，严重者可出现关节畸形、僵硬。部分患者在耳郭软骨、跟腱关节附近的皮下组织及滑膜、鹰嘴滑囊等处可发生痛风石，还可出现尿道和肾结石，甚至影响肾功能。

治疗原则：急性发作可应用秋水仙碱终止发作，一般口服给药 12 h 总量不超过 6 mg，静脉给药总量不超过 4 mg，肾功能不全者酌情减量。

慢性期可应用丙磺舒等药物促进尿酸排泄，也可应用别嘌醇抑制尿酸合成。有肾结石者应用抑制尿酸合成的药物效果较好。

二、护理技术

痛风患者的护理如下：

1.急性发作期护理　发作期需卧床休息，待关节疼痛缓解 3 日后，可恢复活动。发作时，抬高患肢，局部冷敷。发作 24 h 后局部可行热敷或理疗，同时注意保暖，减轻疼痛。

2.慢性期及缓解期护理　对于关节畸形者，应先进行理疗，如热敷、热水浴及按摩等，以促进关节血液循环，减轻肌肉痉挛、僵硬，然后进行功能锻炼。锻炼方式以伸展与屈曲动作为主。避免劳累、寒冷、饥饿、精神紧张、创伤和感染等因素，防止诱发急性发作。对存在高尿酸血症而又无临床症状者，应定期检查，如尿 pH 值低于 6，应服用碱性药物，以碱化尿液，利于尿酸排泄。鼓励患者多饮水，保持每日尿量在 2 000 mL 以上。

3. 饮食护理　选择适宜的饮食对于本病的治疗十分重要。在急性发作期，应选用无嘌呤食物，如脱脂奶、鸡蛋、植物油等，或选用低嘌呤食物如富强粉面包、饼干、稻米饭、牛油、蔬菜、水果等。发作期患者常无食欲，因此应给予足量牛奶、鸡蛋，尽可能多地食用水果和蔬菜。食物应尽量精细，如面包、稻米饭等，全天液体摄入量应在 3 000 mL 以上，两餐之间可饮用碳酸氢钠类液体。

慢性期或缓解期应选择低嘌呤饮食，每周应有 2 日为无嘌呤饮食。饮食中注意补充维生素及铁质，多食用水果及黄绿叶蔬菜，控制体重，每日摄入总热量应低于正常的 10%~15%。因脂肪有阻碍肾排泄尿酸的作用，故应限制脂肪摄入。禁食用辛辣刺激性调味品，禁饮酒。对无症状的高尿酸血症患者，宜食用低嘌呤饮食，多食用偏碱性食物，如水果、蔬菜、矿泉水等，同时也需大量饮水。切忌食用高嘌呤食品，如动物肝、肾、脑、鱼类及禽类等。

4. 用药护理　急性期应用秋水仙碱时，静脉注射速度要慢，一般使用相当于药物 5~10 倍容积的生理盐水稀释，静脉注射时间不少于 5 min。严防药液漏出静脉外，造成皮下组织坏死。

应用促进尿酸排泄的药物或抑制尿酸合成的药物时，应从小剂量开始，逐渐加量，避免促使急性发作。应用此类药物时，须定期检查肝肾功能、血象及粪便隐血等。密切观察有无胃肠道症状、出血倾向和变态反应。准确记录出入量，及时处理药物的不良反应。

本病在治疗期间，尽量避免使用水杨酸类药物和吡嗪酰胺、烟酸、乙胺丁醇、利尿剂等药物，以免引起尿酸增高。必须使用时，应注意监测，及时给予对症处理。

第八章 神经内科疾病护理技术

第一节 脑出血

一、疾病概述

脑出血是指原发于脑实质内的出血。主要发生于高血压和动脉硬化的患者。长期高血压导致小动脉硬化，在一些经常承受高压的部位，可形成微动脉瘤，易破裂出血。动脉粥样硬化，也使动脉管壁变性，动脉周围组织缺血坏死性改变，血压波动时可破裂出血。其他原因还有脑外伤出血、脑内血管畸形或动脉瘤破裂出血、脑瘤出血、血液病并发出血及抗凝药物诱发出血等。

脑出血多发生于55岁以上的老年人，多数患者有高血压史。常在情绪激动或活动用力时突然发病，出现头痛、呕吐、偏瘫及不同程度昏迷等。临床按出血部位分为内囊出血、基底节出血、脑桥出血和小脑出血等。脑CT扫描或磁共振成像检查可明确有无脑出血、出血部位、出血量以及是否入脑室或蛛网膜下腔。

治疗原则：

1.脑出血急性期，治疗目的是止血、降低颅内压力、减轻脑水肿、调整血压至适宜水平、防止再出血及治疗和预防并发症。

2.颅内血肿有外科适应证者，应及时手术清除血肿减压。

3.恢复期，治疗重点是使瘫痪的肢体功能恢复。

二、护理技术

脑出血患者的护理如下：

1.一般护理　脑出血急性期应绝对卧床休息，保持安静，减少不必要的搬动，以防出血加重。大量脑出血昏迷患者，24~48 h内禁食，以防呕吐物反流至气管造成窒息或吸入性肺炎。及时清理呼吸道分泌物，保持通畅，防止脑缺氧。加强口腔护理，防止口腔细菌感染并发症。定时翻身，保持皮肤清洁干燥，预防压疮发生。尿潴留者应置留导尿管定时放尿。置留导尿管时严格无菌操作，防逆行泌尿系感染。便秘者，用缓泻剂或开塞露等协助排便。

2. 控制脑水肿、降低颅内压 患者须卧床，头抬高 15°~30° 以利于静脉回流，使颅内压下降。吸氧可改善脑缺氧，减轻脑水肿。头置冰袋可降低头部温度，增加脑组织对缺氧的耐受力。甘露醇等脱水剂可快速有效降低颅内压。应注意甘露醇快速静脉滴入速度，以保证降颅内压的效果。血压维持在适宜水平，既保证有效的灌注压，又防止由于血压高引起出血。

3. 病情观察 急性期重点动态观察生命体征，包括意识、瞳孔、血压、脉搏、呼吸，每 30 min 测 1 次，平稳后，2~4 h 测 1 次，并认真记录。如意识障碍加重或躁动不安，双瞳孔不等大，对光反应迟钝，脉搏缓慢，血压升高，说明已有脑疝发生，应及时发现，立即进行抢救。

4. 康复指导 脑出血患者多有不同程度的偏瘫或失语等神经功能障碍，恢复期主要帮助患者进行功能训练。应向患者讲明，通过训练，功能可逐步改善，以取得其合作。同时向家属介绍训练方法，以便出院后坚持训练。具体方法：按摩和被动活动瘫痪肢体，以促进血液循环，预防和减轻肌肉挛缩，维持关节及韧带活动力度。按摩痉挛性肢体手法要轻，以降低神经肌肉兴奋性，使痉挛的肌肉放松。弛缓性瘫痪按摩手法应适当加重，以刺激神经活动兴奋性。每次按摩 5~10 min，每日 2 次。肢体被动活动时，要按关节活动的方向和范围做被动运动，一般先活动大关节再活动小关节，幅度从小到大。痉挛性瘫痪肢体活动要缓慢，弛缓性瘫痪肢体勿过度牵拉，以防肌肉和关节损伤。肌力在 II 级以上者，应鼓励自己活动。瘫痪肢体功能训练时，指导患者用意念对患肢发出冲动，使瘫肢的肌肉收缩。反复训练，促进神经传导功能恢复，达到上肢可举起，下肢可站立和行走。为提高生活自理能力，可指导患者用健肢替代患肢的方法，如右侧肢体瘫痪时，可练习用左手吃饭、写字、取物；穿上衣时先穿患肢再穿健肢，脱衣时则相反。训练患者用一只手穿脱鞋、袜、衣裤，使用拐杖及习步车辅助行步等。对失语患者，应进行语言训练，从单字、单词发音，达到讲短句、短语。

第二节　蛛网膜下腔出血

一、疾病概述

蛛网膜下腔出血为多种原因引起的脑表浅动脉破裂，血液进入蛛网膜下腔或脑实质出血破入蛛网膜下腔。先天性脑底动脉瘤和脑表浅部位动脉瘤破裂是原发性蛛网膜下腔出血最常见的原因；高血压动脉硬化、颅脑外伤、颅内肿瘤及血液病等引起脑实质出血破入脑室或蛛网膜下腔，称为继发性蛛网膜下腔出血。

蛛网膜下腔出血的临床表现为起病急，常于用力、情绪激动时发生。突然剧烈头痛、恶心及呕吐，检查时有脑膜刺激征，可出现不同程度的意识障碍和精神症状，部分患者有癫痫发作。严重者昏迷加深，出现去脑强直，脉搏、呼吸变慢，甚至呼吸停止，并发脑疝而死亡。腰椎穿刺血性脑脊液有助于确诊，脑 CT 扫描及磁共振成像检查，可明确蛛网膜下腔出血，并提供继发性蛛网膜下腔出血部位及原因。

治疗目的是阻止继续出血，预防再出血和缓解症状。可用抗纤溶剂止血，对防止再出血有一定作用。有意识障碍、脑水肿、颅内压明显增高和血压过高者应降颅压，降血压，减轻脑水肿。使用钙通道阻滞剂预防和治疗脑血管痉挛，从而缓解脑水肿，降低继发脑梗死的发生率。明确有动脉瘤或并发颅内血肿者应尽早手术。

二、护理技术

蛛网膜下腔出血患者的护理如下：

1. 一般护理　保持患者安静，尽量少搬动，绝对卧床休息，头部抬高 30° 左右，利于自然止血，使破裂的血管得以充分修复。降低颅内压。头置冰袋有一定的止血镇痛作用，增加脑组织对缺氧的耐受力。头痛剧烈和烦躁不安者，用镇静止痛剂。进易消化的半流食，多吃水果、蔬菜，补充足够的营养。给缓泻药，保持排便通畅，避免大便用力引起再出血。

2. 预防再出血的护理　减少各种用力活动，避免引起血压、颅内压的增高的因素。给予特级护理，照顾全部生活。头部转动时应缓慢，不要过早下床活动。病室安静，光线宜暗，减少刺激。保持患者情绪稳定，谢绝探视，不可与患者过多交谈。应向患者说明情绪稳定的重要性，以使其配合。排便用力，会增加腹压致使颅内压升高，引起脑疝发生，应确实避免。多进粗纤维食物。泻药通便无效时，可慎用开塞

露和 "1、2、3" 液灌肠，以保持排便通畅。预防呼吸道感染，因咳嗽和缺氧可使颅内压增高及血压波动而加重病情。对已有呼吸道感染者应积极用抗生素治疗，服止咳药，减轻咳嗽用力。严密观察生命体征，出现剧烈头痛、烦躁不安、呕吐频繁、意识障碍加重、双瞳孔不等大、对光反应迟钝、脉搏慢、血压升高及呼吸减慢等症状，说明有脑疝发生，应立即进行抢救。

3. 健康教育　蛛网膜下腔出血多由动脉瘤或动静脉畸形引起，发病后应尽早做脑血管造影检查。有手术适应证者应积极行手术治疗，去除隐患。动脉瘤破裂易在发病后 2~4 周内再出血，在这期间应尽量避免上述诱因。对于原因不明的蛛网膜下腔出血，病愈后也不宜参加过重体力劳动，注意生活规律，保持情绪稳定，排便通畅。高血压者坚持服降压药。定期门诊复查。

第三节　多发性硬化症

一、疾病概述

多发性硬化症是一种中枢神经系统炎性脱髓鞘病，主要表现为反复发作的脑、脊髓和视神经等多部位损害的症状。本症的病因尚不清楚，多认为是由非特异性感染病毒所致的自身免疫性疾病。

多发性硬化症临床多见于 20~40 岁，女性略多。起病急骤或隐袭。一般存在两个互不相连部位的病损症状。临床表现复杂多样，常见为视力减退、视盘苍白、眼球震颤、眼球运动障碍和复视、构音不全、呛咳、步态不稳、痉挛性肢体瘫痪及排尿排便障碍等。多数患者均有反复发作与缓解，缓解不完全，复发时出现原有症状或加上新的症状和体征。

治疗原则：急性期用糖皮质激素和环磷酰胺等免疫抑制剂治疗，反复发作的患者需长期维持治疗，目前研究尚无法根治。

二、护理技术

多发性硬化症患者的护理如下：

1. 一般护理　双下肢瘫痪的患者，应卧床休息，经治疗好转后可下床活动，鼓励患者生活自理。应进高营养、富含维生素食物，以增强体质。有吞咽困难者，需鼻饲进食。做好口腔护理，防止口腔感染。长期卧床患者，要加强皮肤护理，定时翻身，清洁皮肤，防止压疮发生。便秘时，可进行腹部按摩，促进肠蠕动，用通便药、灌肠等方法协助排便。

2.症状护理　病变部位多，表现症状复杂，应注意观察处理。患者在痛性痉挛性发作时，应保持安静，减少对皮肤的各种刺激，可服用镇痛药减轻症状。如有欣快及情绪不稳，应避免精神刺激，加强对患者保护，防止自伤。有尿潴留时需安置保留导尿管，定时放尿。有尿失禁的患者，应及时更换尿垫，保持清洁干燥。视力下降的患者少看书，以使眼睛得到休息，失明的患者需加强生活护理。患者走路步态不稳，应注意安全，防跌倒摔伤。

3.康复指导　本病特点是反复发作，目前研究尚无根治方法，给患者的工作和生活造成困难，故患者思想负担很重，应加强向患者做有关疾病知识的宣传。在疾病缓解期间可参加正常工作，生活应有规律，注意劳逸结合，避免情绪波动、感染、感冒及妊娠等诱发因素。遵医嘱服药，不可自行停服治疗药物，防止旧病复发。

第四节　急性脊髓炎

一、疾病概述

急性脊髓炎是指各种感染或变态反应所引起的脊髓炎症。大多数病因不明，部分病例可能由病毒感染引起，部分由脱髓鞘疾病所致。

本病好发于青壮年，急性起病。部分患者病前有 1~2 周内发热史。最常见的症状首先为胸段神经根痛或局限性背痛，然后数小时至数日内出现损害水平面以下肌无力或截瘫，感觉缺失及排尿、便障碍。

治疗原则主要是支持疗法和预防并发症，可短程试用激素治疗。

二、护理技术

急性脊髓炎患者的护理如下：

1.一般护理　急性期应卧床休息。患者一般营养状况差，食欲减退，需供给高蛋白、富含维生素及高热量饮食，以增强机体抵抗力。病变水平以下感觉障碍，注意保暖，防止烫伤。

2.病情观察　急性期病情不稳，需严密观察呼吸变化，若出现呼吸困难、心率加快、高热、发绀及吞咽困难等症状，是上升性脊髓炎的表现，应立即给予吸氧，行气管插管或气管切开，使用人工呼吸机辅助呼吸，积极抢救。

3.症状护理　周围神经损伤及长期卧床造成肠蠕动减慢，出现腹胀和便秘，影响食欲，应解除腹胀，减轻痛苦，可进行腹部按摩或肛管排气，多饮水，多吃富含粗纤维的食物，防止便秘。可用泻药、开塞露、肥皂水灌肠等方法协助排便。粪便干结，可戴橡皮手套掏出。有尿潴留时应保留导尿管，定时放尿，应注意预防泌尿系感染。

4.预防并发症

（1）肺部感染：患者长期卧床，抵抗力降低，需注意保暖，避免受凉，预防感冒。由于呼吸肌群功能低下，咳嗽无力，应协助患者翻身拍背，吸痰。痰黏稠不易吸出时，可做雾化吸入，稀释痰液利于排出，痰多且深不能吸出时，应行气管切开。

（2）压疮：患者的脊髓受损水平面以下支配部位感觉障碍，瘫痪卧床，局部受压，血液循环差，皮肤营养障碍，加之尿便失禁刺激皮肤而破溃形成压疮。压疮感染严重者可致败血症而死亡，故应积极预防。应做到患者的床垫软，床单平整，每日清洁皮肤，保持皮肤清洁干燥。每2~3 h翻身1次，翻身时动作要轻稳，不可拖拉患者，以防损伤皮肤。如发现皮肤有变色、破损，应避免再受压直到愈合。同时注意加强营养，增强身体抵抗力。

（3）泌尿系感染：患者排尿障碍，出现尿潴留或尿失禁。尿潴留时需用导尿管排尿。在进行导尿及膀胱冲洗技术操作时，应严格无菌操作。置留导尿管的男患者应每日清洗尿道口，女患者应每日冲洗会阴，保持会阴部清洁，防止逆行感染。尿失禁的患者，需及时更换内裤，使患者清洁舒适，减少感染机会。

5.康复指导

（1）预防肢体畸形：足部放硬枕或直角夹板使足背和小腿成90°防止足下垂，保持功能位。早期对瘫痪肢体做被动活动并给以按摩，每日2~3次，每次10~20 min，Ⅲ级以上肌力可自己运动，运动量逐渐增加，促进肌力恢复，预防肌肉萎缩和关节挛缩。

（2）肢体功能恢复训练：急性期后，尽早进行肢体功能训练，从卧位逐步改为半坐位和坐位，开始由他人扶持，后背有支架，逐渐变为自己坐起，端坐时间延长。能独立坐稳后，患者可以在他人协助下下地站立，开始扶床、桌等站立，以后扶拐靠墙站立、扶双拐站立至最后能独自站立。独自站稳后，再进行行走训练，开始由他人扶或用习步车，先练习迈步，然后逐渐扶拐走。运动量逐渐加大，注意安全，在训练时必须有人保护。

（3）心理护理：患者瘫痪，长期卧床，生活不能自理，排尿排便障碍，工作、学习、生活都受影响，多有悲观失望的情绪，对生活失去信心。医护人员及家人应同情、关心患者，帮助他们树立战胜疾病的信心，鼓励他们根据自己的情况学习一门技能或参加一项工作，仍然可以为社会做出自己的贡献。

第五节　重症肌无力

一、疾病概述

重症肌无力是一种累及骨骼肌神经—肌肉接头处突触后膜乙酰胆碱受体的自身免疫性疾病。表现为局部或全身骨骼肌收缩无力，易疲劳；劳累后加重，休息后减轻。目前，研究认为，本病是一种在特定遗传素质的个体中可能由于病毒或其他非特异性因子感染胸腺后致敏产生抗体，破坏乙酰胆碱而产生肌无力症状。70% 以上患者有胸腺增生，10% ~ 15% 的患者伴发胸腺瘤。

全身骨骼肌均可受累，以眼外肌和肢带肌无力多见，晨轻暮重，应用新斯的明后，肌无力症状明显缓解。感染、分娩、手术及应用神经肌肉接头阻断剂、呼吸抑制剂等，可引起急骤发生的呼吸肌无力，不能维持正常通气功能，称为肌无力危象。

治疗原则：让患者了解疾病性质，避免过度疲劳，注意劳逸结合。主要用抗胆碱酯酶药、免疫抑制剂、血浆交换、丙种球蛋白等进行治疗。胸腺摘除和放疗也有一定的疗效。

二、护理技术

重症肌无力患者的护理如下：

1. 一般护理　病情严重者应卧床休息，轻症患者应避免劳累、受凉、感染、创伤及情绪波动等，因可诱发加重病情。进营养丰富、易消化饮食。咀嚼肌无力、吞咽困难者给予半流食，必要时鼻饲，以增强患者体质。有些患者需在进餐前 30 min 口服抗胆碱酯酶药，以提高咀嚼和吞咽功能。

2.肌无力危象护理

（1）肌无力危象抢救：患者突然出现呼吸困难、躁动不安、心率加快及发绀，提示已发生肌无力危象。应立即吸氧，清理呼吸道分泌物，嘱患者保持安静以减少氧的消耗；尽快行气管插管或气管切开，使用人工呼吸机辅助呼吸。此时，患者因气管切开不能发音讲话，必须关心患者的需求，给以安慰照顾，消除其紧张、恐惧心理。

（2）使用人工呼吸机的护理：应安排特级护理，密切观察患者意识、血压及心率变化。如意识状态好转，发绀消失，血压、心率平稳，表明呼吸机使用恰当。定时进行血气分析，根据血气结果对呼吸机进行调整。注意观察两侧胸廓运动和呼吸音是否对称，如两侧不对称，可能有肺不张发生，应及时通知医师进行处理。翻身移动头部时，防止插管和气管套管脱出。做好气管切开伤口的护理和口腔护理，防止感染发生。要及时清理呼吸道内分泌物，保持呼吸道通畅，保证良好的肺内气体交换。当病情好转，自主呼吸恢复，可改为间断使用呼吸机，呼吸肌力达到正常供氧后方可停用呼吸机。

（3）两种危象的鉴别：配合医师鉴别肌无力危象与胆碱能危象，以便采取正确抢救措施。

3.健康教育　抗胆碱酯酶药物用量不足或突然停药易导致肌无力危象，用药过量可发生胆碱能危象，因此必须指导患者遵医嘱正确用药。有胸腺肿大及胸腺肿瘤者应行手术摘除，防止肌无力发生。要避免感冒、过度劳累、精神刺激等诱发重症肌无力危象因素。禁用神经肌肉传递障碍的药物，如麻醉剂、肌松剂、止痛剂；慎用降低肌肉应激能力的药物，如奎尼丁、利多卡因、链霉素、卡那霉素及庆大霉素等。

第六节　神经科主要检查治疗与护理

一、腰椎穿刺术

腰椎穿刺术为神经系统常用的检查方法之一，用于诊断和治疗两方面。诊断性穿刺可测定脑脊液压力，进行动力学检查，还可进行脑脊液常规、生化、细胞学、免疫学和细菌学方面的检查。在蛛网膜下腔注入造影剂，如碘油、碘水，观察椎管有无阻塞和占位病变。治疗性穿刺可引流血性、炎性脑脊液，注入麻醉剂和抗生素等药物进行有关疾病的治疗。

腰椎穿刺部位的皮肤软组织或脊柱有感染、颅底骨折有脑脊液漏、颅内压过高，尤其后颅凹肿瘤及病情危重、全身情况差的患者，不宜进行腰椎穿刺检查。

腰椎穿刺术患者的护理如下：

1. 术前准备

（1）向患者解释穿刺的目的、方法和术中配合要点，解除患者顾虑，取得合作。

（2）术前应做好皮肤清洁，洗澡更衣，以防感染发生。

（3）躁动患者术前给予镇静剂。

（4）穿刺前排尿，使精神和身体尽量放松。

（5）备齐用物，如腰椎穿刺包、穿刺针头、测压管、无菌手套、2%普鲁卡因、酒精、碘酒、胶布，必要时备好抢救用药。

2. 术中注意事项　患者取侧卧位，弯腰抱膝，使穿刺部位充分显露，腰椎间隙增大，可使进针顺利，提高穿刺成功率。协助医师进行术野皮肤消毒，铺无菌巾，行局部麻醉。术中注意观察患者反应，如面色、意识、呼吸及脉搏的变化，注意维持正确的体位。颅内压高的患者不宜过多放脑脊液，防止脑疝发生。穿刺完毕，患者去枕平卧，盖被。

3. 术后护理

（1）术后患者去枕平卧4~6 h，多饮水，协助生活护理。

（2）穿刺针头过粗或起床活动过早，会使脑脊液自硬膜穿刺孔处外漏而引起颅内压综合征，表现坐起或站立时头痛加重，平卧位头痛减轻，重者会头晕、恶心、呕吐，应采取静脉输入低渗盐水改善症状。

（3）颅内压增高的患者，穿刺后注意血压、脉搏及呼吸变化，警惕脑疝发生。穿刺时放脑脊液不宜过多，穿刺后须绝对卧床休息。必要时静脉输入甘露醇后再进行腰椎穿刺术。

二、经股动脉插管全脑血管造影术

经股动脉插管全脑血管造影术是一种X线检查法。经股动脉插管至颈总动脉、颈内动脉、椎动脉，注入造影剂，同时连续拍摄头颅X线片，可清晰地显示颅内血管。此种造影术可用于脑部病变的定位和定性诊断，常用于自发性蛛网膜下腔出血和颅内占位性病变的诊断以及颅内病变的介入治疗。

对碘剂过敏或出凝血机制不良者，有严重高血压、动脉硬化、肝肾功能障碍或穿刺部位有病变者不宜施行此手术。

脑血管造影术患者的护理如下：

1. 术前准备

（1）向家属及患者介绍脑血管造影的目的及并发症，以取得合作。

（2）做碘过敏试验，即用造影剂1~2滴点眼，15 min后观察，无结合膜充血为阴性。再用1 mL试验用静脉造影剂注入静脉，15 min后无恶心、呕吐、血压下降等反应为阴性结果。

（3）造影前应检查心、肺、肾功能及血、尿、便常规，出凝血时间及乙肝表面抗原。

（4）右侧腹股沟部位备皮，预防感染并发症。

（5）术前4 h禁食，术前30 min口服抗过敏药和镇静剂，防止呕吐，减少术中不良反应。

（6）备好抢救药品，如呼吸兴奋剂、降低颅内压药等。

2. 术中注意事项　协助患者仰卧在手术台上，暴露右侧腹股沟穿刺部位，配合医师消毒及局部麻醉。在穿刺过程中，观察患者血压、脉搏及呼吸情况，有无变态反应和不适的主诉。术后穿刺部位加压包扎，以防出血，但不宜过紧而影响下肢供血。

3. 术后护理　造影后绝对卧床休息24 h，观察生命体征变化和插管侧肢体皮温、颜色及足背动脉搏动情况。如有缺血表现应立即松开调整加压包扎绷带，24 h后解除包扎。检查穿刺部位有无继发血肿及感染，并做相应处理。注意患者生活护理。

第九章　普通外科疾病护理

第一节　甲状腺功能亢进症

一、疾病概述

甲状腺功能亢进症（简称甲亢）是由于甲状腺素分泌过多引起的内分泌疾病。临床以弥散性甲状腺肿大或结节性甲状腺肿大伴甲状腺功能亢进为多见。如内科治疗效果不佳，可行甲状腺大部切除手术。

二、护理技术

甲状腺功能亢进症手术患者的护理如下：

1. 术前护理

（1）测定基础代谢率：基础代谢率 = 脉率 + 脉压 –111，正常值范围为 ±10%。测定基础代谢率可以了解甲状腺的功能状态，避免患者在基础代谢率高的情况下手术。护士应向患者解释测定基础代谢率的正确方式及重要性，以得到患者的理解和配合。嘱患者在清晨醒后空腹静卧，不要讲话，精神放松，护士为其测量血压及脉搏，以取得正确数值。

（2）术前用药：甲亢患者术前需服用碘剂，以减少甲状腺充血，使腺体缩小变硬，减少术中及术后出血。常用碘剂是复方碘化钾溶液（卢戈液）。一般于术前2周开始服用，每日 3~5 滴，每日 3 次，逐日每次增加 1 滴至每日每次 16 滴后维持此量。患者要严格按正确剂量服用，不可中断或减少次数。为了预防碘剂刺激口腔及胃黏膜，引起呕吐、食欲缺乏等胃肠道反应，可将药物稀释或滴在食物上在进餐时服用。服用中注意有无变态反应。

（3）手术体位训练：为了使患者适应手术需要，顺利通过手术，护士应指导患者进行手术体位训练：患者取仰卧位，用枕头垫高肩背，头后仰伸颈，每日练习 1~2 次，直至可保持此固定体位 2~3 h。

2. 术后护理

（1）体位：术后麻醉清醒后，给予半卧位，以利于呼吸及切口引流。24 h 内限制颈项活动，减少出血。患者改变体位时，应用手扶持头部，以减轻疼痛。

（2）饮食：麻醉作用消失后，可选用冷流食，利于患者吞咽，并防止局部出血。可食用冷果汁、冰淇淋、酸奶等。避免摄入过热食物引起血管扩张。

（3）并发症观察：①出血：多发生于术后 24~48 h。应观察血压、脉搏及伤口渗血情况。有时伤口渗血自颈侧面流出至颈后，常被忽视。如发现患者颈部迅速增大、烦躁及呼吸困难，应立即通知医师，剪开缝线，清除淤血，必要时入手术室止血。②呼吸困难或窒息：多发生于术后 48 h，可由于出血、喉头水肿、气管软化及痰液阻滞等原因引起。应注意患者呼吸状况，床旁准备气管切开包。协助患者排痰，痰多不易咳出时，给予雾化吸入。注意听取患者的主诉，及时发现、处理和预防呼吸道梗阻的发生。③喉返神经损伤：术后患者出现声音嘶哑或失声，可考虑为不同程度的喉返神经损伤。暂时性的手术损伤或一侧损伤均可在术后 3~6 个月逐渐恢复正常。护士要耐心向患者讲解，解除患者的焦虑和心理负担。④喉上神经损伤：患者饮水或进流质食物时发生呛咳、误咽，可考虑为喉上神经损伤。一般可自行恢复，亦可采用理疗等方法促进康复。护士应协助患者坐起进食或用半流食及半固体食物，防止误吸。⑤手足搐搦：多发生于术后 2~3 日，大多由于术中误切或挫伤甲状旁腺引起甲状旁腺功能低下。患者出现口唇、四肢麻木，有针刺感或强直感，手足痉挛。急性发作时，应立即静脉注射 10% 葡萄糖酸钙或氯化钙溶液，并防止将药液漏入皮下引起组织坏死。要定期复查血钙及血磷。⑥甲亢危象：这是甲状腺术后特殊并发症，多发生于术后 12~36 h。主要表现为高热、脉细数、烦躁、谵妄、大汗，常伴呕吐及腹泻，严重者可出现昏迷。如不及时处理，患者常很快死亡。故应密切观察患者意识、体温、脉搏、皮肤及排泄等情况，及时发现问题，采取预防措施。

（4）健康指导：患者拆线后应适度练习颈项活动，防止手术瘢痕收缩。如需服用碘剂，应严格按医嘱要求，定时定量，确保疗效。

第二节 乳腺癌

一、疾病概述

乳腺癌是女性常见恶性肿瘤，多见于 40 岁以上妇女。乳腺癌病因至今尚不十分清楚，目前，研究认为乳腺癌与内分泌、遗传及饮食等因素有关。

乳腺癌的主要临床表现为乳房肿块，乳房外形隆起或凹陷，局部皮肤呈橘皮样变。某些患者有乳头异常溢液及乳房疼痛、腋下淋巴结肿大等症状。

治疗原则：早期乳腺癌患者应手术治疗，晚期患者可行放疗、化疗及激素治疗。

二、护理技术

乳腺癌手术患者的护理如下：

1. 术前护理

（1）心理护理：乳腺是女性重要的性器官，乳腺切除不但对女性形体产生一定的影响，而且使女性心理受到重大打击。护士应加强与患者的交流，了解患者对手术的心理承受力，帮助患者做好充分的思想准备，勇敢地接受现实，树立战胜疾病的信心。

（2）患者乳头有溢液或肿瘤局部破溃者，应及时给予更换敷料，保持局部皮肤清洁。

2. 术后护理

（1）伤口护理：术后伤口使用绷带加压包扎 48~72 h，以防止皮下形成积液、血肿而影响伤口愈合。要随时观察伤口敷料有无渗血、绷带松紧度及加压包扎后患肢远端血运情况。如发现肢端肤色发绀、温度低，应及时放松绷带。

（2）负压引流管护理：伤口负压引流管一般放置 24~48 h。指导患者床上活动时保护引流管，防止扭曲。妥善固定，防止滑脱。随时观察引流情况，发现血块堵塞及时清除，保持引流通畅，避免因创面积液导致皮瓣或所植皮片坏死；使用适当负压吸引力，避免因吸力过大引起伤口出血。

（3）患侧上肢护理：术后 3 日内患侧上肢制动，患侧上肢垫软枕，取抬高外展位。观察肢端血运、温度及有无肿胀。不要在患侧上肢测量血压及静脉输液，防止淋巴及血运障碍。术后 3~5 日，鼓励患者活动患侧上肢，进行功能锻炼。从握拳、屈腕、屈肘开始，逐步增加肩部活动，直到能将患侧上肢高举过头且可以做梳头的动作为止。

（4）健康指导：乳腺癌为浅表肿瘤，易发现。早期治疗效果好。应定期就医检查，并定期做自我检查。以预防为主，增强自我保健意识。乳腺检查应每月 1 次，选在月经后 1 周进行，此时乳房最松弛，容易检查。自我检查步骤如下：

第一步：双手下垂，观察乳房外形，有无隆起、凹陷、橘皮样变，乳头有无回缩、溢液，乳晕有无湿疹。

第二步：两臂高举过头，看乳房外形，有无不规则凹陷或突起。

第三步：仰卧，肩下垫薄枕，一侧手臂高举过头，使同侧乳腺平铺于胸壁，用对侧手沿顺时针方向仔细检查乳房各部位有无肿物。

第四步：手臂放下，触摸腋窝有无肿大的淋巴结。

第三节　胃及十二指肠溃疡

一、疾病概述

胃及十二指肠溃疡是常见的消化道疾病。目前研究认为发病与胃酸分泌过多和精神神经因素有关。临床主要表现为腹上区节律性疼痛、恶心、呕吐及排柏油样便等。当胃及十二指肠溃疡反复发作，渐进性加重，内科治疗效果不佳或发生出血、穿孔及幽门梗阻时，可行胃大部切除手术治疗。

二、护理技术

胃及十二指肠溃疡手术患者的护理如下：

1. 术前护理

（1）饮食：胃及十二指肠溃疡患者往往长期受疾病困扰，体质较差，术前饮食要量少而精，选用高价营养食物，如鱼、蛋、乳、巧克力等，辅以维生素 C 含量高的水果、蔬菜。主食以软饭、面食为主，保持少食多餐，以增强患者机体对手术的耐受力。部分幽门梗阻者可选用少量流食。如并发出血、穿孔、完全幽门梗阻者要禁食。

（2）洗胃：伴有幽门梗阻的患者术前 3 日用生理盐水洗胃，以减轻胃壁水肿及炎症。每日洗胃 1 次，使用生理盐水 200~500 mL，依具体情况而定。注意观察胃液性质。

2. 术后护理

（1）胃肠减压护理：调节适当的负压吸引力，若吸力过小，胃液滞留，加重对伤口的压力；若吸力过大，可引起胃黏膜出血。胃管要固定牢固，严防脱出。定时检查及冲洗胃管。保持胃肠减压通畅，4 h 冲洗 1 次，冲洗量不可超过 10 mL。冲洗胃管时动作要轻柔，不可骤然用力，以免引起吻合口损伤。指导并协助患者排痰，嘱患者不要将分泌物咽下，以免阻塞胃管。观察胃液的颜色、性质及量，并准确记录引流量。由于胃管刺激，患者常感口咽干燥不适，护士应体谅患者，耐心安慰患者，并做好口腔护理。一般术后 3~4 日，患者肠蠕动恢复，可根据情况拔除胃管。

（2）症状观察及护理：①出血：术后 24 h 可从胃管抽出少量暗红或咖啡样胃液，一般不超过 300~600 mL，并逐渐减少。如果胃管内引流出大量鲜红色胃液，患者出现头昏、脉快、呕吐、黑便及血压下降，应考虑为胃内出血。及时通知医师，给予凝血、止血药物。②倾倒综合征：由于胃大部切除后丧失了幽门括约肌，食物失去控制，未经与胃液充分混合、稀释即过快地进入空肠，呈高渗浓度，因渗透作用将大量体液"吸入"肠组织，使循环血量骤然减低，使患者在进食后出现上腹胀痛、心慌、头晕、出汗、呕吐、腹泻，甚至虚脱。应立即帮助患者平卧，数分钟后可缓解。应向患者解释发生这种现象的原因。帮助患者调节饮食种类，多食易消化的蛋白、脂肪类食物，控制糖类的摄入。指导患者取半卧位缓慢进食，进餐时和进餐后不要饮水。多数患者在 6 个月至 1 年内能逐渐自愈。

（3）饮食：术后拔除胃管后，可少量饮水，每次 4~5 汤匙，2 h 左右 1 次。如无不适反应，第 2 日可进半量流汁饮食，如糖水、橘汁，每次 50~80 mL。第 3 日增加至全量，每次 100~150 mL，并避免选用胀气的食物，以蛋汤、菜汤、藕粉等为宜。如果一切正常，第 4 日可食用稀粥等低脂肪半流食；逐渐食用软饭，10~14 日后可食干饭。主食与配菜都应软烂易于消化，每日 5~6 餐，忌食生冷、油炸、刺激性及易胀气的食物。

（4）健康指导：患者出院后，饮食要有规律，掌握好进餐时间。术后 1 个月内应每日 5~6 餐，以后视自身具体情况逐渐减少餐次，适应正常进餐时间。食用易消化饮食，应忌烟酒。同时情绪要保持稳定，生活要有规律。

第四节 胆石症

一、疾病概述

目前，胆石形成的原因尚不明确，某些学者认为可能与代谢失调或胆道感染有关。胆石分为胆囊结石、胆总管结石与肝内胆管结石。胆石症常伴有炎症。临床表现为上腹痛、发热、恶心、呕吐，有时伴有黄疸等症状。根据结石生长的部位不同，可通过不同术式进行治疗。

二、护理技术

胆石症手术患者的护理如下：

1. 术前护理

（1）饮食：患者应选用低脂肪、高蛋白、高糖饮食。因为脂肪饮食可促进胆囊收缩排出消化液，会加剧疼痛。

（2）术前用药：严重的胆石症发作性疼痛可使用镇痛剂及解痉剂缓解，但应避免使用吗啡，因吗啡有收缩胆总管的作用，可加重病情。

（3）病情观察：对于急性胆石症患者应注意观察其体温、脉搏、血压、尿量及腹痛情况，及时发现有无感染性休克征兆。注意患者皮肤有无黄染、粪便颜色变化，以确定有无胆道梗阻。

2. 术后护理

（1）症状观察及护理：定时观察患者生命体征变化，注意有无血压下降、体温升高及尿量减少等全身中毒症状，及时给患者补充液体，保持出入量平衡，保证水及电解质平衡。

（2）T 型管护理：胆总管切开放置 T 型管的目的是引流胆汁，使胆管减压。T 型管护理应注意以下几点：①保持管道在正常位置，固定牢固，防止扭曲及打折。嘱患者采取正确的卧位及床上活动方式，同时注意保护管道，防止因早期脱落引起胆汁性腹膜炎。②保持 T 型管无菌。每日更换引流袋；患者下床活动时引流袋应置于胆囊水平面以下，避免胆汁回流。术后 7 日内不能加压冲洗 T 型管，防止污染的胆汁回流至腹腔。③观察并记录每日胆汁引流量、颜色及性质，并保持引流通畅，防止胆汁淤积引起感染。一般术后胆汁引流量为 200～400 mL，如无胆汁流出，应考虑有无碎石、血块、泥沙样结石淤积，或蛔虫钻入胆管所致。可用注射器抽吸 T 型管，并观察患者有无寒战、发热及腹痛等症状，以及早发现有无胆汁性腹膜炎。

（3）拔管：如果 T 型管引流通畅，胆汁色淡黄、清亮、无沉渣且无腹痛、无发热等症状，术后 10~14 日可夹闭管道。开始每日夹 2~3 h，无不适可逐渐延长时间，直至全日夹管。此过程要观察患者的耐受情况，有无体温增高、腹痛、恶心、呕吐及黄疸等不适。经 T 型管造影后如显示胆道通畅，则于造影后再引流 2~3 日，以及时排出造影剂。因为注射造影剂的压力可使细菌通过肝窦进入血液循环，同时，造影剂的刺激可引起发冷、发热等症状，经过引流观察患者无特殊反应，可拔除 T 型管。

第五节　胰腺癌

一、疾病概述

胰腺癌可发生于胰腺的任何部位，据国内报道，胰头癌约占 70% 以上，胰体尾癌约占 25%，极少数为弥散性全胰癌。目前，病因尚不明确。

胰腺癌的主要临床表现为腹上区疼痛、食欲缺乏、恶心、呕吐、腹胀、进行性黄疸、明显消瘦及腹上区肿物。晚期可出现腹水、恶病质及肝肺转移等表现。

治疗原则：以手术治疗为主，可辅以化学药物治疗。

二、护理技术

胰腺癌手术患者的护理如下：

1. 术前护理

（1）改善营养状况：胰腺癌患者大多伴有明显营养缺乏、贫血、体重下降、血浆蛋白低及低钾血症等，应建议患者食用高热量、高蛋白、高糖类饮食；如进食少或不能进食，可通过鼻饲给予要素饮食或及时为患者静脉滴注新鲜血浆及白蛋白等营养物质，以提高机体耐受力。

（2）皮肤护理：大多数胰头癌患者有不同程度的黄疸，由于胰液胆汁淤滞及胆盐沉积，胆盐进入血液循环，作用于末梢神经，可致皮肤瘙痒。护士应同情患者，劝告患者不要搔抓，避免皮肤破溃引起感染。帮助患者剪短指甲。患者应使用柔软毛巾擦洗身体，保持皮肤清洁，不要使用肥皂等碱性较强的洗涤剂，应适当使用润肤剂。发现患者皮肤破溃或感染时，应及时抗炎处理。如果因瘙痒影响夜间睡眠，可适当服用镇静剂。卧床患者应保持床铺干燥、整洁，预防压疮。

2. 术后护理

（1）症状观察及护理：①出血：由于胰液消化、腐蚀手术区血管或患者凝血机制改变可导致大出血。术后要密切观察患者的生命体征及伤口引流情况，及时发现有无内出血。②胰瘘：胰瘘是胰腺术后常见的并发症。发生胰瘘后，胰液引流量增加，少则每日 50~100 mL，多则可超过 150 mL 以上，因此要保持胰液引流通畅。保护好引流管周围皮肤，经常换药，保持干燥，防止因胰液外渗引起皮肤糜烂。按时遵医嘱给患者输注抑制胰腺分泌的药物，以争取最佳疗效。

（2）引流管的护理：胰头癌术后常放置多根引流管，一般有胃管、空肠造瘘管、胰肠引流管、胆肠引流管、经皮肝穿刺胆道引流（PTCD）管，腹腔引流管及导尿管等。患者能否顺利康复，引流管的护理至关重要。

护士应了解各种引流管的治疗作用，向患者讲解保护引流管的重要性，以取得患者的配合。定时冲洗胃管，如果引流不畅，应调整胃管位置，保证胃肠减压的有效性，避免胃酸通过体液因子刺激胰腺分泌，加重病情。观察引流液颜色、性质及量，及时发现有无出血、感染、胆瘘及胰瘘等并发症。在帮助患者活动及更换床单等护理中，应妥善固定引流管，防止脱落或污染。

为了便于识别，腹部的各种引流管应分别粘贴标记，标明管道名称。

（3）其他：由于各种引流较多，患者体液丢失较多，要保证静脉通路的通畅，及时补充营养物质，维持正常容量，保持水及电解质平衡。

第六节　直肠癌

一、疾病概述

直肠癌病因至今尚不明确，可能与肠内息肉、炎症刺激、饮食习惯及遗传因素有关。

直肠癌的主要临床表现为便血、排便习惯改变、腹痛、腹胀及粪便变形变细，晚期可出现贫血及消瘦等症状。如侵犯膀胱可有排尿不畅，如肝转移则有肝大、腹水及黄疸等症状。

治疗以手术治疗原则为主。

二、护理技术

直肠癌手术患者的护理如下：

1. 术前护理

（1）心理护理：大多数直肠癌根治术后患者腹部带有永久性人工肛门，患者往往对此顾虑重重，情绪低落。护士应关心患者，增加与患者的交流，向患者讲解手术及护理的有关知识，并鼓励病友间相互交流。使患者了解只要护理得当，人工肛门不会影响正常生活，消除患者的思想顾虑，减轻其心理负担，树立信心，配合治疗。

（2）肠道准备：充分的肠道准备非常重要，可以增加手术的成功率和安全度。具体步骤：①术前 3 日服用肠道准备药物——抗生素及泻剂：庆大霉素 8 万 U，每日 3 次，40% 硫酸镁 40 mL，每日 2 次（年老体弱者可口服液状石蜡 50 mL，每日 2 次），以抑制肠道细菌、预防术后感染和保证有效地清洁肠道。应督促患者按时服药。

术前 1 日患者禁食，进行全消化道灌洗或清洁灌肠。全消化道灌洗液是由氯化钾、氯化钠及碳酸氢钠组成的平衡电解质溶液，通过胃管快速注入胃肠道后，刺激肠蠕动，使肠内容物从肛门排出，达到彻底清洁肠道的目的。灌铣液总量为 4 000~10 000 mL，应根据具体情况决定。灌注液温度应保持在 37℃ 左右，每次灌注 1 000 mL。灌洗前应给患者肌内注射甲氧氯普胺 10 mg，防止恶心、呕吐。灌洗过程中要注意患者的反应及耐受情况，当患者感到腹胀又未排便时，要停止灌洗，协助患者走动，按摩腹部；如患者感到心慌、出汗，应立即让患者卧床，饮用糖水或静脉补充液体。

2. 术后护理

（1）伤口护理：观察出血情况。因直肠癌根治术后创面大，出血较多，要注意术后伤口渗出及引流情况，结合定时测量血压及脉搏，及时发现出血迹象。

（2）骶前冲洗护理：术后骶前腔定时用无菌盐水加氟尿嘧啶滴注冲洗。要保持冲洗管及负压引流的通畅，防止血块及坏死组织阻塞管道。观察冲洗液的颜色及性质，准确记录冲洗出入量。

（3）防止伤口感染：要保持床铺衣物整洁，如有污染应及时更换；结肠造瘘口（人工肛门）与伤口之间，用塑料薄膜妥善隔开。根据患者情况，肛门部切口可于手术后 1 周左右用 1∶5 000 高锰酸钾溶液坐浴。

（4）人工肛门护理：人工肛门于手术后 2~3 日开放，要指导患者学会必要的自我护理：①皮肤护理：用清水洗净造口周围皮肤，涂抹适当氧化锌膏，防止皮肤红肿、破溃，保持皮肤的完整性。②人工肛门袋的使用：应准备几个人工肛门袋交替使用，袋内有粪便要及时清理更换，避免感染和臭气。如果是胶皮制品每次用后应洗净煮沸或浸泡于 1‰苯扎氯铵溶液中消毒后待用。亦可使用一次性人工肛门袋。③掌握适当的活动强度：避免增加腹压，引起肠黏膜脱出。④症状观察：人工肛门常见的并发症有瘘口狭窄、造瘘肠端坏死、瘘口肠管缩回及瘘口水肿。要注意观察粪便数量及形态、造口形态、颜色及变化，发现异常及时处理。

（5）导尿管护理：为了防止术中输尿管及膀胱损伤，防止直肠切除后膀胱后倾所致的尿潴留，术前应放置导尿管，术后要保留尿管 5~10 日。其间，应保持会阴部清洁，必要时做膀胱冲洗，预防尿路感染。拔管前，应先夹闭尿管，定时开放，以训练膀胱张力，膀胱功能恢复后，方可拔管。

（6）健康指导：①饮食：出院后进食要有规律。应选用易消化的少渣食物，避免过稀和含粗纤维较多的食物。以豆制品、蛋类、鱼类为好。水果和蔬菜易使粪便变稀及次数增加，可食用菜汤和果汁。②排便：锻炼每日定时排便，逐渐养成有规律的排便习惯。③患者要自我监测，发现人工肛门狭窄或排便困难应及时就诊。

第十章　神经外科疾病护理

第一节　重型颅脑损伤

一、疾病概述

颅脑损伤是因暴力直接或间接作用于头部引起颅骨及脑组织的损伤。根据格拉斯哥昏迷评分法确定，当格拉斯哥昏迷评分 ≤ 8 分时，为重度颅脑损伤。

颅脑损伤临床表现为意识障碍、头痛、恶心、呕吐、癫痫发作、肢体瘫痪、感觉障碍、失语及偏盲等。颅底骨折可出现脑脊液耳漏、鼻漏。脑干损伤时可出现意识障碍、去大脑强直，严重时发生脑疝危及生命。

重型颅脑损伤以紧急抢救、纠正休克、清创、抗感染及手术为主要疗法。

二、护理技术

重型颅脑损伤患者的护理如下：

1.急救护理

（1）症状观察及护理：首先了解患者受伤时间、原因及病情发展过程等。严密观察患者的生命体征及意识、瞳孔、肢体活动情况，特别注意患者有无休克、颅内出血、脑疝、机体其他部位的并发症。迅速建立静脉通路，对脑疝患者立即静脉滴注脱水药；对疑有颅内血肿的患者做好术前准备工作。

（2）保持呼吸道通畅：重型颅脑损伤患者多伴有不同程度的意识障碍，故应采取侧卧位或半卧位，头偏向一侧，以利于呼吸道分泌物排出，防止呕吐物误吸引起窒息。舌后坠阻塞呼吸道时应放置导气管或用舌钳将舌拉出，必要时可行气管切开。

（3）纠正休克：开放性颅脑损伤时引起失血性休克，应使患者保持平卧，注意保暖，补充血容量。

（4）转送患者：当患者休克得到初步纠正，生命体征相对平稳后方可转运。当伴发其他脏器损伤和骨折时，应当初步处理后再转送。转送途中应备好急救物品，并严密监测生命体征、意识、瞳孔、肢体活动及伤口情况，保持呼吸道通畅。

2. 一般护理

（1）卧位：术前术后均应抬高床头 15°~30° 以利静脉回流，减轻脑水肿。有脑脊液耳漏者，以头偏向患侧为宜，以便引流，防止脑脊液逆流造成颅内感染。

（2）预防颅内感染：开放性颅脑损伤应及时清创和常规应用抗生素。有脑脊液漏、鼻漏者，要注意保持耳、鼻孔及口腔的清洁，尽可能避免挖鼻孔、打喷嚏和咳嗽，严禁填塞或用水冲洗耳、鼻以及经鼻吸痰和插胃管，以免引起逆行感染。每日测体温 4 次，密切观察有无颅内感染征象。

（3）高热护理：感染或脑干损伤均可引起高热，应查明原因。体温高时应及时给予降温，保持体温在正常或接近正常范围内。可采用药物及物理降温两种方法。对中枢性高热多以物理降温为主。如酒精擦浴、冰水灌肠、冰水洗胃或冰毯；必要时行低温冬眠疗法。

（4）加强基础护理，防止并发症的发生，对于昏迷的患者要注意保暖，定时拍背排痰，清理呼吸道，预防坠积性肺炎。按时给予翻身，保持床单清洁干燥，每日按摩骨凸部位，做好皮肤护理，防止压疮的发生。躁动患者谨慎使用镇静药，应设专人看护，给予适当约束，防止坠床及意外发生。

（5）冬眠的护理：冬眠疗法是采用冬眠药物和物理降温的方法使机体处于低温状态。广泛脑挫裂伤、脑干及丘脑下部损伤伴有中枢性高热者，采用此疗法，以达到镇静、安眠、降低脑组织新陈代谢、提高脑组织对缺氧的耐受力，以保护受伤脑组织，减低脑水肿。常用药物有冬眠Ⅰ号、Ⅱ号、Ⅳ号合剂。护理时应注意：①遵医嘱选用适当的冬眠合剂，待自主神经受到充分阻滞、机体御寒反应消除、患者进入昏睡状态后，再加用物理降温措施。因为如果没有冬眠药物的保护，36℃以下的体温可使机体产生寒战，从而增加机体耗氧，并消耗热量。降温以肛温 32~34℃为宜，冬眠时间一般为 3~5 日。②患者房间应保持安静，光线较暗，室温在 18~20℃。有专人看护，并备好急救药品及物品。患者应平卧，搬动患者或翻身时，动作要轻柔、缓慢，以防止发生直立性低血压。③治疗前观察并详细记录患者的生命体征、意识及瞳孔等，以比较治疗前后症状变化。治疗期间严密观察病情，特别是血压和体温的变化，发现异常及时采取措施。④冬眠药物最好经静脉滴注，以便通过滴速的调节控制冬眠深度，使体温稳定在治疗要求范围内。⑤保持呼吸道通畅，定时翻身、叩背、超声雾化吸入，以防止肺炎的发生；仔细观察皮肤及肢体末端的血液循环情况，并给予按摩以防止发生冻伤及压疮等并发症。⑥停止冬眠治疗时，应首先停止物理降温，再停止冬眠药物。停止冬眠措施后，患者体温会自然升高，如因药物蓄积致使复温困难时，可使用热水袋等方法升温。

（6）营养支持：颅脑外伤或术后采用静脉输液补充热量，输液总量一般不宜超过1 500 mL，以防止脑水肿的发生或发展。以后可根据患者的意识状态和胃肠功能改为流食或鼻饲饮食。

（7）健康指导：重型颅脑损伤患者昏迷时间较长，其护理是一个漫长的过程，且病情常有波动，因此护士要做到主动、细致、认真、负责。要指导患者家属掌握必需的护理知识，取得家属的配合，促进患者早日康复。

第二节　颅内肿瘤

一、疾病概述

目前，颅内肿瘤的病因尚不清楚，可能与先天性遗传因素、物理或化学因素有一定的关系。颅内肿瘤包括神经胶质瘤、脑膜瘤、听神经鞘瘤、垂体腺瘤、颅咽管瘤及转移瘤等。

颅内肿瘤的主要症状为头痛、恶心、呕吐及视盘水肿，可伴有神经功能障碍，如肢体瘫痪、感觉障碍、视力减退、精神症状和语言障碍等，严重时可发生脑疝而危及生命。听神经鞘瘤早期可出现耳鸣、耳聋，随后出现三叉神经痛、面神经障碍和小脑病变症状。颅咽管瘤患者以生长发育缓慢、多尿等内分泌症状为主要特征。

治疗原则：以手术治疗原则为主，可辅助以放射治疗、化学治疗等。

二、护理技术

颅内肿瘤手术患者的护理如下：

1.术前护理

（1）颅内压增高的护理：颅内占位病变随着病情发展均会出现颅内高压症状。由于呼吸道梗阻、剧烈咳嗽、用力排便等还可导致颅内压骤然增高而发生脑疝。因此，患者应注意保暖，预防感冒；适当应用缓泻剂，保持大便通畅。另外，还可采取以下措施以降低颅内压：①使用脱水剂，以减轻脑水肿。②床头抬高 15°～30° 以利颅内静脉回流，减轻脑水肿。③充分给氧改善脑缺氧，使脑血管收缩，降低脑血流量。④控制液体摄入量。⑤高热者立即降温，防止机体代谢增高，加重脑缺氧。

（2）注意保护患者：对出现神经系统症状的患者应视具体情况加以保护，如防止健忘患者走失；督促癫痫患者按时服药；运动障碍患者应卧床休息；躁动患者给予适当约束，放置床挡，防止坠床摔伤和自伤。

（3）病情观察：严密观察病情变化，当患者出现意识障碍、瞳孔不等大、缓脉、血压升高等症状时，提示有发生脑疝的可能，应立即报告医师。保持呼吸道通畅，迅速静脉滴注脱水剂，并保留导尿管，以了解脱水效果。迅速紧急做好术前特殊检查及手术准备。

2. 术后护理

（1）卧位：患者清醒后抬高床头 15°～30° 以利静脉回流，减轻脑水肿，降低颅内压。

（2）病情观察：严密观察生命体征，肢体活动，特别是意识及瞳孔的变化。术后 24 h 内易出现颅内出血及脑水肿引起脑疝等并发症，当患者意识由清醒转为嗜睡或躁动不安，瞳孔逐渐散大且不等大，对光反应迟钝或消失，伴对侧肢体活动障碍加重，同时脉缓、血压升高，要考虑颅内出血或脑水肿的可能，应及时报告医师，立即使用脱水剂进行救治。

（3）应用脱水剂注意事项：遵医嘱使用 20% 甘露醇液是临床常用脱水剂，应注意输入速度，一般 20% 甘露醇液 250 mL 应在 20～30 min 内输完，防止药液漏于血管外，以免造成皮下组织坏死；不可与其他药物混用；血压过低时禁止使用。

（4）脑室引流的护理：须脑室引流的患者按脑室引流护理常规进行护理。

（5）保持出入量平衡：术后常通过静脉补充营养及电解质，应注意补液速度不宜过快，一般根据出量决定补液量，以免入量过多，加重脑水肿。

（6）骨窗的护理：胶质瘤术后，为了起到减压的作用，一般将患者颅骨骨瓣去除或游离，成为骨窗或游离骨瓣。骨瓣去除后脑组织外只有头皮保护，易受伤，应加强保护。通过骨窗还可直接观察到颅内压变化情况，如骨窗处张力较大或脑组织膨出，说明颅内压增高，应采取措施降低颅内压。

（7）功能锻炼：术后患者常仍有偏瘫或失语，要加强患者肢体功能锻炼和语言训练。协助患者肢体被动活动，按摩肌肉，防止肌肉萎缩。耐心辅导患者进行语言训练，指导患者从简单发音开始，逐步发多个音，鼓励患者及其家属建立信心，平时给患者听音乐、广播等，刺激其听觉中枢，及早恢复健康。

第三节　垂体腺瘤

一、疾病概述

垂体腺瘤是发生于垂体前叶组织的良性肿瘤，根据其分泌激素的特点分为：①功能性垂体腺瘤，包括生长激素腺瘤、催乳素腺瘤、促肾上腺可的松腺瘤、混合型腺瘤等。②无功能性垂体腺瘤。

垂体腺瘤为内分泌腺瘤，不同类型垂体腺瘤可有不同临床症状，如生长激素腺瘤在成年人表现为肢端肥大症，在青春期以前呈巨人症；催乳素腺瘤患者则表现为女性闭经、溢乳及不育，男性为乳房发育、溢乳及阳痿；促肾上腺可的松腺瘤患者表现为库欣综合征，如向心性肥胖、满月脸、高血压、多毛、月经失调、痤疮及紫纹等。如果肿瘤增大，压迫周围组织，则出现头痛、视力减退、视野缺损、眼睑下垂及眼球运动功能障碍等压迫症状。

治疗原则：以手术为主，也可行药物和放射治疗。

二、护理技术

垂体腺瘤手术患者的护理如下：

1. 手术前护理

（1）预防术后伤口感染：经蝶窦垂体腺瘤切除术患者，术前3日常规使用抗生素，复方硼砂含漱液漱口，用0.25%氯霉素滴眼液及新麻滴鼻液滴鼻，每日4次，每次2~3滴，滴药时采用平卧仰头位，使药液充分进入鼻腔。

（2）皮肤准备：经蝶手术患者需剪鼻毛，操作时要精神集中，动作轻稳，防止损伤鼻黏膜而致鼻腔感染。观察有无口鼻疾病，如牙龈炎、鼻腔疖肿等。如有感染存在，须暂停手术。另外，行右股内侧备皮10~20 cm²，以便手术中取皮下脂肪填塞蝶鞍。

2. 经蝶手术后护理

（1）生命体征的监测：麻醉清醒前每30 min测量生命体征1次，清醒后每小时测量 1 次，24 h 后每 2~4 h 测量 1 次。

（2）卧位：麻醉清醒后均采取头抬高 15°~30° 的卧位，以利伤口引流，减轻头部水肿。如术中发现有脑脊液鼻漏者，术后需去枕平卧 8~10 日。

（3）伤口护理：术后 3 日鼻腔充填纱条取出后，用 0.25% 氯霉素滴眼液及新麻滴鼻液滴鼻，每日 4 次，每次 2~3 滴，防止感染。股内侧伤口隔日换药 1 次，10 日后拆线。

（4）口腔护理：由于术后鼻腔用纱条填塞止血，患者只能张口呼吸，应加强口腔护理，并用湿纱布盖于口唇外，保持口腔湿润，减轻不适。

（5）术后并发症的观察及护理：①水及电解质紊乱：由于手术对垂体后叶及垂体柄的影响，术后尿崩症的发生率较高，故需监测每小时尿量，准确记录出入量，经口或静脉合理补液，保持出入量平衡。由于尿液大量排出，可造成低钾血症，应进行血生化检查，及时纠正水、电解质紊乱。②脑脊液鼻漏：因手术中损伤鞍膈所致。脑脊液鼻漏常发生于术后 3~7 日，尤其是术后 3 日拔除鼻腔填塞纱条后，可见患者鼻腔中有清亮液体流出。因脑脊液内含有葡萄糖，可用尿糖试纸检测，如为阳性，即为脑脊液鼻漏。患者应绝对去枕平卧 2~3 周，禁止用棉球、纱条、卫生纸等填塞鼻腔，以防逆行感染。③垂体功能低下：由于机体不适应激素的变化而引起。常发生于术后 3~5 日，患者可出现头晕、恶心、呕吐及血压下降等症状。此时应检查血钾浓度，以便与低钾血症相鉴别。一般给予氢化可的松 100 mg 加入 5% 葡萄糖溶液中静脉滴注即可缓解。④颅内出血：常在术后 24 h 内发生。患者出现意识障碍、瞳孔及生命体征变化、视物不清及视野缺损等，均提示颅内出血的可能。应密切观察病情变化，及早发现，及时通知医师进行处理。

第四节　脊髓肿瘤

一、疾病概述

脊髓肿瘤分为原发性和转移性两种，目前研究病因尚不清楚。

临床表现按疾病的进程可分为三个阶段：①疾病初期：脊神经根受到肿瘤压迫与刺激，引起疼痛。②脊髓受压期：表现为病变段以下感觉、运动减退，对侧肢体疼痛、温觉丧失及尿便障碍。

治疗原则：手术切除肿瘤，恶性肿瘤辅以放射治疗。

二、护理技术

脊髓肿瘤手术患者的护理如下：

1. 术前护理

（1）预防压疮：瘫痪患者足跟用软枕垫起，防止压疮，每2h翻身1次，侧卧时背部垫以软枕。

（2）注意安全：患者有不同程度的肢体活动障碍或感觉异常，应卧床休息，防止跌倒。

（3）尿、便护理：尿、便失禁的患者应留置导尿管，为预防便秘可给予缓泻剂，并保持会阴部清洁。

2. 术后护理

（1）卧位：平卧或侧卧位，每2h翻身1次，采取轴形翻身，即头、颈、脊柱呈一条直线。

（2）病情观察：①监测生命体征变化。高颈段肿瘤者，特别要注意呼吸情况，因手术中牵拉，易造成脊髓水肿，影响呼吸。②观察引流管内液体的颜色及引流量，保持引流管通畅，勿打折、脱出。③注意伤口有无渗血，每日更换外层敷料，渗血多时要检查伤口情况。

（3）疼痛护理：遵医嘱适当给予止痛药，以缓解手术后牵拉神经引起神经痛或切口痛。

（4）尿、便护理：马尾部肿瘤患者常伴有直肠膀胱括约肌功能障碍，术后应留置导尿管，1周后将尿管夹闭，4h开放1次，以刺激膀胱括约肌功能恢复。如有便秘可给予缓泻剂，并保持会阴部清洁。

（5）加强功能锻炼：脊髓肿瘤患者术前有不同程度的感觉运动障碍，因手术牵拉造成脊髓水肿，术后症状可能加重，且手术后卧床时间长。因此，应协助并指导患者进行功能锻炼，按摩四肢，保持肢体功能位，防止肌肉萎缩，促进早日恢复。卧床2周后，根据患者病情可下床活动，要有专人保护，防止跌倒。根据身体情况逐渐增加活动量，促进康复。

第十一章　泌尿外科疾病护理

第一节　肾积水

一、疾病概述

先天性肾积水最常见的原因是肾盂输尿管连接部梗阻、输尿管膀胱连接部梗阻及原发性膀胱输尿管反流。后天性肾积水可继发于结石、外伤以及炎症性尿路狭窄等。

肾积水的主要临床症状是肾区胀痛。并发感染者可有尿频和尿痛等症状。在并发外伤时，可引起血尿及肾破裂。随着病情发展，患者可有轻度氮质血症，如食欲缺乏、恶心、呕吐、多尿及贫血等肾功能不全的表现。

轻度肾积水肾盏无显著扩张，可采取内科治疗控制感染或预防感染。临床症状明显、梗阻严重、肾功能有明显损害、并发结石、感染及高血压者可手术治疗。手术方法为肾盂输尿管成形术或肾切除。

二、护理技术

肾积水手术患者的护理如下：

1.引流管的护理

（1）确保引流管通畅，勿打折或扭曲，并固定好，以防患者活动时脱出。观察引流液的性质、颜色、量，发现问题及时处理。

（2）记录每日血流量及尿量，并定期检查血电解质，以监测肾功能情况。

（3）肾造口引流管不通畅时，可在无菌操作下用无菌生理盐水进行冲洗，每次冲洗量不宜超过 5 mL，冲洗时要缓慢，不可压力过高。若压力过高，可增加伤口张力，造成冲洗液由吻合口外溢或引起漏尿。

2.加强营养　静脉给予输全血或蛋白质，提高机体抵抗力，促进伤口愈合。同时，应用抗生素，以防治感染。

3.拔管　肾盂输尿管支架管于手术后 3~4 周拔除，如为双 J 管内引流可在手术后

4~6周拔除。拔除支架管3日后可夹闭肾造口管，注意观察肾区有无胀痛及管周漏尿等情况，并行肾造口管造影检查，以证实吻合口是否通畅，确无疑问方可拔除肾造口引流管。同时嘱患者取健侧卧位，防止手术漏尿。此口约1周愈合。

4. 复查　术后6个月行静脉尿路造影复查，以观察疗效。

第二节　肾癌

一、疾病概述

肾癌的病因迄今尚不清楚，有家族发病倾向。另外，与吸烟、化学物质、感染及结石等因素有关。

血尿、疼痛和肿块为肾癌的主要症状，血尿特点是无痛、间歇性、全程血尿。全身症状可有发热、高血压、红细胞沉降率快、贫血及肝功能异常等。

治疗以根治性肾癌切除术为首选的治疗方法。根据肾癌的不同时期亦可采用放射治疗、化学治疗、黄体酮类激素治疗及免疫治疗。

二、护理技术

肾癌术后患者护理如下：

1. 防止出血　密切注意有无手术后内出血及休克。内出血可因手术后肾蒂出血、下腔静脉破裂或因血管结扎不良引起。应严密观察患者血压、脉搏及意识的变化，每小时测血压和脉搏1次，同时，观察伤口有无渗血及引流管的出血量。出血严重可有休克表现，有时肾周围血肿在患侧腰腹部出现肿块，应及时再次手术探查。

2. 体位　术后取平卧位，24 h后可取半坐位。肾实质切开或肾部分切除的患者，应卧床1周，以防术后过早活动引起继发出血或肾下垂。

3. 肾功能的观察　由于手术对肾脏的直接影响，可造成机体水、电解质紊乱。术后准确记录每小时尿量，并根据血、尿生化检查结果，相应调整水、电解质的摄入量。

4. 抗生素的应用　选用对肾脏无损害或损害较轻的抗生素。

5. 引流管的护理　术后常规放置肾窝引流管，应保持引流管的通畅，勿打折或受压，防止脱落，并观察引流液的性质、质量、颜色，准确记录。

第三节　肾移植

一、疾病概述

肾移植是指将自体肾脏整体迁移到另一部位，或将异体肾脏迁移到受者体内某一部位，以保留或恢复肾功能的外科治疗性手术。根据肾脏供者的不同，分为自体肾移植和同种异体肾移植。

二、护理技术

肾移植手术患者的护理如下：

1. 术前准备

（1）血液透析：充分的血液透析可以减轻氮质血症，纠正水、电解质紊乱及酸碱平衡失调，纠正体内水、钠潴留，控制高血压，改善心功能。透析时间一般应在3个月以上，使患者机体处于较理想状态再行肾移植手术。术前24 h内必须增加透析1次。

（2）输血：适当输血可使受者产生免疫耐受并纠正贫血，以输血细胞或少量多次输新鲜血为宜，维持血细胞比容在20%以上。

（3）防治感染：有感染病灶必须控制或清除，咽拭子培养和清洁中段尿培养应为阴性。

（4）其他：手术前应用免疫抑制剂，如硫唑嘌呤100 mg，以减轻术后排斥反应。

2. 术后护理

（1）术后患者应住单间，进行保护性隔离，并设专人护理。

（2）严密观察生命体征，术后每小时测量血压和脉搏1次，平稳后第2日改为4 h 1次，第3日改为1日2次。每4 h测体温1次。

（3）尿液的观察：①多尿期护理：肾移植术后常有3~5日的多尿期，此时需记录每小时尿量，严密观察出入量变化。及时调整输液速度和量，维持水及电解质平衡，做到"量出为入"。24 h出入总量差额不超过1 500 mL。②少尿及无尿的观察：分析少尿及无尿的原因，如低血压、肾后性梗阻、尿外渗、急性肾衰竭、超急或加速性排斥反应均可引起少尿或无尿。此外，还要排除血块阻塞导尿管等因素。③观察尿的颜色及比重：术后3~5日可有轻度的血尿，属正常现象。尿比重与尿量及尿中排出成分成反比。

（4）各种管道护理：术后患者有移植肾周及输尿管吻合引流管及导尿管，要经常检查各种管道是否通畅，防止扭曲、脱落和堵塞等现象。要经常挤压引流管，使之通畅，并保持引流管的正确位置。留置导尿管期间，对女患者每日用 1∶1 000 苯扎氯铵溶液清洁尿道口 1 次，注意无菌操作。导尿管拔除后要定时督促患者排尿，并记录每次尿量。

（5）口腔护理：术后应用复方硼砂溶液漱口。每 2 h 含漱 1 次，饭前、饭后均要漱口。真菌感染引起的口腔炎，可采用 1% 过氧化氢溶液或酮康唑液漱口。

（6）饮食护理：术后肠蠕动恢复排气后，可进流食，并逐步改为半流食、普食，肾功能恢复正常后应给予高蛋白、高热量、富含多种维生素及低脂肪饮食。患者尿多时可不限制盐的摄取。

（7）保持排便通畅：术后 3 日未排便者，应给予少量缓泻剂。因粪便干燥可导致排便时腹压增高造成移植肾血管破裂的严重后果。

（8）动静脉外瘘护理：要定时更换敷料，注意预防感染，避免局部受压扭曲等，防止吻合口脱开而大出血，禁用此肢体测血压和输液。

（9）密切观察排斥反应：排斥反应的主要临床症状有体温突然升高达 38.5 ℃ 以上，其特点为常在凌晨 4∶00~5∶00 时体温升高；移植肾区胀痛，尿量显著减少，体重增加，血压升高；检查发现移植肾明显肿大。以上症状可同时出现或仅出现若干项。发现排斥反应时护士需及时与医师取得联系，以便早期诊断和及时处理。

（10）重视体液平衡：由于患者肾功能异常，饮食受限，加之肾上腺糖皮质激素的使用易造成患者的水、电解质紊乱及酸碱平衡失调，应根据血液生化检查结果予以调整。

（11）应用抗生素预防感染：由于术后放置各种引流管及大剂量免疫抑制剂的应用等，极易继发感染。因此，除应采取严格消毒隔离措施外，还应使用抗生素 1~2 周。

第四节　皮质醇增多症

一、疾病概述

皮质醇增多症，又称库欣综合征。可有以下几种类型：①肾上腺皮质腺瘤或癌，皮质醇分泌过多呈自主性分泌。②肾上腺皮质增生，多由于下丘脑－垂体功能紊乱或垂体瘤导致促肾上腺皮质激素（ACTH）分泌过多。③异源性促肾上腺皮质激素综合征，是肾上腺以外癌瘤分泌过多促肾上腺皮质激素所致。④医源性因素，使用促肾上腺皮质激素或肾上腺糖皮质激素引起。

向心性肥胖是本病最常见的表现，如满月脸、水牛背、腹部膨隆悬垂及四肢纤细。另外，可有皮肤萎缩变薄、宽大紫纹、高血压、骨质疏松、糖代谢障碍、月经及性功能障碍、低钾血症等症状。

应根据皮质醇增多症的类型选择治疗方法。腺瘤或癌，均应及早手术治疗。晚期癌不能切除或切除后复发转移的患者，应给予化疗。肾上腺皮质增生的患者，可行肾上腺次全切或双侧肾上腺全切除术。

二、护理技术

皮质醇增多症手术患者的护理如下：

1. 术前护理

（1）由于肿瘤引起皮质醇分泌过多抑制了促肾上腺皮质激素的分泌，可使肾上腺皮质萎缩。为防止肿瘤切除后体内糖皮质激素缺乏，术前1~2日肌内注射醋酸可的松每日4次。皮质增生实行肾上腺切除者术前12 h肌内注射醋酸可的松。

（2）由于水钠潴留导致患者血压增高，术前观察血压变化，应每日测血压两次，如血压过高可给予镇静药和降压药。

（3）肾上腺糖皮质激素分泌过多，可引起电解质紊乱，特别易发生低钾血症，术前应补充钾盐以纠正低钾血症。补钾时应注意：钾不能从输液器茂菲滴管内加入，浓度不能过高，以每小时不超过1 g为宜，速度不能过快。同时，应根据血生化检查调整补钾剂量，以免造成高钾血症。在治疗高血压时不宜使用噻嗪类药物，以免加重低钾血症。

（4）患者因血糖高，抗感染能力降低，有痤疮，术前2日起适当应用抗生素，以预防感染。

（5）一般生活护理，给予高蛋白饮食，加强生活护理，减少患者活动，必要时加床挡以防因肌肉萎缩、疲惫无力、血压高而导致摔伤、坠床。

2. 术后护理

（1）肾上腺皮质危象的观察：术后皮质激素不足，患者可发生急性皮质功能低下症，表现为头痛、呕吐、无力、腹泻、血压下降及昏迷等。严密观察血压，每小时测 1 次。发现问题及时通知医师，在排除出血的情况下，立即静脉输入氢化可的松 100 mg，观察反应。症状不缓解可加大用药剂量。

（2）加强营养维持水及电解质平衡：补充足够的糖及蛋白质，静脉补液量则应根据 24 h 尿量，保持出入量平衡，以防补液量过多，导致心肺并发症的发生。

（3）伤口护理：患者术后伤口愈合较慢，拆线时间应延长至 10 日以上。为减轻腹部张力，应将腹带裹紧，并预防咳嗽及便秘。同时，应用抗生素预防感染。

（4）预防压疮发生：保持床铺干燥整洁，及时更换浸湿的衣服、被褥，每日温水擦浴两次，以防皮肤感染及压疮的发生。

（5）预防肺部并发症：因手术位置较高及手术创伤刺激膈肌等原因，易导致肺膨胀不全和支气管肺炎等。因此，要鼓励患者深呼吸、咳嗽，协助患者翻身、叩背、咳痰，给予雾化吸入，每日 3 次。

（6）激素治疗：实行双侧肾上腺大部切除或全部切除的患者，需长期或终身给予激素替补治疗，应嘱患者严格遵医嘱按时服药，并应注意服药期间的反应，及时调整用药剂量，以防肾上腺皮质危象的发生。

（7）肌内注射激素时的注意事项：因肌内注射激素不易吸收，因此注射时应采用长针头，深部肌内注射，并应严格无菌操作，以防注射部位的感染。

第五节　膀胱癌

一、疾病概述

膀胱癌是泌尿系最常见的肿瘤。膀胱癌的病因与染料、橡胶、塑料等化学工业的污染，人体内色氨酸和烟酸代谢障碍时产生的中间代谢产物及膀胱结石等有关。

血尿是膀胱癌最早出现的症状，为无痛的间歇性血尿。当肿瘤发生溃疡、坏死或继发感染或血块堵塞时，可出现尿频、尿急、尿痛的膀胱刺激症状。若肿瘤靠近膀胱颈部，可有排尿困难或尿潴留。晚期肿瘤的患者可发生贫血及恶病质。

治疗原则：以手术治疗为主，采取膀胱部分切除或膀胱全切除手术及经尿道膀胱电切术。并可配合放疗、膀胱灌注、化疗、免疫治疗及激光治疗等。

二、护理技术

膀胱癌手术患者的护理如下：

1. 术前护理

（1）增强机体抵抗力：大部分患者患病时间较长，身体虚弱，术前要加强营养，提高机体的抵抗力，以利于术后恢复。多吃高热量、高蛋白、多维生素饮食，同时静脉输血或补充蛋白质。

（2）肠道准备：术前3日进少渣半流食，口服卡那霉素1 g，甲硝唑0.2 g，每日4次，同时口服50%硫酸镁溶液40 mL，每日2次。1%的肥皂水灌肠，每晚1次。术前2日进流食，术前1日禁食，给予静脉补液，同时给予清洁灌肠。女患者还应在术前3日用温无菌生理盐水500 mL冲洗阴道，每日1次。

（3）心理护理：尿流改道后，给患者生活带来很大不便。因此，术前应向患者讲清手术的必要性及术后自我护理的方法，解除患者的思想顾虑，从而调动自身的积极性，促使术后早日恢复。

2. 术后护理

（1）观察术后出血情况：严密观察血压及脉搏，注意患者有无面色苍白、出冷汗、烦躁不安等症状。引流液色鲜红、量多、流出速度快，甚至有较多血块，提示盆腔内有活动性出血，应及时与医师联系，妥善处理，必要时再次手术止血。

（2）各种引流管的管理：输尿管支架管对两侧移植的吻合口起支架作用，有利于吻合口愈合，一般术后2周拔除。置入代膀胱内的导尿管，可引出代膀胱内的肠道分泌物及可能漏入的尿液，一般术后1周拔除。盆腔引流管接负压吸引，以防引流不畅而导致盆腔感染，术后3日，无引流液时拔除。由于患者术后引流管较多，应分别注明。同时要保持各引流管的通畅，勿打折、扭曲和受压。准确记录各引流管引流量，每日更换一次性无菌引流袋1次，注意无菌操作，以防逆行感染。

（3）肠道损伤的观察：肠道损伤后其内容物流入腹腔，可造成中毒性腹膜炎。患者可有高热、腹痛、腹胀及肌紧张等腹膜炎的表现，因此，要严密观测体温，注意倾听患者主诉，一旦明确诊断应立即手术。

（4）严密观察肾功能：监测每小时尿量，当尿量减少时应查明原因，如输尿管与肠道吻合口堵塞，应在无菌操作下用0.02%呋喃西林溶液低压冲洗导尿管；如为手术中长时间低血压导致的肾衰竭，应及早进行血透。

（5）观察腹壁造瘘口肠管的血运：有无发绀，以防肠管因缺血而坏死。及时更换浸湿敷料，保持瘘口周围皮肤完好。如为肛门排尿者，亦应对肛周皮肤进行保护，可涂以氧化锌软膏，以免浸渍发炎。

（6）监测血电解质，预防高血氯性酸中毒：直肠代膀胱术后，尿液可潴留在直肠内，增加肠道对电解质吸收，可造成高血氯性酸中毒，所以术后要定期监测血电解质，及时纠正。

（7）防止术后并发症：患者引流管多，手术后伤口疼痛，往往不愿活动。此时，要向患者说明活动可促进肠蠕动，减少肠梗阻及肺炎的发生，争取患者配合，促进早日恢复。

第十二章　骨外科疾病护理

第一节　骨折

一、疾病概述

骨折是指骨的完整性或连续性中断，通常骨折都伴随有周围组织损伤。全身各个部位均可发生骨折，发生较多的部位有：上肢的肱骨髁上骨折、尺桡骨骨折、桡骨远端骨折、下肢的髋部骨折、股骨干骨折及胫腓骨骨折。

骨折治疗的最终目的是使受伤部位最大可能地、尽快地恢复正常功能。治疗应正确地复位、良好的固定及早期积极正确的功能锻炼。

二、护理技术

1. 骨折患者的急救处理

（1）急救原则：骨折的急救很重要，处理不当能加重损伤，增加患者痛苦，甚至造成残疾或危及生命。急救处理应在现场进行，遵循的原则：①抢救生命，即先处理大出血、内脏损伤及休克等严重问题。②处理骨折局部，妥善包扎伤口。③给予简单而有效的固定。④迅速转运患者，以进行进一步治疗。

（2）转运患者的方法：先固定四肢骨折部位，然后再转运。对疑有脊柱及骨盆骨折时，应尽量避免骨折处移动，不论患者是仰卧或俯卧，尽量不变动位置，将四肢并拢靠向躯干，把担架放置在患者身旁，由3~4名救护者协同用"平托法"将患者移上担架。"平托法"的具体操作方法：三人同时位于患者同一侧，一人用手分别托扶患者的头肩部和腰部。另外，两人托起患者臀部和双下肢，三人同时用力，将患者平托起来后轻放于担架上。搬运时，救护者动作应协调一致，保持患者脊柱平直。疑有颈椎损伤时，应采用多人"平托法"搬运，并安排专人托扶患者头部，保持与躯干长轴一致，以防颈椎过伸、过屈和旋转。平卧时不需用、枕，头颈两侧用软物垫好，防止在转送过程中发生旋转。绝对禁止一人托肩、一人抱腿或一人背、拖患者的错误方法。

2.骨折愈合的功能锻炼 在骨折愈合期，没有正确而积极的功能锻炼，即使复位和固定都合乎要求，也会发生关节僵硬、肌肉萎缩或粘连。因此，指导和督促患者进行功能锻炼十分重要。功能锻炼一般可分为三期进行。

（1）早期：骨折后2周以内，主要做肌肉自主地、充分地收缩和舒张运动，以促进静脉回流，加快肿胀消退。

（2）中期：骨折后3~6周，除上述锻炼外，未被固定的关节应开始活动，活动范围逐渐增大。肌肉的锻炼亦要加强，以防肌肉萎缩。

（3）晚期：多数固定已拆除，应进行全面的肌肉和关节锻炼，增大活动量和活动范围，直到功能最后恢复。在功能锻炼期间，身体其他部位尽量照常活动。

此外，还应向患者说明功能锻炼的重要性，调动其积极性；要循序渐进；对于不利于骨折愈合的活动，应了解并加以控制；锻炼过程中，要强调患者的主动运动，禁止强力的被动活动或捏揉。

第二节 关节脱位

一、疾病概述

关节由关节面、关节囊和关节腔组成。关节脱位是指关节结构受到破坏，关节面失去正常的对合关系。关节脱位包括半脱位和完全脱位两种，常好发于肩、肘及髋关节。

根据造成关节脱位的病因，脱位可分为：外伤性脱位、先天性脱位、病理性脱位及习惯性脱位。根据脱位的时间，以3周为界，脱位又可分为新鲜脱位和陈旧脱位。

关节脱位后伤处疼痛、肿胀、关节局部畸形及功能丧失，有时可并发血管和神经损伤。X线检查能确定脱位的方向、程度及有无并发骨折等。

遵循复位、固定和软组织愈合后功能锻炼三大原则进行治疗。常用的方法有石膏外固定及牵引术。如无合并损伤，多不需住院治疗。

二、护理技术

关节脱位患者的护理如下：

1.肩关节脱位 复位后将患侧上臂贴紧胸壁，肘关节屈曲90°悬吊固定在胸前，

3周后逐渐开始关节的屈、伸、外展及旋转等功能锻炼。

2.肘关节脱位 复位后将肘关节用石膏托固定在小于90°的屈曲位，3周后去除石膏，开始主动练习肘关节活动。此时，严禁做按摩或被动活动，以免发生骨化性肌炎，影响关节功能。

3.桡骨小头半脱位 复位后固定方法同肩关节脱位，应强调避免再次过度牵拉患肢。

4.下颌关节脱位 复位后应闭口休息，近期避免吃坚硬食品及张口过大，防止复发。

第三节 脊柱侧弯

一、疾病概述

脊柱侧弯是脊柱向侧方弯曲畸形，伴有脊柱的旋转。在一个主要弯曲的上下，常有一个反方向的代偿弯曲，使躯干发生S形畸形，严重者可压迫脊髓和影响内脏功能。

脊柱侧弯按发病原因分为：先天性脊柱侧弯，一般有明确骨发育畸形；特发性脊柱侧弯，发病原因不明，约占全部脊柱侧弯的80%。脊柱侧弯多见于青少年，主要是由于不对称的生长和不对称的肌肉作用所致。

脊柱侧弯的治疗在于早期发现、尽早治疗。治疗方法主要有：①非手术治疗，包括支具疗法、体表脉冲电刺激疗法，同时可辅以体操疗法。②手术治疗，对非手术疗法失败，侧弯角度大于45°的患者均应考虑手术治疗。

二、护理技术

脊柱侧弯手术患者的护理如下：

1.术前护理术前除完成必要的常规准备以外，还应做好以下护理

（1）肺功能锻炼：因为有些侧弯使胸廓发育畸形。为减少术后并发症，应加强肺功能，进行深呼吸训练和吹气球等。

（2）悬吊牵引：对僵硬的脊柱畸形患者术前实施悬吊牵引。具体做法：患者站立，用颈颌牵引带向上牵引，使患者足跟离地5~10 cm（脚尖着地），其自身重量

为反牵引力，每日 2~3 次，每次 10~20 min。牵引时应有护士守护。悬吊牵引的目的是使椎旁挛缩的肌肉、韧带及小关节松弛，以便手术时能使畸形得到最大限度的矫正。

（3）加强心理护理：让患者了解手术的作用和术后会出现的问题和困难，做好应有的思想准备，使其能在手术前后很好地配合治疗和护理，避免术后发生断棍、脱钩或上关节突骨折等并发症。

2. 术后护理

（1）神经功能的观察：在患者麻醉完全恢复后，应观察双下肢的感觉运动功能及尿道括约肌功能，可牵拉导尿管，询问患者的感觉，并与术前做比较对照。

（2）引流管的观察：由于手术创伤大，会有较多渗血。因此，手术一般在伤口内放置引流管并行负压吸引。引流期间应注意观察引流管是否通畅和引流量的变化，及伤口敷料有无渗血。引流量多的患者应密切注意全身情况和生命体征的变化，发现问题应及时处理。引流管一般 2~3 日后拔除。

（3）轴向翻身：按时给予患者轴向翻身。脊柱侧弯患者容易在侧凸部位发生压疮，因此需经常察看并给予按摩。一般每 2 h 轴向翻身 1 次。轴向翻身的方法是：两名护士分别站在病床两侧，患者平卧屈膝，护士一名将手置于患者肩部、臀部，轻轻将患者翻转向自己一侧成 45° 侧卧位，另一名护士将软枕垫在患者腰背部。护士的双手动作要一致，以保持患者的脊柱在一个平面上，不产生扭转。强调轴向翻身的目的是保证患者的脊柱不发生扭转，防止脱钩等并发症发生。

（4）功能锻炼：应根据患者病情、体质、手术方式及内固定的坚固程度制订锻炼计划。术后初期可在床上做适当的四肢活动和深呼吸运动。2 周拆线后，可先行床边坐下，然后床旁站立，待能站稳 1~2 h 后再穿支具或石膏背心离床活动。活动范围及活动强度应循序渐进，早期禁忌脊柱弯曲、扭转及提取重物的活动或劳动。

（5）出院指导：要求出院患者穿戴石膏背心或支具至少 6 个月，在此期间应避免剧烈体育运动、负重和脊柱过度弯曲、旋转等动作，防止发生脱钩、断棍等并发症。

第四节 颈椎病

一、疾病概述

颈椎病是颈椎间盘变性及颈椎骨质增生所引起的综合征。颈椎位于头颅和胸廓之间，颈椎间盘在承重的情况下要做频繁的活动，容易受到过多的细微创伤和劳损而发病。

根据病变所涉及的组织不同（脊髓、神经根、血管等），临床症状主要表现为：颈肩痛并向同侧上肢及手部放射，伴有颈部活动受限；体位性头晕、头痛；脊髓型患者会出现四肢肌张力增高，肢体活动僵硬，走路不稳，有失重感。

治疗主要根据其分型和不同病程的阶段来决定采用何种治疗方法。治疗方法包括：牵引、颈部围脖保护、理疗及药物对症治疗。若有明显脊髓受压症状，则需手术治疗。

二、护理技术

颈椎病的术后护理如下：

1. 体位 颈椎病手术后患者需绝对卧床 1~2 周。体位对于维持手术效果十分重要，既应保证前路手术植骨块的位置不变，又应维持后路开门手术的稳定。前路手术后，头部保持中立位，严禁过伸和旋转，头颈两侧垫沙袋，使头部制动。后路开门手术后，垫枕时应避免颈部受压。颈椎病术后，应采用轴向翻身，保持头部与躯干长轴一致，防止旋转。

2. 病情观察 卧床期间，应了解患者感觉平面和运动的恢复情况，并嘱患者加强四肢活动，防止并发症的发生。

3. 运动保护 离床活动时，应戴好颈托，限制颈部的活动，保持手术后颈部的绝对固定。

第十三章　妇产科疾病护理

第一节　滋养细胞肿瘤

一、疾病概述

滋养细胞肿瘤是由胚胎滋养细胞发生变化而来的肿瘤，包括良性葡萄胎、侵蚀性葡萄胎及绒毛膜癌。其中，葡萄胎为良性滋养细胞肿瘤，侵蚀性葡萄胎和绒毛膜癌为恶性滋养细胞肿瘤。目前滋养细胞肿瘤的病因尚不清楚，流行病学调查发现与营养不良、病毒感染、卵巢功能失调及免疫机制失调等因素有关。

良性滋养细胞肿瘤临床上主要表现为闭经、不规则阴道出血及子宫异常增大。当闭经 4 个月左右葡萄胎组织将自然排出时可发生大量阴道出血，甚至休克。恶性滋养细胞肿瘤临床表现为葡萄胎清宫后或流产、足月产后阴道不规则出血，并随肿瘤转移部位出现相应症状。若转移至肺，则出现咯血及胸痛；转移至阴道，可发生大出血；转移至脑，可出现头痛、抽搐、昏迷及偏瘫等。

治疗原则：良性滋养细胞肿瘤诊断后宜马上行清除术，术后根据患者情况可行预防性化学治疗。恶性滋养细胞肿瘤以化学治疗为主，辅以手术治疗。

二、护理技术

滋养细胞肿瘤患者的护理如下：

1. 心理护理　患者入院后，护士应热情接待，主动介绍疾病的有关知识、治疗方法及疗效，使患者消除对自身疾病的恐惧，积极配合治疗。

2. 清宫术护理　葡萄胎一经诊断应立即清宫。为防止患者术中大出血，术前应建立有效的静脉通路并备血。治疗室内应备好抢救用品及药物。清宫术开始前协助患者排空膀胱。术中护士要严密观察患者一般情况，注意有无面色苍白、出冷汗及口唇发绀等表现，并及时测量脉搏、血压，有异常发现时立即报告医师进行处理。术后患者需卧床休息，护士应随时观察患者阴道出血及腹痛情况并给予保留会阴垫，以估计出血量。

3.化学治疗的护理

（1）化疗前做好患者的心理护理：消除其对化疗的恐惧心理，取得患者的合作。由于化疗用药剂量是按体重计算的，故应准确测量体重。测量前须先校准体重计。在清晨，患者空腹，排空大小便，穿贴身衣裤，不穿鞋的情况下，由护士为患者测量体重。化疗过程中由于患者呕吐及食欲缺乏，体重会下降，应定期测量体重，以协助医师调整药量。

（2）化疗药物准备：准备化疗药物时要做到3个严格：严格无菌操作；严格按医嘱给药；化疗药物的治疗量与中毒量极为相近，化疗过程中应严格掌握药物剂量。静脉滴注药物宜先装输液器排气后，再加入化疗药，安瓿要反复冲2次，以保证实际用药量的准确，严格执行"三查七对"，防止用错药物。化疗药物应经两名以上护士核对方可应用。

（3）保护血管，严防药液外漏：化疗时要注意保护血管，合理使用。一些对皮肤血管刺激性较大的药物，如放线菌素D、长春新碱、氮芥及阿霉素等，血管穿刺成功后再加入药物。若发现药物外漏，立即给予局部封闭治疗（封闭用0.9%生理盐水5 mL加2%普鲁卡因1 mL）。

（4）用药速度的观察：静脉输入化疗药物时，不同的药物输入速度不同，如氟尿嘧啶加入5%葡萄糖液500 mL，静脉滴注8~10 h，可达到最佳的治疗效果，而不良反应最小。护士应了解各种药物的输入速度，随时调整，保证化疗药物以疗效最佳的速度滴入。

（5）造血功能障碍的护理：化疗药物可抑制骨髓造血功能，主要表现为白细胞计数及血小板计数减少。当患者白细胞计数下降时，机体抵抗力减弱，易受各种病原菌感染。因此，要严格执行消毒隔离制度和无菌操作原则，对患者实行保护性隔离，并注意观察体温变化，每日测3次体温。护士要加强卫生宣教，嘱患者注意饮食卫生，饮食上增加蛋白质、维生素及其他营养素的摄入，以增强机体抵抗力。当患者血小板计数下降时，嘱患者适当休息，不做剧烈活动，防止碰伤而引起皮下组织出血。随时观察患者有无皮肤黏膜及内脏出血征兆。冬季室内湿度宜保持在50%左右，防止空气干燥引起鼻出血。护士执行治疗、护理操作时动作要轻柔，肌内注射和静脉注射后用干棉球压迫穿刺部位至无出血为止。血小板计数过低的患者可遵医嘱给予新鲜血少量、多次输入，以刺激骨髓造血功能。

（6）胃肠道不良反应的观察及护理：由于胃肠道细胞增生活跃，因此化疗药物对其有一定的不良反应。主要表现为食欲缺乏、恶心、呕吐、腹痛、腹泻及口腔溃疡。护士应注意观察，对出现的反应给予适当的处理。当患者有食欲缺乏时，要鼓励患者多进食，可少吃多餐，食用自己平时喜欢的食品。保持床单的干净整齐，创造良好的进食环境，以增进食欲。当患者出现恶心、呕吐时，护士应及时清理呕吐物，遵医嘱给予止吐药物。必要时静脉补充液体，记录呕吐量，注意防止电解质平衡失调。有腹痛、腹泻的患者，要严密观察腹痛情况，腹泻次数、腹泻量及性质，防止发生伪膜性肠炎。当腹泻次数超过 3 次时，要通知医师停止化疗，遵医嘱补液及药物治疗，同时，及时留取粪便标本做普通培养及厌氧培养。口腔溃疡一般发生在化疗的 5~6 日，患者先感到唇、舌麻木，继而黏膜发红，舌苔减少，最后出现溃疡。护士应随时观察患者口腔黏膜变化，发现黏膜变红、舌苔减少后给予生理盐水漱口，保持口腔清洁。出现口腔溃疡后要根据其溃疡程度给予口腔护理。口腔护理可清除口腔内脱落黏膜、黏液及腐败物质，保持口腔清洁，预防感染，促进黏膜再生。严重的口腔溃疡患者疼痛难忍，可在进餐前给予 0.03% 丁卡因合剂局部喷雾止痛。平时鼓励患者多进流食，避免刺激性食物，也可遵医嘱输入大剂量维生素 C，促进黏膜再生。口腔溃疡患者每日测 3 次体温，以早期发现感染征兆，早期治疗。

（7）肝功能损害的护理：多数抗癌药物在肝脏代谢，大剂量化疗时，患者会出现血清丙氨酸氨基转移酶升高，表现为上腹痛、恶心及腹泻，严重时出现黄疸。护理时要注意患者主诉及皮肤、巩膜有无黄染，定期取血做肝功能检查。有肝功能异常时可遵医嘱给予药物治疗。

（8）肾功能损害的护理：有些药物，如甲氨蝶呤、顺铂等对肾功能损伤大，护理时要注意准确记录出入量，嘱患者多喝水，24 h 尿量在 2 500 mL 以上为宜，每日测尿pH 值，若 pH 值低时，可遵医嘱输入碳酸氢钠，以碱化体液，加速化疗药物的排泄，减轻对肾脏的损害。

（9）脱发的护理：有些化疗药物，如阿霉素、放线菌素 D 及氮芥对毛囊有损害作用，引起脱发，甚至阴毛、腋毛及眉毛脱落。护士要做好患者心理护理，讲解化疗药物引起脱毛特性，在停用药物后毛发会自然生长如初，减轻患者心理负担，也可佩戴假发或戴帽子。

4.恶性滋养细胞肿瘤阴道转移的护理

（1）预防出血：恶性滋养细胞肿瘤阴道转移易发生破溃，引起出血。由于阴道黏膜内静脉丛丰富且无瓣膜，出血往往量大、活跃，可立即致患者休克，因此预防出血是非常重要的。患者应卧床休息，护士要加强生活护理，避免诱发出血因素，有效地为化疗患者止吐，防止便秘和尿潴留。阴道转移患者尽量不做阴道冲洗和盆腔检查，以免操作过程中碰破结节而引起大出血。护士还应加强巡视，随时注意有无阴道出血，如有异常情况，及时报告医师给予处理。

（2）大出血的抢救：当患者阴道转移结节破溃出血时，护士应立即将患者抬至治疗室，用双拳压迫腹主动脉，以达到紧急止血的目的。通知医师，建立有效的静脉通路，配血，备好阴道填塞物品及抢救药品。当患者病情危急时，可在床边进行抢救工作。阴道填塞过程中护士要严密观察患者血压、脉搏、呼吸及面色的改变，防止休克发生。

（3）阴道填塞后的观察及护理：患者需绝对卧床休息，随时观察阴道有无渗血或活跃出血，定时测量脉搏和血压。保持排便通畅，如有便秘可给予开塞露或肥皂水低压灌肠，避免一切增加腹压的因素，以防诱发出血。同时，要保持外阴局部的干燥清洁，每日用无菌生理盐水擦洗外阴 2 次。保留导尿管的患者，每日更换无菌尿袋。为防止感染，阴道填塞纱条一般每日更换，必要时遵医嘱应用抗生素。患者需每日测量 3 次体温，以早期发现感染征兆，及时处理。

5.恶性滋养细胞肿瘤脑转移的护理 脑转移患者病情变化快且死亡率高，护理时要做到早期发现，及时抢救，以挽救患者生命。

（1）一般护理：脑转移患者应移至单间并有专人护理，房间内备有急救药品及物品并保持空气新鲜，光线宜暗，避免强光刺激引起患者烦躁、紧张及头痛。抽搐及昏迷患者要放低床挡，防止发生意外。

（2）腰椎穿刺的护理：为了解患者颅内压情况及向颅内注入药物，需行腰椎穿刺治疗。腰椎穿刺时护士应协助摆好体位，患者侧卧、去枕、背齐床边、低头、双手抱膝，腰部尽量向后凸，使椎间隙增宽，便于穿刺。治疗过程中护士要观察患者的呼吸、脉搏、瞳孔及意识变化，若有异常发现，立即通知医师，进行处理。腰椎穿刺后患者应保持头低脚高位 6 h，以使药物经脊髓腔流入颅内起到治疗作用，并防止低颅压性头痛。护士应加强巡视，如患者头痛，通知医师，并遵医嘱给予镇静、止痛或脱水药物。

疑有高颅压的患者如需进行腰椎穿刺治疗，应先用药物降低颅内压后方可操作。

（3）脑转移抽搐的护理：当患者抽搐时，应立即用开口器，去枕平卧，头偏向一侧，保持呼吸道通畅，建立静脉通路，并通知医师进行抢救。

第二节　外阴癌

一、疾病概述

外阴恶性肿瘤包括许多不同组织结构的肿瘤。常见的是外阴鳞状上皮细胞癌，罕见的有恶性黑色素瘤、腺癌及基底细胞癌等。

外阴癌主要临床症状为局部结节或肿块，伴有疼痛或瘙痒。大多数患者在肿瘤出现前有多年的外阴瘙痒史，部分患者表现为外阴溃疡久治不愈。晚期有脓性或血性分泌物及排尿痛等不适。

外阴癌首选治疗方法是手术。早期行肿瘤局部切除或外阴切除，晚期行外阴广泛性根治术和双侧腹股沟深、浅淋巴结清扫术，还可应用放射治疗。

二、护理技术

外阴癌手术患者的护理如下：

1. 术前护理

（1）控制感染：外阴癌患者外阴呈菜花样或溃疡，分泌物增多，甚至溃疡出血。因此，每日用 1∶5000 高锰酸钾溶液冲洗或擦洗，勤更换内裤，保持局部清洁干燥。

（2）对症处理：局部瘙痒、疼痛的患者，给予对症处理，以减轻患者痛苦。

（3）饮食护理：外阴癌手术范围大，皮损严重，术后恢复较其他手术慢且感染发生率高。因此，术前应加强营养素的补充，多进高蛋白、富含维生素的食物，如肉、蛋、鱼、乳制品、新鲜水果和蔬菜及干果类。

（4）术前准备：术前 1 日备皮，范围自下腹部至肛周，两侧到大腿内侧膝关节处。备皮时动作要轻柔，防止加重患者外阴皮损。

其他手术前准备同妇科阴道手术前准备。

2. 术后护理

（1）伤口局部护理：手术后伤口加压包扎 48 h，以防止出血以利于伤口愈合。护士要注意观察患者伤口有无渗血，对有引流管的患者要注意观察引流液的性质及量并保持其通畅，防止打折、弯曲及堵塞。术后第 3 日拆除加压包扎，切口暴露，用支架将被盖支起，以利于通风和保持外阴干燥，每日用冷风吹 2~4 次，每次 20 min。术后半卧位，双下肢外展屈膝，膝下垫软枕，抬高下肢，可促使静脉血和淋巴液回流通畅，同时降低伤口张力，利于愈合。

（2）防止感染：术后患者每日测体温 3 次，用无菌生理盐水擦洗外阴 2~3 次，大小便后同法清洁会阴部。患者房间应加强通风换气，以减少感染机会。外阴癌术后的患者需长时间卧床，应注意翻身防止发生压疮，同时鼓励患者做上身运动，防止血栓形成。

（3）其他：外阴切口一般 5 日拆线，腹股沟切口 7 日拆线。如切口感染，根据患者情况可提前拆线以利于引流。

第三节　宫颈癌

一、疾病概述

宫颈癌的病因至今尚未明了。有研究资料表明子宫颈癌与早婚、早年性交、性生活紊乱、人类乳头状瘤病毒及人类疱疹病毒Ⅱ型、人类巨细胞病毒感染有关，同时，也与男性包皮垢中的胆固醇经细菌作用后转变为致癌物质等因素有关。

宫颈癌临床有三大症状：阴道出血、阴道排液和疼痛。疼痛为晚期癌症状，表现为严重的腰骶部或坐骨神经疼痛。病变广泛时可因静脉和淋巴回流受阻导致该侧下肢肿胀和疼痛。

放射治疗原则：首选治疗方法，适用于宫颈癌Ⅰ～Ⅲ期患者，其次是手术治疗，适用于宫颈癌Ⅰ～Ⅱa 期患者，可行广泛性子宫切除术和盆腔淋巴结清扫术，还可采用手术加放射治疗的综合方法。

二、护理技术

宫颈癌手术患者的护理如下：

1.术前护理

（1）预防感染：宫颈癌患者因癌组织坏死或感染，阴道可有大量米汤样或脓性分泌物，术前每日冲洗外阴，保持局部清洁干燥，随时更换卫生垫及内裤。每日测3次体温，以早期发现感染征兆，早期治疗。

（2）注意饮食：宫颈癌晚期患者会出现贫血、感染、消瘦及全身营养状况差。术前要加强营养，给予高蛋白、高脂肪、富含维生素饮食。必要时给予静脉营养治疗。

（3）肠道准备：手术前3日开始肠道准备，术前1日晚行清洁灌肠。由于宫颈癌压迫直肠，灌肠时动作要轻柔，缓慢插入肛管，不可用暴力，并随时观察患者的反应。

（4）阴道准备：阴道冲洗时动作宜轻柔，防止碰破癌组织引起大出血。若出现阴道大出血，马上用无菌纱布压迫止血，同时通知医师给予抢救。

其他术前护理参见妇科腹部手术前护理。

2. 术后护理

（1）术后病情观察：宫颈癌手术范围大、时间长、出血多，因此，术后要严密观察病情变化，应有专人护理，每15 min测血压、脉搏1次至平稳。注意引流液的性质、质量及颜色的变化，保持引流管通畅。如有异常情况及时通知医师给予处理。另外，要观察伤口有无渗血。

（2）导尿管护理：宫颈癌手术导尿管一般保留7~14日，要保持其通畅，并每日更换无菌尿袋，防止逆行感染。在拔除导尿管前3日，将尿管夹闭，每2~3 h开放1次，以使膀胱功能逐渐恢复。拔导尿管2~3 h后要协助患者排尿，不能自行排尿者给予诱导排尿，仍无效时要重新保留导尿管。

3. 出院指导　嘱患者出院后注意自身症状的观察，如有阴道出血或分泌物增多及时来院就医。同时，增加营养饮食，劳逸结合，按时来院随诊，一般治疗后最初每月1次，3个月后每季度1次，1年以后每6个月随诊1次，3年后每年随诊1次。

第四节　妇科主要检查及治疗与护理

一、腹腔镜检查术

妇科腹腔镜为一种内镜，其基本技术是先向腹腔充气，建立人工气腹后插入内镜，在强大的冷光源照射下对盆腔进行观察或操作。

腹腔镜临床应用非常广泛，主要分为两部分。①用于诊断：对盆腔包块及疼痛、不孕症、子宫内膜异位症、腹腔内出血、生殖道畸形、内分泌疾病及盆腔恶性肿瘤的诊断；②用于治疗及外科操作：腹腔镜下可进行组织活检、囊肿穿刺、剔除、剥离、输卵管通液，腹水穿刺抽吸及腹腔冲洗，也可治疗子宫内膜异位症、不孕或寻找腹腔内异物或行绝育手术。

禁忌证分为绝对禁忌证和相对禁忌证。绝对禁忌证有：严重的心血管疾病和心功能不全、肺功能低下、急性弥散性腹膜炎、膈疝、腹壁疝、脐疝、腹股沟疝及股疝、腹部巨大肿物、妊娠 3 个月以上、结核性腹膜炎、严重的神经官能症、精神病或癔症、凝血机制障碍和血液病、休克状态及身体过于衰弱。相对禁忌证有：过度肥胖或过于消瘦、局限性腹膜炎、有前次腹腔镜手术失败史及腹部手术史。

腹腔镜检查的患者的护理如下：

1. 术前准备　腹腔镜手术前，护理人员要了解患者的病情及心理状态，讲清麻醉方法及手术方式，安慰患者使其更好地配合手术。同时，要进行血常规、尿常规、血型、肝功能及心电图检查。手术前为患者进行皮肤准备，清洁腹部皮肤，用络合碘及酒精棉签先后擦洗脐窝，除去污垢并剃去脐周汗毛，对于有可能进行双切口的患者会阴部要备皮。另外，术前 1 日晚开始肠道准备，给患者口服缓泻剂或用 1% 肥皂水灌肠 1 次，以减轻手术中肠胀气。术前 1 餐禁食，防止手术中应用麻醉药和牵拉内脏引起呕吐。在即将开始手术时要患者排空膀胱，必要时给予导尿。患者上台后进行外阴及阴道冲洗。

2. 术中观察　注意观察患者脉搏、面色及血压的变化，若有异常立即告知手术医师进行处理。

妇科腹腔镜手术是靠人工气腹膨胀腹腔以便有足够空间进行操作和检查。由于良好的人工气腹是手术成功的关键，因此在充气时要随时观察压力表的变化及患者病情。在正常情况下充气时患者会有腹胀、恶心、呕吐、肩痛等表现，这是由于膈肌上升刺激所致。调整体位，略呈头低脚高位可缓解上述症状。如果症状严重，甚至出现疼痛、晕厥、手冷、脉弱、血压下降，则要停止操作，检查有何异常，进行紧急处理。

3. 术后护理　嘱患者卧床休息，注意伤口有无渗血及腹腔内有无出血情况，同时，观察患者脉搏、血压的变化。一般手术后 1~2 h 后鼓励患者翻身活动，4~6 h 督促患者排尿，防止发生尿潴留，但对双切口并有腹腔灌注液的患者一定要卧床休息24 h，防止发生外阴水肿。患者伤口疼痛要报告医师，排除异常情况后，遵医嘱给予口服止痛药物。腹腔镜手术后患者无需特殊饮食或禁食。一般手术后3~4 h可进食、进水。

腹腔镜手术后患者阴道会有少量出血，若阴道出血量多于月经量，应及时来院就医。一般术后2周内禁止盆浴及性生活，术后1周来院拆线并复查。

二、宫腔镜检查术

宫腔镜检查是一种用内镜直接观察宫腔内部结构和病变的技术。主要用于探查异常子宫出血、原发或继发不孕的子宫内病因。同时，宫腔镜检查可以作为取活检、诊断性刮宫的向导，还可用于宫内节育器的定位与取出、输卵管粘堵等。

对有活动性子宫出血、急性或亚急性生殖道炎症、近期子宫穿孔或手术史、希望继续妊娠者、宫颈难以扩张者和宫颈有恶性肿瘤者不宜使用。

宫腔镜检查的患者护理如下：

1.术前准备　术前向患者介绍检查的目的及意义，取得合作，做好血、尿常规及阴道清洁度检查。手术宜在月经干净后3~7日内进行，在此期间禁止性生活。手术前一餐禁食并测体温1次，排空膀胱后可开始手术。

2.术中及术后护理　手术中严格无菌操作，护士应守护在患者身旁，观察其一般情况，如有胸闷、咳嗽或疼痛剧烈，应立即停止操作，为患者测量血压、脉搏，待症状缓解后继续操作。同时，备好抢救物品及药品，以便必要时应用。

手术后患者宜卧床观察1 h，无特殊不适方可返回。由于膨宫液的刺激，术后会有下腹部疼痛，但数小时后可自行恢复。如有少量阴道流血也属正常情况，无需治疗，几日后会自行消失。为防止感染，可酌情口服抗生素，同时应停止性生活2周。

三、阴道镜检查术

阴道镜检查是利用阴道镜将子宫颈的阴道部黏膜放大10~40倍，观察肉眼看不到的子宫颈表层较微小病变。

阴道镜适用于子宫颈与癌有关的异型上皮、异型血管及早期癌变的诊断，在可疑部位做活组织检查。对严重阴道炎或宫颈炎症，宜先治疗后再行阴道镜检查。

阴道镜检查患者的护理如下：

阴道镜检查对患者来说痛苦小，无需特殊准备，可反复进行。手术时嘱患者精神放松，配合医师操作。术中严格无菌操作。术后保持外阴清洁，每日清洁外阴，必要时可口服抗生素。同时，注意观察阴道流血情况，出血量多时来院就医。术后1周复诊，2周内禁止性生活及盆浴。

四、子宫颈激光治疗

子宫颈激光治疗适用于子宫颈病变、外阴白色病变、尖锐湿疣及慢性盆腔炎的治疗。对生殖道急性和亚急性炎症期、可疑宫颈恶性变或结核、妊娠期、宫内有螺丝避孕器者禁忌此项治疗。

子宫颈激光治疗患者的护理如下：

1. 术前准备　向患者介绍宫颈激光治疗的主要过程，以取得患者的配合。为防止感染先行阴道清洁度检查，并测试体温。手术前排空膀胱。宫颈激光治疗的最佳时间是月经干净后3~7日，此时体内雌激素与孕激素水平最低，操作时可减少子宫颈的损伤及出血。

2. 术中、术后的护理　观察患者的情况，如有严重不适反应，应报告医师暂停操作，症状缓解后方可继续进行。手术后嘱患者保持外阴清洁，每日用温开水清洗外阴。因宫颈有创面，要避免性生活1个月，术后1周和2周分别来院进行阴道冲洗上药，以促进创面愈合，防止感染发生。同时，要告诉患者术后1周左右阴道有少量流血为正常现象，无需处理可自愈，若流血量如月经量或下个月经周期时出现闭经，要来院复查。

五、子宫输卵管造影术

子宫输卵管造影术是由外子宫口注入碘造影剂，以观察子宫及输卵管的位置、大小、形态、有无畸形或病理性改变。

子宫输卵管造影术主要用于不孕症的检查、内生殖器结核（忌用于结核活动期）、原因不明的习惯性流产、疑有腹腔妊娠或盆腔肿块与子宫境界不清或疑有子宫黏膜下肌瘤、子宫发育异常者。

生殖器官有急性或亚急性炎症、严重心肺疾病、碘过敏及正常分娩、流产或吸宫、刮宫后6周内，均为子宫输卵管造影术禁忌证。

子宫输卵管造影术患者的护理如下：

1. 造影前准备　造影最佳时间是月经干净后4~8日。造影前1日行肠道准备，口服缓泻药，以利于造影日晨排便，以免过多的积气及粪便积于肠腔而影响造影效果。为防止感染发生，造影前1周避免性生活，做阴道清洁度检查。造影日测量体温并冲洗阴道，排空膀胱后，在放射科进行造影。

2. 造影中配合　应随时观察患者一般情况，嘱患者有不适感觉时及时反映。注射碘油时，如有刺激性咳嗽、胸痛、憋气等表现，应马上停止操作，测量血压、脉搏，抬高床尾，使患者呈头低脚高位，警惕是否有肺栓塞发生，严密观察病情变化。

3. 造影后护理　卧床休息 30 min，无特殊不适方可返回。嘱患者阴道如有少量油性分泌物或少量出血为正常情况，不需治疗。24 h 后再来院进行阴道冲洗并再次摄片，以检查有无碘油进入腹腔。术后为防止感染，可口服抗生素，2 周内禁性生活及盆浴，1 周后来院复诊。

六、输卵管通液术

输卵管通液术是在无菌的条件下，将导管插入宫颈，注入一定量的生理盐水于宫腔及输卵管内，用以了解输卵管是否通畅，对轻度输卵管粘连有疏通作用。

此术主要用于原发或继发不孕症（男方精液正常）疑有输卵管阻塞者，检查输卵管再通术后的效果。对内外生殖器官急性炎症或慢性盆腔脏器炎急性或亚急性发作、月经期或子宫出血、有严重的心肺疾病者禁忌。

输卵管通液术患者的护理如下：

1. 术前准备　输卵管通液术宜在月经干净后 3~7 日内进行，术前应进行阴道清洁度的检查，并测量体温，排空膀胱后开始操作。

2. 术中配合　手术中要密切观察患者的反应，如患者过分紧张，要尽努力安慰患者，也可遵医嘱肌内注射阿托品 0.5 mg。若患者仍很紧张且有严重的腹痛，应停止操作，检查注入宫腔内生理盐水的量并观察回流情况，以估计输卵管通畅程度。

3. 术后指导　手术完成后，嘱患者保持外阴清洁，2 周内禁性生活及盆浴，防止感染发生，通液后阴道有少量出血或流水为正常现象，应用卫生巾保持干净即可，数日后可自行恢复。

七、子宫内膜活检术

子宫内膜活检术是利用手术器械对子宫内膜组织进行取样并做病理学检查的操作，是临床常用的协助诊断的方法。适用于疑有子宫内膜癌、子宫内膜结核或需间接了解卵巢功能者。对生殖道炎症、检查日体温高于 37.5℃、疑有妊娠者禁忌。

子宫内膜活检患者的护理如下：

1. 术前准备　取内膜要求在月经来潮后 12 h 以内，检查开始前测量体温，排空膀脱，认真冲洗外阴。如高度怀疑子宫内膜结核的患者，检查前 3 日要应用链霉素等药物抗结核后再进行取内膜。

2. 术中配合　严密观察患者情况，护理人员应守护在患者身边使其尽量放松，同时，严格无菌操作。如患者出现腹痛或虚脱，应马上停止操作，呈头低位，遵医嘱给予 0.5 mg 阿托品皮下注射，待症状好转后继续操作。

3. 术后护理术后休息 30 min，无特殊不适方可返回。为预防感染，患者应遵医嘱应用抗生素，并避免性生活及盆浴 2 周。1 周后来院复诊。

八、经阴道后穹隆穿刺术

直肠子宫陷凹是盆腔最低部位。腹腔中游离血液、渗出液及脓液等常积聚在此。由于其与阴道后穹隆仅一层之隔，临床常通过后穹隆穿刺以辨明直肠子宫陷凹有无积液或积血，借以明确诊断。常用于辨明直肠子宫陷凹积液或贴近该部肿块的性质及原因，如异位妊娠、卵泡破裂等所引起的内出血、盆腔炎性积液或积脓的诊断。

经阴道后穹隆穿刺患者的护理如下：

1. 注意生命体征的观察。行经阴道后穹隆穿刺的患者多为妇科急腹症。因此，在整个检查过程中都要严密观察生命体征，随时测量血压及脉搏，注意患者面色、口唇及意识，防止休克发生。同时，注意患者腹痛情况。

2. 穿刺过程中动作要轻柔、敏捷，严格无菌操作，护士要看护在患者身边，给予安慰及协助医师操作。

3. 标本取出后静置 4~5 min，若血液凝固说明误入血管，若血液不凝说明有腹腔内出血。穿出淡红色、稀薄、浑浊液时一般为盆腔炎渗出物；若为脓性，则表示盆腔内有积脓，应留取标本做涂片检查、细菌培养及药敏试验。

4. 穿刺完成后要观察穿刺点有无渗血。如有渗血，须在阴道内填无菌纱布以压迫止血。数分钟后取出纱布。

九、前庭大腺囊肿造口术

前庭大腺感染后管口被堵，分泌物潴留形成囊肿，造成疼痛及行走困难。行造口术将脓性分泌物引流出来，以达到治疗的目的。

前庭大腺囊肿造口患者的护理如下：

1. 术前准备　术前向患者介绍手术的目的、方法及步骤，以取得合作。

2. 术中配合　手术为局部麻醉，患者会有不适感觉。护士要关心、照顾患者，耐心地倾听其不适主诉，观察其病情变化，使手术顺利完成。

3. 术后护理　手术后伤口内放无菌油纱条引流，一般 48~72 h 后取出，更换盐水纱条，嘱患者保持局部清洁，每日用温开水擦洗会阴并更换内裤，手术后隔日来院换药 1 次。注意体温变化，按医嘱服用抗生素。一般术后 5 日拆线，拆线后每日用 1∶5000 高锰酸钾坐浴，在治疗期间及伤口完全恢复前避免性生活。

十、诊断性刮宫

诊断性刮宫简称诊刮，主要是刮取子宫内膜做病理检查，以明确诊断，指导治疗。当疑有宫颈管病变时，则行分段诊刮。主要用于子宫异常出血，月经失调，如功能失调性子宫出血及闭经、不孕症、疑有子宫内膜结核者。

诊断性刮宫患者的护理如下：

1. 术前准备　术前要向患者介绍诊刮的目的及方法。如患者有发热或阴道、宫颈炎症，需治疗后再行诊刮。检查卵巢功能者要在月经来潮前或月经来潮 12 h 内进行。对老年患者来说，子宫已经萎缩，手术难度大，患者疼痛剧烈。因此，要做好术前的心理护理，使其能够很好地配合手术。手术前，患者排空膀胱、冲洗外阴及阴道，有阴道出血者免做阴道冲洗。

2. 术中观察　手术中护理人员要守护在患者身边，随时观察患者的病情变化，如出现面色苍白、出汗或疼痛强烈，要停止操作，测量血压、脉搏，排除异常情况后再继续操作。术中取出标本要求妥善保管切勿丢失，填好化验单后及时送检。

3. 术后护理术后静卧 30 min，观察其阴道出血及腹痛情况。同时，嘱患者保持外阴清洁，每日用温开水清洗。阴道有少量出血和轻度腹痛为正常情况，1~2 日后恢复，但如果阴道流血如月经量，腹痛加重，要及时来院就医。术后休息 1~3 日，避免重体力劳动，并按医嘱服用抗生素。

第五节　妊娠高血压综合征

一、疾病概述

妊娠 20 周后孕妇发生高血压、水肿及蛋白尿的一组症状，称为妊娠高血压综合征（简称妊高征）。基本病变是全身小动脉痉挛，由此引起一系列临床症状，严重时可发生抽搐、昏迷、肝肾衰竭，甚至母儿死亡。

高血压、水肿及蛋白尿为此病三大症状。根据症状及其严重程度分为轻、中、重3度。

1. 轻度妊高征　血压 ≥ 17.3/12 kPa（130/90 mmHg），或收缩压较基础血压上升 ≥ 4 kPa（30 mmHg），舒张压上升 ≥ 2 kPa（15 mmHg），伴有微量蛋白尿或水肿。

2. 中度妊高征　血压升高，但不超过 21.3/14.6 kPa（160/110 mmHg）；尿蛋白量增加，超过 0.5 g/24 h 或伴有水肿，孕妇有头晕感。

3. 重度妊高征　包括先兆子痫和子痫。

（1）先兆子痫：血压高于 21.3/14.6 kPa（160/110 mmHg），尿蛋白定量 ≥ 5 g/24 h 或水肿并出现自觉症状，如头痛、目眩及恶心等。

（2）子痫：在妊高征的基础上发生抽搐、昏迷，以产前子痫最为常见。

妊高征的主要并发症有胎盘早剥、脑出血、肺水肿、急性肾衰竭及胎儿宫内发育迟缓甚至胎死宫内等。

治疗原则：解痉、镇静、预防和控制抽搐的发生，积极控制血压，适时终止妊娠。

二、护理技术

妊娠高血压综合征孕妇的护理如下：

1. 轻度妊高征护理　孕妇要增加产前检查次数，密切观察病情变化，防止加重，同时做好孕期卫生宣教和生活指导，减轻工作量，保证充足睡眠。休息时取左侧卧位，以增加胎盘血供和各个脏器血流量。饮食上要加强营养，增加蛋白质、铁、钙的摄入，多食新鲜蔬菜及水果等，不需严格限盐。必要时给适量镇静剂，如苯巴比妥或地西泮，保证孕妇充分休息。

2. 中、重度妊高征护理　中、重度妊高征的孕妇须住院治疗，加强护理，防止子痫和胎儿意外发生。

（1）一般护理：做好心理护理，消除孕妇紧张情绪，避免一切不良刺激，保持心情平静，给予精神安慰和鼓励。保持病室安静，光线宜暗。孕妇卧床休息，左侧卧位并吸氧。密切观察生命体征，尤其是血压的变化，注意倾听患者的主诉，如有头痛、目眩、腹痛等先兆子痫早期症状时，及时报告医师积极处理。注意胎心音变化，勤听胎心音，做胎心音监测。教孕妇自数胎动，以了解胎儿宫内情况。严格记录出入量，定时测量体重及送尿检验，观察体液潴留和肾功能情况，以了解病情和判断治疗效果。备好急救物品及药品，如开口器、压舌板、拉舌钳、吸痰器、气管切开包、氧气及手电等，同时备好25%硫酸镁、10%葡萄糖酸钙、缩宫素及脱水剂等药物。

（2）药物治疗护理：25%硫酸镁是治疗妊高征的首选药。护理人员应掌握其作用、剂量、用法、不良反应和抢救措施。硫酸镁的主要作用是解痉、镇静、降压，其对胎儿影响小并可预防和控制子痫发作。但硫酸镁过量会引起呼吸和心跳抑制甚至死亡。在用药前和用药期间，要随时观察孕妇膝反射、尿量及呼吸，并备好具有拮抗作用的10%葡萄糖酸钙。若膝反射消失，24 h尿量少于600 mL或呼吸低于16次/min，应立即通知医师，静脉注射10%葡萄糖酸钙10 mL，以对抗镁离子作用，防止中毒现象进一步加深。硫酸镁可肌内注射、静脉注射或静脉滴注。肌内注射时要加入2%普鲁卡因2 mL并用长针头作深部肌内注射，以减轻疼痛，利于吸收。如局部有肿块、疼痛，可行热敷。静脉注射时，推药速度宜慢，约5 min注射完毕，不可外漏。静脉滴注时，滴速应慢，每分钟30滴，即每小时滴入硫酸镁1 g为宜。

常用于治疗妊高征的药物还有肼屈嗪、冬眠合剂、利尿剂等。应用这些药时要严格遵医嘱给药，观察孕妇用药后的反应。肼苯达嗪疗效好，静脉给药时速度不宜过快，以免血压骤降而出现心悸或休克。使用冬眠合剂时易出现直立性低血压，孕妇需卧床休息，防止摔倒发生意外。用利尿剂时，要观察孕妇有无低钾血症的表现，如腹胀、乏力及肌张力低等，如出现症状要遵医嘱补钾。

3.先兆子痫护理　妊高征症状进一步加重，出现头痛、胸闷及目眩等自觉症状，应及早发现，积极处理，防止子痫发生。此时，患者宜住单间，绝对卧床休息，左侧卧位，避免声、光等不良刺激，保证充足睡眠。密切观察病情，尤其是血压的变化，勤听胎心音，注意临产征象和并发症的早期症状，如宫缩、阴道出血及腹痛等，立即报告医师。先兆子痫患者要给予低盐普食，并严格记录出入量。必要时要有专人护理并做特级护理记录，每日测量体重，备好急救物品及药品以随时应用。同时，加强生活护理及巡视，防止意外发生。

4.子痫护理　妊高征出现抽搐、昏迷为子痫。常发生于妊娠晚期或临产前，少数亦可在产时或产后发生，一旦发生抽搐应立即抢救。在先兆子痫的护理基础上，加强病情观察，转入单间，光线宜暗。设专人看护，严格做好出入量的特级护理记录。各种治疗、护理操作要集中进行，动作轻柔，避免一切不良刺激而诱发抽搐，加重病情。密切观察生命体征，特别是血压的变化，随时测量血压，随时按医嘱给药。孕妇取平卧位，头偏向一侧，并吸氧。保持呼吸道通畅，随时吸出口腔、喉头分泌物。抽搐者取下可摘义齿，将缠有纱布的压舌板或开口器置上下臼齿间，防舌被咬伤，必要时拉出舌尖，避免舌后坠而影响呼吸。严密观察临产征象和并发症迹象，勤听胎心音，适时做直肠指检，掌握产程。选择适宜的分娩方式终止妊娠。备好抢救物品、药品（包括新生儿用的）。记录抽搐发作时间、次数、持续和间歇时间。产后仍有再次抽搐的可能，仍需继续观察。孕妇应保留导尿管，以随时观察尿量及做尿检。昏迷患者加床挡、防止意外发生。定时翻身，保持皮肤清洁干燥，防止压疮。每日冲洗外阴2次，给予静脉补液，保持其通畅。如昏迷时间长，置鼻饲保证热量。所有治疗操作，应严格执行无菌操作，防止感染发生。

5.临产及分娩时的护理　孕妇分娩时，医护密切配合，严密观察血压、脉搏及宫缩情况，防止抽搐发生。缩短第二产程，必要时产钳助产，胎儿娩出后给缩宫素10 U，肌内注射，预防产后出血。产后24~72 h仍有发生抽搐的危险，需继续观察血压、脉搏及尿量，注意产妇的主诉及一般情况。

6.产褥期护理　产妇应充分休息，待血压和体力逐渐恢复后方可哺乳和下床活动。出院后定期随诊，观察血压及肾功能情况，有异常者应在内科继续治疗，要严格避孕。其他同正常产褥期护理。

7.预防措施

（1）做好孕期保健宣教，使孕妇和家属了解妊高征的特点、早期症状和危害，引起重视，及时就医。

（2）孕期增加营养，摄入足够的蛋白质、叶酸、维生素，补充铁、钙等，防止贫血。注意劳逸结合。卧床休息时取左侧卧位。

（3）定期产前检查，重视孕妇主诉，注意血压、蛋白尿和水肿及体重等变化，做到早期发现、早期治疗，控制病情发展。这对降低母儿死亡率具有很重要的作用。

第六节　妊娠与心脏病

心脏病是导致产妇死亡四大原因之一，以风湿性心脏病最多见，先天性心脏病次之。患者妊娠后，血容量增加，心脏负担加重，至 32 周达高峰，易促发心力衰竭。分娩期由于宫缩，产妇屏气用力，回心血量增加，产后宫缩时大量血液迅速回心，使心脏负担更为加重。对于心脏代偿功能较好的孕妇，可以适应并承担，但对心功能Ⅲ、Ⅳ级的孕妇则不易承受，易引起心力衰竭，危及母儿生命。

患风湿性心脏病的孕妇临床表现为心率快、心律失常，二尖瓣区可闻及舒张期杂音。急性左心力衰竭时，产妇不能平卧，咳粉红色泡沫痰。

患先天性心脏病的孕妇分为发绀型和无发绀型，以无发绀型为多见。临床上在胸骨左缘听到杂音，病情轻者预后好。发绀型心脏病患者不宜妊娠。

妊娠前，心脏病患者应先征求内科医师意见，检查心脏功能，决定是否能承受妊娠及分娩，若不能承受则应严格避孕。

妊娠期，应由产科和内科共同监测，预防和治疗心力衰竭。

临产分娩时注意产程进展及心功能情况，以强心、利尿、给氧、镇静、防止心力衰竭发生为治疗原则。

产褥期应防止感染和心力衰竭发生。

心脏患者妊娠、分娩的护理如下：

1.加强孕期卫生宣教，解除孕妇思想顾虑，定期行高危门诊检查。合理安排工作和休息，保证充足睡眠与休息，避免劳累和情绪波动。

2.给予低盐普食，加强营养，多食新鲜蔬菜及水果，防止便秘，少食多餐，不宜过饱，防止加重心脏负担。

3.指导孕妇做好自我护理，每日记录尿量，测量体温、脉搏及体重，以随时观察病情变化，为医师治疗提供参考。

4.孕妇一般于产前 2 周入院，入院后要保持病室安静，保证充足睡眠，休息时取半卧位，其他护理同内科心脏病护理。

5.临产、分娩及产后 24 h 内，产妇心脏负担明显加大，注意防治心力衰竭，保障母儿安全。首先加强观察，细心护理，密切注意生命体征及心肺情况，及早发现心力衰竭征象。严格记录出入量，补液速度不宜过快。临产后常规给予抗生素至产后，预防感染。给予吸氧，注意产程进展及胎儿情况。遵医嘱给予哌替啶 100 mg 肌内注射，使孕妇保持镇静，加快产程进展。第二产程时，常规侧切会阴，使用胎头吸引器或产钳助娩，减少产妇屏气用力。胎儿娩出后，立即在腹部压沙袋，6 h 后取下，以避免因子宫收缩及腹压骤减而致回心血量增加导致心力衰竭。此时，产妇应很好休息，遵医嘱给吗啡 10 mg 皮下注射。第二产程后尽量不用缩宫素。

6. 产褥期应严密观察生命体征及心功能情况。产妇需卧床休息，不宜过早下床活动。心脏病病情较重的产妇不宜哺乳，应予退奶；轻者可逐步适当活动并母乳喂养。

7. 产后产妇饮食宜清淡，注意粗细搭配，防止便秘。

8. 心脏病患者在其妊娠至产后均需注意防止各种感染发生。各种护理操作要严格无菌技术，临产至分娩后常规应用抗生素。

9. 产后其他护理同正常产褥期护理。

第七节　妊娠与糖尿病

一、疾病概述

糖尿病是一组由于胰岛素分泌和作用缺陷导致的碳水化合物、脂肪、和蛋白质等代谢紊乱和长期高血糖为主要表现的代谢性疾病。妊娠与糖尿病互相影响，使病情复杂多变。糖尿病患者妊娠后对孕妇、胎儿和新生儿的影响主要取决于疾病的严重程度和血糖是否得到有效的控制，如处理不当，并发症多，母婴病死亡率高。

孕妇在孕期体重骤增或出现多尿、多饮、多食症状，常伴有皮肤瘙痒或外阴、阴道念珠菌感染等；重症时可出现酮症酸中毒伴昏迷。孕妇易出现羊水过多、妊高征、感染、产道损伤及产后出血等并发症。胎儿可有巨大儿、胎死宫内、先天畸形、新生儿低血糖、呼吸窘迫综合征及高胆红素血症等并发症。

妊娠前要根据患者的病情决定能否妊娠，不宜者，向患者及其家属充分解释，求得理解；已妊娠者应尽早终止。

妊娠期由产科及内分泌科共同观察患者心肾功能、眼底变化、血糖及尿糖情况，指导孕妇用药和控制饮食。加强产前检查，注意孕妇体重增长情况及胎心、胎位和胎儿生长情况，定期测量血压、宫高及腹围并做 B 超检查，以早期发现妊高征、羊水过多、胎儿畸形及巨大儿等并发症。孕 30 周后，指导孕妇自己数胎动次数，及早发现胎儿宫内窘迫。患糖尿病的孕妇一般提前入院，以讨论并制订分娩方式和时间。

整个妊娠期及分娩前、后要预防感染发生。

二、护理技术

糖尿患者妊娠、分娩的护理如下：

1. 做好心理护理，解除孕妇思想顾虑，指出饮食治疗的重要性，严格控制饮食，遵守膳食计划，最好使尿糖达到阴性。

2. 教会孕妇自测四段、四次尿糖及尿酮的方法和结果判断，以随时观察病情变化，调整药物用量。

3. 糖尿病孕妇抵抗力低，易受细菌及真菌感染。指导孕妇注意个人卫生，保持全身皮肤黏膜清洁完整，预防感染。室内空气要新鲜，防止上呼吸道感染。一旦感染发生，及时应用抗生素治疗。

4. 使用口服药物治疗时要严格遵医嘱，按时、按量服用。使用胰岛素治疗时，应严格核对剂量，应在饭前 15 min 皮下注射。

5. 孕妇临产时鼓励其正常进食，以保证热量供应；产程中密切观察产程进展，注意有无出汗、脉搏加快等低血糖表现。有异常情况发生时，立即报告医师及时处理，同时备好抢救物品及药品。产褥期注意产后出血，防止感染发生。重症糖尿病产妇不宜哺乳，应予退奶。轻者可母乳喂养，但须加强乳房护理，预防乳腺炎发生。

6. 要做好抢救新生儿的准备，预防并发症的发生，即便足月儿也要按早产儿常规护理，给予保暖，短期吸氧，观察新生儿一般情况。如有哭闹不安、出汗等，注意有无低血糖发生，可行血糖监测，及早补充糖水。

第十四章　护理管理制度

第一节　护理行政管理制度

一、护理部工作制度

1. 根据医院工作计划，结合临床医疗和护理工作实际，定期拟定护理工作计划，经院长批准后，具体组织实施。

2. 经常督促检查工作制度和护理技术操作常规及护理人员工作职责的贯彻执行，提高基础护理和疾病护理的质量。

3. 合理计划和调配使用护理人员，做到护理任务和力量的基本平衡，加强对护士长工作的具体指导，充分发挥护士长的作用。组织护士长查房和各科之间定期交叉检查和不定期抽查。

4. 负责全院护理人员的业务培训。开展业务知识的学习和操作技术的训练，制订常规技术的操作规程和定期考核。加强护理工作的技术管理，开展护理工作的科研和技术革新活动，不断提高护理技术水平。

5. 做好病房管理，达到环境整洁、安静、舒适、安全、工作有序的要求。对患者进行住院指导和生活管理，做好基础护理，合理控制陪护，积极创造条件，搞好病房设置规范化。

6. 定期对各科（病房）常备药品、器械物品的领取、保管和使用情况进行检查。

7. 了解或参加各科开展的新业务、新技术及危重症患者的抢救。

8. 经常深入科室了解实际情况，督促检查各项工作的落实，杜绝护理事故，减少护理差错的发生，分析护理工作质量，发现问题及时解决，并做好记录。定期向院长汇报工作，提出改进工作措施。

9. 掌握全院护理人员的工作、学习、思想情况，做好思想政治工作，关心护士生活。

10. 每季度进行住院患者、门诊患者的满意度调查。

11. 坚持夜班督导查岗制，对同一科室，每周抽查不少于一次，并有记录。

12. 执行护理会议制度，按时召开各种会议。

13. 教学工作

（1）有各类人员（护生、进修生、在职护士等）的教学计划，有考核，有总结。

（2）组织全院护士业务学习每年不少于十二次，进修生讲课每月一次。

（3）护士业务考试每季度一次。

（4）新护士岗前培训一周。

（5）各类学生实习前集中入院教育。

二、护士执业准入制度

1. 从事临床护理工作的人员，必须遵守《中华人民共和国护士管理办法》。

2. 护理人员必须持有护士执业注册证上岗。

3. 护理人员必须按规定每两年注册一次，每年继续医学教育学分不得低于25分（其中Ⅰ类学分不少于10分）。

4. 无护士执业证者，不允许从事临床护理工作。

三、护理会议制度

1. 护士长例会制度。护理部每月组织一次护士长例会，传达上级指示，反馈护理质量检查情况，对存在问题进行分析，并提出整改措施，拟定阶段工作的目标和任务。

2. 护士长例会征询、研究、商讨全院护理质量、安全、交流先进经验、学习管理知识及护理发展新动态的内容。

3. 每季度召开质量管理小组会议，讨论、分析护理工作中存在的问题，提出改进措施。

4. 每季度召开一次护士长读书报告会，结合实际工作谈体会，以达到共同学习、共同提高的目的。

5. 每年召开1~2次全院护士大会，传达上级指示精神，护理部工作计划和总结，介绍新业务、新技术和护理工作发展方向，表彰先进。

6. 每日晨间各科室召开晨会，结合夜班护士的交班情况，由护士长简明扼要布置当日工作，提出工作中应注意的问题，进行短时间的业务学习。

7. 按时参加各种会议并做好记录，不迟到，不早退，有事请假并安排其他人员参加会议，及时传达会议内容认真贯彻落实工作任务。

四、午休、节假日护理质量及值班制度

1. 执行护士长夜查房制度。

2. 节假日实行护士长带班制度，时间比较长的节假日实行护理部值班制度。

3. 加强中午班、夜班、节假日的监督力度，保证护理安全。

4. 重点科室如急诊室、加强监护病房、手术室等重点管理。

5. 节假日重点查危重症患者、抢救药品、物品、抢救措施及程序落实情况。

6. 督导中发现问题及时反馈，限期整改。

五、护理查房制度

（一）教学查房

1. 科室教学查房：每月组织 1 次。针对典型疑难病例或护理问题，预先安排专人准备，提出重点需解决的问题，由护士长或责任组长主持，并做详细记录。

2. 全院教学查房：每季度组织一次，事先选择典型病例，科室做好准备，全院护士参加，护士长主持，必要时可随时提问及进行答疑、答辩。

（二）常规查房

1. 全院护理查房：护理部组织，每月 1 次，逐科检查执行护理规章制度、专科护理质量、重症护理、病区管理、护理文书等情况。

2. 护士长查房：每日不少于 3 次，对病区护理质量、危重症患者、护士职责履行、临床护理、病区管理等实施检查、督促、修正、落实。

3. 等级护理查房：依据职责，病房护士按分级护理要求按时巡视患者。

4. 整体护理查房：对新患者、重危、特殊检查、待手术及术后患者，老年特殊患者随时查房，满足其心理需求。及时解决护理问题，必要时做好记录及交接班。

六、护士长夜查房制度

1. 负责对夜间护理工作的组织领导。

2. 掌握全院病危、急诊、新入院、手术后等患者的病情及护理，解决夜间护理工作中的疑难复杂问题。

3. 了解夜班护士的工作情况，重点是能否按规定巡视病房、对危重症患者的观察、病情变化的了解及准确记录液体出入量、护理记录等情况。

4. 负责检查夜班护士在患者熄灯前的准备工作情况，包括患者在夜间所需用品是

否准备齐全，是否放置在合适的位置，年老体弱患者的安全措施是否得当等。

5. 阅读及检查护士对新入院患者，尤其对抢救患者的记录是否完整、准确。

6. 检查护士有无违纪情况，包括仪容仪表、文明礼貌、劳动纪律等方面。

7. 检查病室是否整洁、安静。

8. 夜查房的护士长把以上检查情况记录在夜查房考核表上，次日晨间向护理部汇报夜间护理工作情况。

七、护理人员请假制度

1. 病假需出示保健科的诊断证明。

2. 事假应有本人提出书面申请，请护士长、护理部主任批准后生效，超过 3 日由主任签署意见后交人事科，由人事科报主管领导。

3. 事假须由本人亲自来医院请假，电话请假无效。

4. 疾病等原因不能上夜班者，必须提前交病假证明，以免影响工作和人员安排。

5. 上班时间离岗要请假，不超过 30 分钟，超过者按半天事假处理。

6. 护士长休假或外出需事先向护理部主任请假。

八、护理人员应急调配制度

1. 护士长根据工作情况，实行弹性排班。

2. 遇重患者多、工作繁忙时，值班护士及时通知听班人员到岗，必要时汇报护士长，护士长根据工作情况进行人员调配。

3. 若科内不能自行解决，汇报护理部，护理部根据全院的工作情况进行全院护士调配，及时替代。

4. 所调配人员应具备一定的工作能力，并能完成替代科室的各项工作任务，保证护理质量。

5. 在夜间或节假日值班时，值班人员因特殊原因不能继续工作或遇有疑难操作不能完成时，要立即向护士长或主管部门汇报，随时进行人员调整，及时完成工作任务。

九、轮转护士管理制度

1. 护理部根据医院护理工作及护士培训计划，制订护士转科计划，每个病区轮转 3 个月。

2. 科室应按护理部制订的计划定出具体的落实措施，安排中职或高年资护师担任带教老师。

3. 科室严格要求，严格训练，做好基础护理、专科护理、专科护理技术的培训，培养提高护士分析思考、解决问题的能力。

4. 认真执行各项规章制度和技术操作规程，防止差错事故的发生。

5. 认真履行岗位责任制，工作勤恳，不擅离职守，不以权谋私。

6. 虚心请教，善钻好学，积极参加护理查房及疑难护理病例讨论，尽快提高专科护理水平。

7. 轮转结束后，由所在科室进行理论、操作考试，其考试结果存于护理人员档案中。

十、护理质量管理制度

1. 成立由分管院长、护理部主任、护士长组成的护理质量管理委员会，负责全面督导、检查工作。

2. 制订各项护理质量检查标准，采取定期检查、随机抽查、夜查等形式进行检查督导，将质量检查结果及时反馈给护士长或当事人。

3. 护理部每月抽项查，每季度全面查，每周护士长夜查，科室质控小组每周抽查1~2次，检查结果及时反馈，并实行护士签字制。

4. 护理部每季度召开一次质量管理委员会会议，每月召开护士长例会，总结质量检查中存在的问题，分析原因，并提出整改措施。

5. 科室根据存在问题及反馈意见提出整改措施并改进。

6. 护理工作质量检查结果作为科室进一步质量改进的参考及护士长管理考核重点。

十一、护理新技术新业务管理制度

1. 各科室护士长每年年底拟定下年度的护理新技术新业务项目，并写出申请报告交护理部，护理部报上级主管部门或院长审查同意后方可实施。

2. 对批准的新技术新业务的项目要严肃认真地组织实施，在保证医疗护理安全的前提下，尽量为开展新技术新业务的承担人提供方便。

3. 护理部及科室护士长定期督查，以保证新技术新业务的顺利开展。

4. 建立新技术新业务管理档案，资料要完整、准确、真实，专人管理。

5. 对成绩突出的科室及承担人酌情给予奖励。

十二、护理人员质量安全教育制度

1. 每年的一月份定为"护理安全月"，组织护士学习有关法律法规知识，开展质量安全教育系列活动。

2. 每年举办"护理风险识别与处理"专题业务讲座。

3. 定期分析临床各种医疗护理纠纷案例，使护士吸取教训，引以为戒。

4. 每月对全院上报的护理质量缺陷进行分类汇总，查找原因，制订防范措施。组织每一位护士学习并进行预警提示，杜绝类似问题发生。

5. 每年召开临床一线护士安全工作座谈会 1~2 次，了解护士对护理安全工作的认识，听取护士对确保护理质量安全工作的建议，达到安全知识信息共享。

十三、护理投诉管理制度

1. 凡是医疗护理工作中，因服务态度、服务质量及自身原因或技术原因而发生的护理工作缺陷，引起的患者或家属不满，反映到护理部或有关部门转回护理部的意见，均为护理投诉。

2. 护理部设专人接待护理投诉，认真倾听投诉者意见，使患者有机会陈述自己的观点，耐心安抚投诉者，并做好投诉记录。

3. 接待投诉人员要做到耐心细致，认真做好解释说明工作，避免引发新的冲突。

4. 护理部设有护理投诉专项记录本，记录投诉事件的发生原因、分析和处理经过及整改措施。

5. 护理部接到护理投诉后，及时反馈，并调查核实，告知有关科室的护士长。科室应认真分析事发原因，总结经验，接受教训，提出整改措施。

6. 投诉经核实后，护理部可根据事件情节严重程度。做出以下处理：

（1）给予当事人批评教育。

（2）当事人认真做书面检查，并在护士长处备案。

（3）向投诉患者诚意道歉，取得患者的谅解。

（4）根据情节严重程度给予一定的经济处罚。

7. 护理部每月在全院护士长会上总结、分析，并制订相应措施，对全年无护理投诉的科室给予表扬。

十四、工休座谈会制度

1. 工休座谈会每月召开一次，由护士长主持召开。

2. 工休座谈会除向患者宣传医院制度及健康宣教外，着重听取患者对医疗、护理、饮食、服务态度、管理工作的意见和建议，患者和家属的意见要落实到具体人和事，并据此改善和提高工作质量。

3. 患者提出的意见及建议，能够改进和采纳的应立即协调有关部门及人员解决，因故暂不能改进和采纳的应向患者解释。并取得患者的谅解。

4. 医务人员不得因患者提出意见而以任何方式刁难及报复患者。

5. 做好工休座谈会记录。

第二节　护理人员继续教育培训制度

一、护理人员岗前培训制度

1. 新分配的毕业生及医院聘用的护理人员须参加医院组织的岗前培训，时间为一周。

2. 对新调入医院的护士，由护理部组织培训。

3. 培训结束后进行考核，成绩合格者方可上岗，考核成绩记入个人技术档案。

4. 培训内容

（1）进行医德医风、职业道德教育，牢固树立专业思想，全心全意为患者服务。

（2）介绍医院现状、发展规划及护理发展前景，使之树立有理想，有抱负，愿为医院无私奉献一生的思想。

（3）介绍医院规章制度和各级各类护理人员职责，做到有章可循、有法可依。

（4）护理技术操作培训，采用看录像、专人指导、集中培训考核。

（5）院内感染知识培训。

（6）护士仪表、礼仪规范的培训。

5. 对新上岗的护士长也要进行岗前培训，培训内容按护士长的管理标准进行。

6. 岗前教育期间要进行讨论、学习并考核，以保证培训效果。

二、护理人员培训制度

1. 实习护士基本技术操作和相关内容由实习科室进行出科考试。

2. 新毕业护士进行岗前培训，内容如下：基本护理操作技术、基础理论知识、医德与服务规范训练及规章制度，培训结束进行相关的考试考核。

3. 针对本专业特点安排护理人员的专科理论学习及操作培训，每月护理查房两次，业务学习两次，以提高专科护理水平。

4. 护理部每月组织一次全院性业务学习，内容为新知识、新理论、新技术、新方法，以利于护士技术交流及开拓思路。

5. 护理部定期组织短期培训，如：监护技术培训、新医疗技术培训、护理技术操作培训、抢救技术培训，以提高抢救技术、专科技能和知识。

6. 有目的地选派护士外出进修学习及参加培训班，提高专科技能。返院后要求有学习体会汇报及新技术在临床开展。

三、继续教育学分管理办法与计分标准

按《山东省继续医学教育学分授予办法》，凡从事卫生技术工作的人员，每年应参加继续教育活动，取得学分不得低于 25 学分。

（一）学分分类

继续医学教育学分分为Ⅰ类学分和Ⅱ类学分两类。

1. Ⅰ类学分授予范围

（1）全国继续医学教育委员会、中医药继续教育委员会审批认可的或国家级继续医学教育基地举办的国家级继续医学教育项目。

（2）省继续医学教育委员会审批认可的或省级继续医学教育基地举办的省级继续医学教育项目。

（3）各医疗、科研、教学单位和学术团体报经全国或省继续医学教育委员会批准举办的继续医学教育专项备案项目。

（4）在省级以上刊物发表论文和综述。

（5）市（厅）级以上科研项目立项、奖励。

2. Ⅱ类学分授予范围

（1）市继续医学教育委员会审批认可的市级继续医学教育项目。

（2）自学、外出进修等。

（3）出版专业著作、译著，在市级以下刊物发表论文等。

（4）其他形式的继续教育活动。

（二）学分规定

1. 继续医学教育对象每年都必须参加继续医学教育，其任职期内平均每年取得的

继续医学教育学分不得少于 25 学分，当年所获学分不得少于 20 学分。

2. 不同医疗卫生机构中的继续医学教育对象任期内平均每年应取得的Ⅰ类学分规定如下：三级医院、一等防保机构、省级医疗卫生单位不低于 10 学分；市级医疗卫生机构人员不低于 7 学分；县级医疗卫生机构人员不低于 5 学分。对乡镇级医疗卫生机构人员的Ⅰ类学分暂不作规定。

3. 继续医学教育对象取得Ⅰ类学分可替代Ⅱ类学分，但Ⅱ类学分不能替代Ⅰ类学分。

4. 经单位批准，参加在职学历（学位）教育的，在规定学制年限内，年度学习成绩合格者，视为完成当年的 25 学分。

5. 经单位批准，凡到国外单位进修（含出国进修）满 6 个月及以上，经考核合格者，视为完成每年规定的 25 学分。

（三）学分授予标准

1. Ⅰ类学分

（1）参加国家级继续医学教育项目活动，学员经考核合格，3 小时授予 1 学分；讲课人每小时授予 2 学分。

（2）参加省级继续医学教育项目活动，学员经考核合格，按 6 小时授予 1 学分，讲课人每 2 小时授予 1 学分。

国家级、省级继续医学教育项目由主办单位按规定授予学分，并颁发由省继续医学教育委员会验印的国家级、省级继续医学教育项目学分证书。每个项目所授学分数，最多不超过 25 学分。

（3）在省级以上刊物发表论文和综述，按以下标准计算学分：

第一作者、第二作者、第三作者（以此类推）

国外刊物：10、9、8 学分

具有国际标准刊号（ISSN）、国内统一刊号（CN）的刊物：6、5、4 学分

省级刊物：5、4、3 学分

（4）市（厅）级以上科研项目在立项当年按以下标准授予学分：

第一作者、第二作者、第三作者、第四作者、第五作者（以此类推）

国家级课题：15、13、11、9、7 学分

省（部）级课题：10、8、7、6、5 学分

市（厅）级课题：8、6、5、4、3 学分

（5）获得市（厅）级以上科技成果奖的当年按以下标准授予学分：

国家级奖：一至三等奖前五位均授予 25 学分，六位以后授予 20 学分。

省（部）级奖：按获奖者排序授予以下学分：

第一至第五位（余类推）

一等奖：20、19、18、17、16 学分

二等奖：15、14、13、12、11 学分

三等奖：10、8、7、6、5 学分

市（厅）奖：按获奖者排序授予以下学分：

第一至第五位（余类推）

一等奖：10、8、7、6、5 学分

二等奖：9、7、6、5、4 学分

三等奖：6、4、3、2、1 学分

科技成果奖的计分按最高奖项计，不重复计分。

上述 3~5 项经省、市继续医学教育委员会审核有关原始资料后授予相应学分，并出具学分证明。

2. Ⅱ类学分

（1）参加市级继续医学教育项目，经考核，每 6 小时授予 1 学分，讲课人每小时授予 1 学分。每个项目最多不超过 25 学分。

（2）自学是继续医学教育的一种重要形式。凡自学与本学科专业有关的知识，并写出综述，经单位评审合格后，每 2000 字可授予 1 学分，但每年最多不超过 5 学分。

（3）学习由全国或省继续医学教育委员会制订或指定的有关"四新"的自学资料、期刊、音像教材等，经本单位考核合格后，可按委员会规定的学分标准授予学分。

（4）到国外单位（含国外）进修 6 个月以内者，经考核合格，由接受进修单位或派出单位每 1 个月授予 3 学分。

（5）在市级及内部刊物发表论文和综述，按以下标准计算学分：

第一作者、第二作者、第三作者（以此类推）

市级刊物：4、3、2 学分

内部刊物：3、2、1 学分

（6）正式出版专业著作、教材，于出版当年按每编写 1000 字授予 1 学分；译著按每 1500 汉字授予 1 学分。该类学分最多不超过 25 学分。

（7）撰写出国考察报告、国内专题调研报告，每 3000 字授予 1 学分，最多不超过 10 学分。

（8）由单位组织的学术报告、专题讲座、技术操作示教、手术示范、新技术推广等，每次主讲人可授予 2 学分，参加者授予 0.5 学分。参加者每年获得的该类学分最多不超过 5 学分。

（9）参加临床病例讨论会、多科室组织的安全讨论会，大查房，每次主讲人可授予 1 学分，参加者授予 0.2 学分。参加者每年获得的该类学分，最多不超过 10 学分。

上述 II 类学分除市级继续医学教育项目由市继续医学教育委员会颁发学分证书外，其余均由本单位继续医学教育主管部门负责审查并授予学分。

3. 参加现代远程继续医学教育项目活动，按该项目的规定学分授予标准计分。编制远程继续医学教育项目课件脚本，按项目主讲人的学分授予标准计分。

四、护理业务学习、查房制度

1. 护理部每月组织一次业务学习。

2. 各病区每月组织两次业务学习和护理查房。

3. 业务学习内容：结合专业特点，学习新理论、新知识。

4. 护理查房对象主要是重症、疑难病例和特殊病例。

5. 参加业务学习、护理查房的护理人员按规定纳入院内继续教育学分管理。

五、参加护理学术活动的有关规定（含进修人员）

1. 医院支持护理人员参加中华护理学会举办的全国性护理学术会议或省、市护理学会主办的学术活动。此外，会议不给予审批。

2. 护理人员参加学术会议或向会议投递论文，必须经医院科研论文指导小组审阅、审批后，上报护理部同意后有效。

3. 凡参加学术活动的护理人员，会前要做好认真的准备，会议期间要全身心地参加会议，认真学习和交流，会后要向护理部写出书面的汇报，重点是参会的体会及改进本院护理工作的建议，并将交流的论文及论文证书复印件交护理部，作为资料保留。如未向护理部汇报，取消下次参会资格。

4. 凡经护理部同意参加的学术交流会议，其费用按医院规定报销。

5. 参加会议的时间，包括路途及会议时间，周六、周日在内，最多 8 日。启程前，需向护士长明确离院及返回上班时间。

6. 会后将论文认真修改投递护理核心期刊，凡文章未投递者，将取消下次参会资格。

六、护理进修人员管理规定

1. 凡来我院申请进修人员，必须持护理专业的毕业证及护士注册证的原件及复印件，到护理部申请，并填写进修人员审批表。

2. 进修人员应坚持四项基本原则，积极参加医院组织的有关活动，努力钻研业务技术。

3. 服从领导，尊重老师，遵守医院各项规章制度，严守诊疗操作规程，爱护公物。

4. 进修必须按原计划进行，不得中途退学，不得变动进修科目，不得擅自延长进修时间。进修结束前，及时填写"进修鉴定表"，按期离院。

5. 进修期间必须服从科室安排，如有特殊情况需请假者，超过 3 日须有原单位与我院联系，经同意后方可离开，请假时间过后不补。

6. 凡入住进修宿舍的人员，必须严格遵守我院进修宿舍管理规定，自觉维护宿舍秩序，不准将钥匙外借，爱护公物，如有损坏，照价赔偿，保证安全用电，保持宿舍卫生。

7. 进修人员必须按护士的仪表规范着装，并纳入进修科室的质量考核中。

8. 对违反规定的进修护理人员护理部拒绝给予进修鉴定，并退回原单位。

9. 进修人员必须按医院规定缴纳进修费，并交管理押金，作为护理质量、规章制度执行等的保证金。凡违反医院、科室有关管理规定的，可根据情节扣罚押金。

七、护理进修人员培训制度

1. 由护理部主任进行医德教育，介绍医院规章制度及差错事故的防范措施等。

2. 进行护士仪表及礼仪规范的学习及培训。

3. 各科室要及时制订进修生的带教计划，除在临床实践中学习本专业的护理理论知识和技术操作外，每个科室开展的新业务、新技术应为进修生提供学习的机会。具体要求如下：

（1）每两周组织业务讲座一次。

（2）每两周进行护理查房一次，护士长有针对性地提问并进行答疑。

（3）每季度由所在科室护士长进行理论、操作考试一次，并作为填写进修鉴定意见的依据。

（4）按时参加护理部组织的全院性的业务讲座。

（5）进修后期可安排担任责任护士，在护士长及主管护师的指导下可进行护理记录书写，由指导老师签字。

（6）进修结束前一周要及时完成进修鉴定，护士长根据进修生的表现写出评语。由护理部签署意见后盖章。

八、在职护理人员继续教育计划

医学科技的发展，社会不断地进步，使护理学的工作领域不断拓宽，对临床护理工作也提出了更高的要求。护理人员必须在巩固基础知识和技能的基础上，进一步学习掌握新的理论和技术，才能适应需要，促进护理工作的开展。

（一）继续教育的内容

1. 复习巩固护理基本理论、基本知识、基本技能。

2. 专科的医学和护理学知识、技能。

3. 护理专业理论、临床教学、护理管理及护理科研等综合内容。

（二）继续教育的途径

1. 病房有计划地组织讲课、查房和考核。

2. 院内外各种专业或相关专业的讲座、会议交流、学习班、研讨班等。

（三）继续教育的安排

1. 试用期护士的继续教育

（1）目标：具有良好的护士形象和行为，能独立完成临床护理中小组护士的工作。

（2）重点

1）巩固专业思想，严格素质要求，加强护士素质培养。

2）与临床实践相结合抓好"三基"训练。

3）明确临床护理工作程序及小组护士工作职责。

4）学习专科护理理论和技能。

5）学习为患者做健康教育的方法并实施整体护理。

（3）具体要求

1）到医院报到时，接受护理部组织的入院教育和护士行为规范训练。

2）护士长结合每一位护士的情况，制订1年的具体培养计划。

3）工作以小组护士工作为主，适当安排药疗、治疗工作，熟练掌握基础护理的知识和技能。

4）参加病房内、科内、院内的业务学习。

5）护士长每季度考核和抽查护士素质、护理知识和技能，考核结果上交护理部。

6）每季度理论考试及19项基础护理技术操作考试成绩均在85分以上者有资格参加转正考核。

2.护士阶段的继续教育

（1）目标：能按要求独立完成科室各项护理工作，特别是专科护理的知识，逐渐达到护师水平。

（2）毕业2~3年的护士

1）重点：①在熟练掌握基础知识和技能的基础上，进一步学习和熟练掌握专科护理知识和技能（包括专科疾病知识、疾病护理要点、专科仪器使用、用药注意事项及常见不良反应等）。学习整体护理有关的理论和方法。②学习专业外语（常用医学术语、日常会话、专科常用药物的英文名称等）。③学习健康教育的原则和方法，充实教育内容，提高教育能力。

2）具体安排：①工作以临床小组为主，适当安排药疗、治疗工作，熟练掌握各岗位工作程序和工作职责。②积极参加病房内、科内、院内的业务学习，完成每年继续教育学分。侧重专科疾病的护理知识和技能，适当参与病房内小讲课和患者教育工作。③在上级护理人员的指导下，正确书写护理病历。④护士长定期考核，侧重专科护理知识和技能，考核结果上交护理部。

（3）毕业4~6年的护士

1）重点：①掌握专科疾病护理知识和技能。②学习和熟练抢救技术及相关知识。③学习专业外语。④学习病房临床教学工作和护理科研设计。

2）具体安排：①以小组护理工作为主，特别是危重症患者的护理，适当安排药疗、治疗和病房主管工作。②参加病房内、科内、院内业务学习，完成每年继续教育学分。侧重学习专科护理及抢救知识和技能，并参与病房授课和患者健康教育的组织和管理工作。③参与病房护生和低年资护士的带教。以自身良好的专业形象和正确的护理行为影响其他护士，并由病房教学老师对其作出评价。④适当参加院内外组织的基础医学和公共英语辅导及考试。⑤参与病房护理科研工作，并借助字典每年完成一篇护理专业的译文。⑥鼓励参加护理专业的夜大学习或高等教育自学考试。

3. 护师阶段的继续教育

（1）目标：承担专科危重症患者的护理，能为患者提供整体护理。积极参与并组织病房内的抢救，成为病房的业务骨干并有意识地提高教育、管理、科研能力，逐步达到主管护师的水平。

（2）重点

1）危重症患者护理中主要问题的研究。

2）抢救知识和技能及组织抢救的能力。

3）教学、管理、科研的综合能力。

（3）具体安排

1）小组护士工作中以危重症患者护理为主，并承担责任护士的工作。其他根据具体情况安排药疗、治疗、主管护士的工作。

2）参加科内、院内外的业务学习，完成继续教育学分。侧重专科、教学、管理及科研方面的内容。

3）参加病房或科内护理科研设计及论文写作。

4）参与病房带教，表现突出者可选拔为病房教学老师。

5）鼓励参加护理专业的夜大学习或高等教育自学考试，获得大专、本科及以上学历。

4. 主管护师阶段的继续教育

（1）目标：具有护理专科、护理教学、护理管理的专项特长，承担病房或学校的教学工作。能够及时总结工作经验，开展护理科研，逐步达到主任护师的水平。

（2）具体安排

1）侧重病房的教学和管理工作。

2）参加科内、院内外的业务学习，完成继续教育学分。

3）承担病房、学校等各种教学工作，并主持病室内患者教育工作。

4）主持病房内的护理科研工作。

5）每年至少有 1 篇文章或科研报告发表。

第三节　病房管理制度

一、病房工作人员守则

1. 主动向新入院的患者介绍医院的有关制度和病房环境，进行人员评估，了解患者的需求，使他们尽快适应环境，接受治疗。

2. 工作认真负责，语言文明，态度诚恳，避免恶性刺激。对个别患者提出的不合理要求应耐心劝解，既要体贴关怀又要掌握原则。

3. 遵守保护性医疗制度，有关病情恶化、预后不良等情况，由负责医师或上级医师向患者进行解释。

4. 尊重患者，注意保护患者隐私。

5. 在检查、治疗和护理中要严格遵守操作规程，耐心细致解释，选用合适的器械，不增加患者痛苦。进行有关检查和治疗时，如灌肠、导尿等，应用屏风遮挡患者或在处置室进行。

6. 条件允许时，对危重和痛苦呻吟的患者应分别安置。患者死亡和病情恶化时应保持镇静，尽量避免影响其他患者。

7. 对手术患者，应做好心理护理，以消除患者的恐惧和焦虑。

8. 保持病房安静整洁。合理安排工作时间、避免嘈杂。每日 6∶00 前、21∶00 后（夏季时间 22∶00 后）及午睡时间，尤其应保持病房安静，不得大声喧哗。在不影响医疗效果的情况下，有些处置可待患者醒后施行。

9. 保持病房空气流通，卫生清洁，生活垃圾、医用垃圾分类处理。

10. 重视患者的心理护理，对其治疗、生活、饮食、护理等各方面的问题，应尽可能设法解决，并定时向患者征求意见，改进工作。

二、病房管理制度

1. 病房由护士长进行管理，科主任协助。

2. 保持病房整洁、舒适、安静、避免噪声。做到走路轻、关门轻、操作轻、说话轻。

3.统一病房陈设,室内物品、床位要摆放整洁,固定位置,精密贵重仪器要有使用要求并专人保管,不得随意变动。

4.及时对患者进行健康教育,定期召开座谈会,征求意见,改进病房工作。

5.医护人员必须衣帽整齐挂牌服务。

6.病房内不得接待非住院患者,不会客,不接私人电话,患者住院期间不能离开病房。

7.护士长全面负责保管病房财产、设备,分别指派专人管理,建立账目,定期清点,如有遗失及时查明原因按规定处理。

三、病房安全管理制

1.要保证患者行动安全。

2.各种物品、仪器、设备固定放置,便于清点、查找及检查,保证正常使用。

3.病房内不准吸烟,禁止使用电炉、酒精灯及点燃明火。

4.加强对陪住和探视人员的安全教育管理。

5.贵重物品请自行保管好,不要放在病房内。

6.晚间及时请探视人员离开病房,并锁好病区大门。

7.加强病房巡视,如发现可疑人员,及时通知保卫科。

8.空病房要及时上锁。

9.病房按要求配备必要的消防设备,消防设备完好、齐全,消防设备上及周围无杂物。防火通道应通畅,不堆堵杂物。

四、病房消毒隔离制度

1.严格执行无菌操作规程,做无菌操作时必须衣帽整齐,戴口罩,无菌器械、容器、敷料筒、持物钳等定期清洗、消毒、灭菌和更换,并注明灭菌日期和开启日期。

2.治疗室、换药室要坚持清洁、消毒制度,地面湿式清扫,用消毒液擦地,工作人员进入治疗室要戴帽子、口罩,私人物品不准带入室内,抹布、拖把专室专用。

3.治疗室、产房、手术室、换药室要定期进行空气消毒及空气培养。

4.病室定期通风换气,晨间护理采用湿式扫床,一床一套,床头桌每日擦拭,一桌一布,均浸泡消毒后晾干。

5.每周至少更换被服一次,并根据情况随时更换,脏被服放入污物车内。

6.暖瓶、痰盂、便盆等用具专人专用。

7. 体温计一人一表，用后浸泡消毒。

8. 注射操作实行一人一针一管一止血带，用后消毒。

9. 单位隔离

（1）隔离患者有条件时住单间或相对独立区域，病室内或病室门口要备隔离衣，悬挂方法正确。

（2）清洁区挂挡污纸，以便随时使用。

（3）隔离单位门外应设泡手盆，内盛 1∶200 的 84 消毒液。

（4）患者专用体温表、药杯、便器，应用一次性注射器、输液器、餐具，使用后回收集中处理。

（5）隔离患者用过的医疗器械应用 1%～2% 含溴或含氯消毒剂浸泡消毒，血压计、听诊器等用消毒液擦拭，血压计袖带若被血液或体液污染，应在清洁的基础上使用含有效溴或有效氯的消毒剂浸泡 30 分钟，然后清洗干净，晒干备用。

10. 凡患者有气性坏疽、铜绿假单胞菌等特殊感染伤口，应严格隔离。所用的器械、被服均要进行"双蒸"处理，所用敷料放入专用塑料袋烧毁。口腔科、放射科要求一律使用一次性漱口杯，口腔科牙钻针必须经过高压灭菌方可使用。

11. 对麻醉机螺旋管、呼吸气囊、气管套管、氧气用的湿化瓶、牙垫、舌钳、开口器等使用后应严格消毒灭菌。

12. 各种内镜使用后必须认真清洗，彻底消毒，对乙肝患者应固定内镜，用后进行严格消毒。

13. 诊疗、换药、注射、处置工作前后，认真洗手，必要时用消毒液泡手。

14. 出院患者做好终末消毒处理，床、床头柜用消毒液擦拭。

五、交接班制度

1. 病房护理人员实行三班轮流值班。值班人员应严格遵照医嘱和护士长安排，对患者进行护理工作。

2. 每班必须按时交接班，接班者提前 15 分钟进入科室，阅读有关病历的医嘱及护理记录，在接班者未到之前，交班者不得离开岗位。

3. 值班者必须在交班前完成本班的各项工作。日班为夜班做好用物准备，如消毒敷料、试管、标本瓶、注射器、常备器械、被服等，以便于夜班工作。

4. 交班中如发现病情、治疗、器械、物品交代不清，应立即查问。接班时如发现问题,应由交班者负责,接班后如因交班不清,发生差错事故或物品遗失,应由接班者负责。

5.护理记录由责任护士及夜班护士书写,一律用蓝黑墨水,要求字迹整齐、清晰、内容简明扼要、有连贯性,运用医学术语,如进修护士或实习护士书写护理记录,由带教老师负责修改并签名,出院患者的护理记录,须经护士长修改签名后方可交病案室。

6.晨会集体交班由护士长主持,全体医护人员应严肃认真地听取夜班交班报告。要求做到护理记录要写清、口头要讲清、患者床头要看清,如交代不清不得下班。

7.交班内容

(1)患者总数,出入院、转科、转院、分娩、手术、死亡人数以及新入院,危重症患者,抢救患者,大手术前后或有特殊检查处理,病情变化及思想情绪波动的患者均应详细交班。

(2)医嘱执行情况,重症护理记录,各种检查标本采集及各种处置完成情况,对尚未完成的工作,应向接班者交代清楚。

(3)查看昏迷、瘫痪等危重症患者的皮肤护理情况,护理完成情况,各种导管固定和通畅情况。

(4)常备、贵重、有毒药品、麻醉药品(简称毒麻)、精神药品及抢救药品、器械、仪器的数量齐全,性能完好,药品无过期,交接班者均应签全名。

(5)交接班者共同巡视检查病房是否达到清洁、整齐、安静的要求及各项工作的落实情况。

六、分级护理制度

(一)特别护理

1.病情依据

(1)病情危重,随时需要抢救的患者。

(2)各种复杂或新开展的大手术后的患者。

(3)严重外伤和大面积烧伤的患者。

2.护理要求

(1)设专人护理,密切观察病情变化,备齐急救物品器械,随时准备抢救。

(2)制订护理计划,随时观察患者生命体征变化,及时书写危重症患者护理记录。

（3）认真、细致做好各项基础护理，防止各种并发症的发生。

（二）一级护理

1.病情依据

（1）重症患者、各种大手术后需严格卧床休息以及生活不能自理的患者，

（2）生活部分自理，但病情随时可能发生变化的患者。

2.护理要求

（1）随时观察病情变化，根据病情，定时测量体温、脉搏、呼吸、血压，并做好记录。

（2）重症患者的生活护理应由护士完成，做到"七洁""四无"。

（3）定期巡视病房，随时做好各种应急准备。

（三）二级护理

1.病情依据

（1）急性症状消失，病情趋于稳定，仍需要卧床休息的患者。

（2）慢性病限制活动或生活大部分可以自理的患者。

2.护理要求

（1）定期巡视患者，观察和掌握患者的病情变化，按常规给患者测体温、脉搏、呼吸、血压。

（2）协助患者进行生活护理，监督、检查、指导患者做到"七洁""四无"。

（四）三级护理

1.病情依据

（1）病情稳定恢复期患者。

（2）生活完全可以自理的患者。

2.护理要求

（1）按常规为患者测体温、脉搏、呼吸及血压。

（2）定期巡视患者，观察和掌握患者的治疗效果及精神状态。督促、检查患者做到"七洁"。

（3）遵守作息时间，做好卫生宣教。

七、危重症患者安全管理制度

1.护士要掌握危重症患者病情，查看患者意识、皮肤、黏膜、口腔、肢体情况，

备好抢救仪器和物品。

2. 正确安置患者，对躁动、意识不清患者正确使用约束带，并加用床挡。

3. 护士长协调安排人力，必要时安排特级护理小组。

4. 严格执行各项操作规程，用药注意"三查八对一注意"，杜绝差错发生。

5. 认真做好患者的基础护理和生活护理，防止并发症发生。

6. 严密观察病情，做到及时发现、及时汇报、及时处理。

7. 采集各种血、尿、便、痰及引流物标本，并及时送检。

8. 护士应给予患者心理护理，与患者交流、沟通，使之配合。

9. 及时、准确地记录患者病情及治疗观察要点，并用书面、床头两种方式交接班。

10. 护士长对本病区的重患者做到心中有数，并查看各项护理措施是否到位，护理文书的书写是否及时，与实际病情是否相符等。注意薄弱环节，随时对护理人员提出指导性意见。

11. 危重症患者转科、外出检查时要有医护人员陪同。

八、危重症患者抢救制度

1. 抢救危重症患者应按照病情严重程度和复杂情况决定抢救组织工作，一般抢救工作应有值班医师和护士负责；危重症患者抢救应由科主任和护士长组织抢救；遇有大批患者、严重多发伤等情况时，应立即报告医务科、护理部，由医院组织相关科室共同抢救。

2. 临床护士遇有危重症患者，应及时通知值班医师，做好抢救准备工作，并给予必要的处理，如吸氧、吸痰、测体温、血压、脉搏、呼吸等。

3. 参加抢救的医护人员要严肃认真、积极主动，听从指挥，既要明确分工，又要密切协作。

4. 抢救工作中遇有治疗、技术操作等方面的困难时，应及时请示上级护士或护士长，迅速予以解决，必要时上级护士或护士长迅速参加抢救工作。

5. 一切抢救工作均要做好记录，做到及时、准确、清楚、扼要、完整，并要注明执行时间。

6. 口头医嘱要准确、清楚，尤其是药名、剂量、给药途径与时间等，护士要复述一遍，避免有误，及时记录于病历上，并补开医嘱和处方。

7. 各种急救药物的安瓿、输液空瓶、输血空袋等用完后应暂行保留，以便统计与查对，避免医疗差错。

8. 一切急救用品实行"四固定"制度（定数量、定地点、定人管理、定期检查维修），各类仪器要保证性能良好。急诊室抢救物品一律不外借，用后归放原处，清理补充。

9. 严格交接班，详细交接病情、治疗、护理及注意事项等情况。

10. 急救中心的患者经抢救病情稳定或需转入病房或需手术室治疗者，应专人护送，病情不允许搬动者，应专人看护或经常巡视。

11. 抢救工作结束后，应认真总结抢救的经过，并做好记录。

九、引流管专项护理要求

1. 向患者介绍插管的不适和防止管道脱出的注意事项。

2. 妥善固定，管道不可扭曲、受压，各接口衔接好。

3. 保持引流管通畅，及时排空引流物。

4. 观察引流液的颜色、性质、量，做好记录，如有异常及时汇报主管医师。

5. 管道及附属装置按要求更换。

6. 管道及周围皮肤清洁无胶布残留痕迹。

7. 引流部位的敷料清洁干燥。

8. 做好患者带管的健康教育指导。

十、接待患者入院、出院、转科制度

（一）接待患者入院制度

1. 住院患者持住院证，由导医人员带领办理住院手续，并送入病房，急、重症患者应有护理人员护送入病房。

2. 热情接待患者，安排床位，通知主管医师接诊，责任护士向患者及其家属进行自我介绍，并介绍医院环境，规章制度，配餐及探视陪护制度、分管的医护人员及同病室的病友。

3. 住院患者遵守病房作息时间，住院期间不得私自外出，否则按自动出院处理，外出期间如发生病情变化或其他意外其责任自负。

4. 新入院患者 24 小时内完成卫生处置和护理记录的书写。

（二）患者出院工作制度

1. 接到患者出院医嘱后，通知患者出院的时间。

2. 指导和协助患者办理出院手续。

3. 医师开出院医嘱后，值班护士根据医嘱注销一切治疗卡，整理床单元。

4. 责任护士及主管医师告知患者出院后注意事项：包括目前研究的病情、药物剂量、用法、饮食、活动、复诊的时间等。

5. 主动征求患者及其家属对医疗护理各方面的意见及建议。

6. 患者离开病房时，护士热情送出病房。

7. 做好床单位终末消毒处理。

（三）患者转科工作制度

1. 护士根据医嘱填写转科时间，终止本科一切治疗并结算账目。

2. 转出科室有当班护士将患者的病情及转出时间记录在护理记录中，并按时携带病历、治疗单、护理文书等，安全护送至转入科室，与该科室护士严格交接。

3. 对转出的患者要有书面交接班。

十一、饮食管理制度

1. 由医师视病情为患者开出所需饮食医嘱，床头牌内放饮食标记，告知患者饮食的重要性并执行。

2. 住院患者需合理膳食，如特殊情况家属送饭时，需经护士检查同意后方可食用。

3. 对禁食或限制的食品要告知患者不能食用，并说明其意义。

4. 医师开写禁食医嘱后，在床头牌内放醒目的禁食标记。

5. 护士要告诉患者禁食的目的及重要性。

6. 禁食期间，护理人员按常规进行基础护理，观察患者情况，防止意外情况发生。

7. 禁食结束，责任护士通知患者按要求进食。

十二、健康教育制度

1. 介绍医院规章制度，如查房时间、探视陪护制度、饮食制度等。

2. 介绍病房环境、作息时间、贵重物品的保管及安全注意事项、呼叫器的使用、主管医师及责任护士等。

3. 向患者进行宣教：禁止吸烟的重要性和必要性，在病房内禁止使用电器、电热锅、酒精灯、明火以确保病房安全。

4. 做好相关的检查、治疗、用药、饮食知识的指导。

5. 做好术前准备及术后注意事项指导。

6. 做好出院患者健康指导。

（1）出院带药的用法、注意事项。

（2）病情观察，复诊的时间。

（3）有关饮食、活动的注意事项。

（4）按时休息，保持良好的心态，做好功能锻炼。

十三、护理病历讨论制度

1. 在护理工作中凡遇有特殊病例、危重抢救病例、疑难病例均应进行会诊、讨论，集思广益，提高护理质量。

2. 对需要特别护理的抢救患者，护士长应组织全体护理人员进行讨论，分析病情，拟订护理计划，并成立特别护理小组进行护理或转 ICU。

3. 如需要其他科室协助制订护理方案的，应由护士长提出会诊讨论申请，由护理部组织相关科室的护士或高年资护师（主管、副主任护师）参与讨论；讨论时由科室责任护士介绍病情及护理过程，提出需要讨论和协助解决的难题，参与会诊者应查看患者、分析病历，提出解决问题的方法。

4. 在疑难病例护理讨论过程中，可邀请主管医师参与讨论。

5. 讨论情况经整理后，记录在护理查房记录本中。

十四、治疗室工作制度

1. 保持室内清洁，完成一项工作后及时清理，每日消毒一次，每周彻底扫除一次。除工作人员外，其他人员不许在室内逗留。

2. 器械物品放在固定位置，及时请领，损耗上报，严格交接班。

3. 各种药品分类放置，标签明显，字迹清楚。

4. 毒、麻、限剧及贵重药品应专柜加锁保管，严格交接。

5. 严格执行无菌技术操作，进入治疗室必须穿工作服，戴工作帽及口罩。

6. 干缸无菌持物钳每 6 小时更换一次。

7. 已用过的一次性注射器，放入固定的垃圾处理袋内，由专人取走。

8. 无菌物品应注明灭菌日期和启用日期，并在有效期内使用。

9. 定期进行治疗室的空气和无菌物品采样培养，每日用紫外线消毒，并有登记签名。

十五、换药室工作制度

1. 严格执行无菌操作原则，非换药人员不得入内。

2. 除固定敷料外（绷带等），一切换药物品均需保持无菌，并注明灭菌有效日期，无菌溶液（生理盐水等）定期检查，无过期。

3. 换药时，先处理清洁伤口，后处理感染伤口。

4. 特殊感染用物不得在换药室处理。

5. 污染敷料放入固定的垃圾塑料袋内，由专门人员取走。

6. 换药室每日用紫外线照射消毒一次，记录消毒时间及签名，每周彻底扫除一次。

7. 定期进行换药室空气和无菌物品的细菌培养。

十六、更衣室管理制度

1. 更衣室是医护人员上下班更衣的场所，非本科室工作人员不得随意进入。

2. 保持室内卫生清洁，衣物放置有序，每日清扫，护士长定期检查。

3. 室内不得存放变质、腐烂、有异味的食品，严禁存放易燃、易爆物品，禁止将自行车和其他私人用品存入室内。

4. 个人贵重物品，应放入更衣柜并上锁，出入更衣室应随手关门，确保安全。

5. 工作服应挂在固定的位置上，更衣架上不准乱挂其他衣物，以防交叉感染。

6. 上班更换护士工作鞋，保持鞋面清洁，下班后将鞋放于更衣柜内。

7. 调离本科室时，及时交回更衣柜钥匙和更衣室钥匙。

十七、使用保护性约束告知制度

1. 根据病情对患者实施保护性约束，如应用有创通气、治疗不配合、烦躁等患者。

2. 通知家属说明目的和必要性，取得家属理解和配合。

3. 对清醒患者需实施保护性约束时，应向患者讲清保护性约束的必要性，取得患者的配合。

4. 对昏迷或精神障碍患者，先向家属讲清必要性，取得家属的理解和配合后实施强制性约束，以保证患者的医疗安全。

5.注意做好约束处皮肤的护理，防止不必要的损伤。

6.对昏迷或精神障碍患者，若家属不同意保护性约束则需要签字注明，由此发生的意外后果自负。

十八、病房物品、器械管理制度

1.急救车、急救物品、仪器定位放置，专人管理，不得随意挪动。

2.仪器要标牌注明：仪器的名称、产地、型号、操作常规、注意事项及负责人姓名。

3.医疗器械定期检查维修、保养、消毒，保持性能良好。

4.了解各种仪器的性能及保养方法，严格遵守操作规程，用后及时清洗、消毒。

5.特殊抢救仪器如临时起搏器等，要班主任交接有记录，保证用物齐全，以备随时使用。

6.急救车专人管理，车内物品定量放置，每日清点、补充、整理并登记签名。

7.一般物品要建立账目，分类保管，定期检查，做到账物相符。

8.各类物品有护士长指定专人管理，每周核对，每月清点，每6个月或一年与有关科室核对一次，如有不符，查明原因并登记。

9.借出物品必须有登记手续，贵重物品经护士长许可后方可借出。

十九、病房药品管理制度

1.病房内所有基数药品，只能供住院患者按医嘱使用，其他人员不得私自取用。

2.病房内基数药品，应指定专人管理，负责领药、退药和保管工作。

3.每日清点并记录，检查药品数量及质量，防止积压、变质，如发现药品有沉淀、变色、过期、标签模糊时，立即停止使用并报药房处理。

4.抢救药品必须放置在抢救车内，定量、定位放置，标签清楚，每日检查，保证随时备用。

5.特殊及贵重药品应注明床号、姓名，单独存放并加锁。

6.需要冷藏的药品（如：冻干血浆、白蛋白、胰岛素等）要放在冰箱冷藏室内，以保证药效。

7.患者个人专用的特殊药物，应单独存放，并注明床号、姓名，停药后及时退药。

二十、安全用电管理规定

1. 遵医嘱及时准确给药。

2. 用药时严格执行三查八对，准确掌握给药剂量、浓度、方法和时间，认真核对患者姓名、床号、药物名称、必要时让患者自述姓名。

3. 药物做到发药到口，防止存留。

4. 注射药物需两人核对，静脉药物在药瓶上应注明患者姓名、床号、药物名称、药物剂量、用法。

5. 用药后应观察药效和不良反应，如过敏、中毒等反应立即停药，报告医师给予对症处理，做好护理记录，并在病历、床头牌、治疗本上做好过敏标志，封存输液瓶，与药检科联系送检。

6. 掌握药物作用、不良反应及注意事项。特殊用药及新药应认真阅读药品说明书，高危险药品加药前应做到两人再次核对药品的名称、剂量、用法等。

7. 用药知识的健康教育，向患者介绍药物名称、作用及注意事项，掌握正确的用药方法。

二十一、病房毒麻药品管理制度

1. 病房内毒麻药品只能供应住院患者按医嘱使用，其他人员不得私自取用和借用。

2. 毒麻药品应定期检查，如有变质、过期应及时更换。

3. 毒麻药品实行班班交接，必须交接清楚并签全名，护士长每周检查核对一次并签名。

4. 设专人管理、专柜加锁、专用账册、专用处方、专册登记，并按需保持一定基数。

5. 医师开医嘱及专用处方后，方可给该患者使用，使用后保留空安瓿。

6. 建立毒、麻药使用登记本，注明患者姓名、床号、使用日期、剂量、时间，有护士签名。

7. 如遇"prn"（必要时）医嘱，当患者需要使用时，仍需由医师开出医嘱及专用处方后，方可给患者使用。

二十二、急救物品、药品管理制度

1. 抢救车保持清洁、整齐、规范，放置于固定位置。

2. 急救物品、仪器定位放置，专人管理，不得随意挪动，抢救车内急救物品、仪器除抢救患者外不得挪用。

3.抢救药品必须放置在抢救车内，定量、定位放置，标签清楚，每日检查，保证随时备用。

4.抢救药品及一次性医疗用品（如输液器、注射器、输血器等）保证一定的基数，无过期，用后应及时补充。

5.抢救物品、仪器、药品做到班班交接检查，每周总查一次，检查有无过期、变质、基数是否相符，抢救仪器是否性能完好等，交接、检查后签全名。

6.抢救物品如舌钳、开口器等用后需消毒备用。

二十三、用药观察制度

1.护士应熟练掌握常用药物的疗效和不良反应。

2.对易发生过敏的药物或特殊用药应密切观察，如有过敏、中毒反应立即停止用药，并报告医师，做好记录，及时封存实物，做好检验监测等工作。

3.应用输液泵、微量泵或化疗药物时，应建立巡视登记卡，密切观察用药效果和不良反应，及时处理，确保用药安全。

4.根据病情和药物性质调整输液滴速，观察有无发热、皮疹、恶心、呕吐等不良反应，发现异常及时通知医师进行处理。

5.做好患者的用药指导，使其了解药物的一般作用和不良反应，指导正确用药和应注意的问题。

6.护士长要随时检查各班工作，注意巡视病房，发现问题及时处理。

二十四、高危药品管理规定

1.危险药品、毒性较大的药品应单独存放，标志明确。

2.易引起过敏的药物与一般药物分别放置。

3.毒性较大的药物除严格做好"三查八对"外，在加药前应与第两人核对药物的名称、剂量、有效期，两人再次核对无误后方可加药。

4.护士应掌握药物的作用、不良反应、注意事项及用法。

5.对易发生过敏的药物或特殊用药应密切观察，如有过敏现象、中毒反应应立即停止用药，并报告医师对症处理，做好记录、封存及检验等工作。

6.做好用药知识指导，使患者了解药物的作用、不良反应及用药后的注意事项。

7.用药过程中定时巡视，发现异常及时处理。

二十五、差错事故登记报告制度

1. 各科室建立差错事故登记本，由本人及时登记发生差错事故的经过、原因、后果。护士长经常检查，定期组织讨论和总结。

2. 发生差错事故时，要积极采取抢救措施，以减少和消除由于差错事故造成的不良后果。

3. 发生差错时，责任者要立即向护士长报告，护士长在 24 小时内口头或电话报告护理部；发生事故要立即报告护理部、科主任并及时向分管院长和院长汇报，差错事故责任者应在 3 日内提交书面检查材料。

4. 发生差错事故的有关各种记录、化验及造成事故的药品、器械等均应妥善保管，不得擅自涂改、销毁，并保留患者的标本，以备鉴定研究之用。

5. 差错事故发生后，按性质、情节轻重，分别组织全科或全院有关人员进行讨论，以提高认识，吸取教训，改进工作。

6. 发生差错事故的单位和个人，如不按规定报告，有意隐瞒，事后发现时，按情节轻重给予处分。

7. 为弄清事实真相，应注意倾听当事人的意见，讨论时吸收本人参加，允许个人发表意见，决定处分时，领导应进行思想教育，以达到帮助目的。

8. 护理部应定期组织护士长分析差错事故发生的原因，并提出防范措施。

二十六、皮肤压力伤管理制度

1. 发现皮肤压力伤，不论是院内还是院外发生的，均要填写压力伤报告单，在 24 小时内上报护理部。

2. 责任护士及护士长根据皮肤压力伤评估标准进行评估，并按要求进行登记、报告。

3. 护理部及压力伤管理小组成员在 24 小时内到病房实地查看患者，提出护理指导意见。

4. 积极采取治疗护理措施，密切观察皮肤变化，及时、准确做好护理记录。

5. 当患者需要转科时，要与转入科室交代清楚，必要时在转入科室护理记录中签字。

6. 如隐瞒不报，一经发现，与科室质控考核成绩挂钩。

7. 患者出院、转科、死亡时应及时向护理部报告压力伤转归情况。

二十七、住院病历管理制度

1. 医护人员均按住院病历管理要求执行。

2. 住院病历在病区内要加锁保管，严格交接班。

3. 病历中各种表格均按顺序整齐排列，不得撕毁、拆散、涂改或丢失，用后必须归还原处。

4. 病历一般不允许出病房，需要手术、特殊检查患者的病历由相关科室人员负责携带，患者出院或死亡后，经护士长评审后按出院顺序整齐排列，送病案室保管。

二十八、紧急病历、实物封存管理制度

1. 发生医疗事故争议时，需要紧急封存的病历内容：死亡病例讨论记录、疑难病例讨论记录、上级医师查房记录、会诊意见、病程记录。

2. 应当在医患双方在场的情况下封存和启封并加盖印记证明。封存的病历资料可以是复印件，由医疗机构保管。

3. 疑似输液、输血、注射、药物等引起不良后果的，医患双方应当共同对现场实物（包括输液器、注射器、残存的药液、血液、药物以及服药使用的器皿等）进行封存和启封，封存的现场实物由医疗机构保管；需要检验的，应当由双方共同指定的、依法具有检验资格的检验机构进行检验；双方无法共同指定时，由卫生行政部门指定。封存物品送检启封时，也要双方当事人共同在场，在场的双方当事人应具有完全民事行为能力，均保证两人以上。

4. 封存病历前护士应完善的工作

（1）完善护理记录，要求护理记录要完整、准确、及时，护理记录内容全面与医疗记录一致，如患者死亡时间、病情变化时间、疾病诊断等。

（2）检查体温单、医嘱单记录是否完整，包括医师的口头医嘱是否及时记录。

（3）病历封存后，由医务科指定专职人员保管。

5. 可复印病历资料

门（急）诊病历和住院病历中的住院志（即入院记录）、体温单、医嘱单、化验单（检验报告）、医学影像检查资料、特殊检查、治疗同意书、手术同意书、手术及麻醉记录单、病历报告、护理记录、出院记录。

二十九、护理文书书写质量监控制度

1. 护理人员要严格执行《护理文书书写评价标准》。

2. 各种记录项目符合护理文书书写检查内容及评价标准。

3. 记录内容真实、准确、及时、客观，项目齐全，字迹工整、清晰，无错别字，格式正确，无漏项。

4. 书写要实事求是，对患者负责，能提供必要的法律依据。

5. 检查方法

（1）护理部采取定期检查和随机抽查的方式对护理文书进行质控检查。

（2）每月抽项查，每季度全面查，并有记录、评价、分析和反馈措施。

（3）每季度全面检查时，每病区抽取5份病历进行检查，包括体温单、医嘱单、护理记录单、长期医嘱执行单、血压、出入液量记录单等。

（4）检查中发现的问题当场反馈给科室，科室做好记录并提出改进措施。

（5）护士长及时检查、审阅护理文书，对每一份出院病历进行检查并在护理文书评分表上签字。

（6）护理文书书写合格率≥95%。

第四节　护理查对制度

一、医嘱查对制度

1. 处理医嘱，应做到班班查对，按要求进行医嘱总查对，护士长每周总查对医嘱二次。

2. 处理医嘱者及查对者，均需签全名。

3. 临时医嘱执行者，要记录执行时间，并签全名，对有疑问的医嘱，须向有关医师询问清楚后方可执行。

4. 抢救患者时，医师下达口头医嘱，执行者须复诵一遍与医师核对无误，然后执行，并保留用过的空安瓿，经两人核对无误后方可弃去。

5. 整理医嘱单后，必须经第两人查对。

二、执行医嘱制度

1. 护士应遵医嘱为患者实施各种治疗、护理。

2. 值班护士必须认真阅读医嘱内容，并确认患者姓名、床号、药名、剂量、次数、用法和时间，填写各种执行卡。

3. 执行者应根据执行卡内容严格执行"三查八对"。

4. 除抢救患者外，一般不执行口头医嘱。

5. 抢救患者时对医师下达的口头医嘱，护士应复述一遍确认无误后方可执行，并监督医师补开医嘱。

6. 对有疑问的医嘱核实后再执行。

三、输血查对制度

（一）输血前查对制度

1. 根据医嘱备血，抽血标本前认真核对输血单与病历上的床号、姓名、住院号等是否相符。

2. 采血时持输血申请单和贴好标签的试管，当面核对患者的床号、姓名、性别、年龄、血型、诊断，一次只能采集一位患者的血标本，严禁同时采集两人或两人以上的血标本。

3. 将输血单、血标本送至血库并与血库工作人员逐项核对。

4. 取血时应携带该患者的住院病历。认真核对输血单，并与血库人员共同查对患者的床号、姓名、性别、住院号、血型、血液有效期、交叉配血试验结果、血瓶号及采血日期，同时，注意检查血液质量，确实无误后双方共同签字后取走。

5. 回病区后，须经两人再次核对交叉配血报告单及血袋标签各项内容，检查血液质量后方可执行输血医嘱，并实行执行者与核对者双签名。

6. 输血时，两名医护人员带病历共同到床边核对受血者床号、住院号、姓名时，实行双向核对，并请患者自述姓名以确定受血者。

7. 输血后再次核对以上内容。

（二）输血中监护制度

1. 严格控制一般输血的速度：输血的前 15 分钟应缓输；15 分钟后若受血者无不良反应，可根据病情和年龄调整输注速度。

2. 输血过程中应随时观察受血者情况，尤其是输血开始的 15 分钟内，医护人员应严密观察，发现不良反应及时处理。对婴幼儿、意识不清、全身麻醉、用大量镇静剂等不能表述自我感受的受血者，应特别注意有无输血不良反应。

3. 患者发生输血不良反应时，医护人员必须立即报告主管医师及输血科（血库）迅速采取措施，停止输血，对症处理，并填写输血反应单，保留残余血液、输血器，必要时送血库核查。

4.认真观察静脉穿刺部位有无血肿或渗血现象并做相应处理。

（三）输血后

输血结束后保留血袋 24 小时，以备必要时检查，若有输血不良反应，应记录反应情况，并将原袋余血妥善保管，直至查明原因。护士还应将输血有关化验单存入病历，尤其是交叉配血报告单及输血同意书应放入病历中永久保存。

（四）输血查对制度

1.认真核对输液卡与医嘱单上的床号、姓名、药名、剂量、浓度、用法、时间。

2.备药前要检查药品的名称、剂量、有效期、批号、药品质量无变质、安瓿、针剂有无裂痕，如不符合要求或标签不清者不得使用。

3.易致过敏的药物，给药前应询问有无过敏史，做过敏试验，过敏试验阴性者方可应用；使用毒麻、精神药品时，要经两人反复核对，用后保留安瓿；给多种药物时要注意药物的配伍禁忌。

4.静脉注射及静脉滴注用药时，应在输液袋（瓶）、针管上注明患者的姓名、床号、药名、剂量、浓度、用法、时间。

5.护士为患者输液时应认真查对，查对患者姓名时采用双向核对法，由患者陈述姓名，以确保注射安全。

6.应用特殊药物时应在输液瓶（袋）上签署加药者姓名，以便核对。

7.静脉用药监护制度

（1）根据药物的性质、病情调节输液速度。

（2）认真履行告知义务，讲解用药的目的、可能出现的不良反应及应该如何寻求帮助等。

（3）在输液过程中应加强巡视和观察，如有不良反应及时报告医师予以处理。

（4）应用化疗药及使用输液泵者应建立巡视记录卡。

（5）护士首次接触新药品时，应认真阅读药物使用说明书后再执行。

（6）护士应熟悉患者的健康状况及用药的目的，经常观察病情和疗效，熟悉病区常用药物的用量、对局部和全身的疗效、不良反应、配伍禁忌、中毒表现及处理方法。

（7）若发生输液不良反应，应立即报告主管医师，同时更换输液瓶、输液器，根据医嘱进行相应处理，填写不良反应登记表，上报药品信息科，保留输液瓶、剩余药液及输液器，必要时送药检科检验。

四、口服用药查对制度

1. 中心摆药室护士将口服药送至病区后，该病区执业护士查对无误后方可发放。

2. 发药时严格执行"三查七对"，如有疑问，及时查对，无误后方可执行。

3. 按规定的时间配药及给药，并督促患者及时服用，提前或推后不得超过 35 分钟，以免影响药效。

4. 做好用药知识宣教，使患者了解所用药物的名称、作用及注意事项，掌握正确的用药方法。

5. 及时观察患者服药后的治疗效果及药物的不良反应。

6. 备药前要检查药品质量，注意有无变质，有效期和批号如不符合要求或标签不清者，不得使用。

五、各种标本采集、送验查对制度

1. 护士应掌握各种标本的正确留取方法。

2. 标本采集严格按医嘱执行并认真核对申请单。

3. 采集标本时严格执行查对制度，认真核对床号及姓名，并向患者说明采集标本的目的及注意事项，根据申请单所查项目的要求采集相应的标本。

4. 如需护理服务队所送标本，应认真交代清楚，以防送错。

5. 急症化验应及时送检，并与化验人员共同核对清楚，及时询问化验结果。

6. 常规化验结果不能在规定的时间内送到科室时，应及时查明原因，以免影响诊治。

7. 如标本不能及时采集时，应及时汇报给医师。

六、会诊单查对、转送制度

1. 根据患者病情，需要请其他科室进行会诊时，首先由医师开出会诊医嘱，同时，写出请求会诊单。

2. 处理医嘱者应根据医嘱核对会诊单床号、姓名、邀请会诊的科室。

3. 如果需要应急会诊，应及时将会诊单送到请求会诊的科室，紧急时可电话通知所邀请科室会诊，同时将会诊单送到。

4. 一般会诊，在医师下达会诊医嘱后，2 小时内将会诊单送到所邀请科室。

5. 如需服务队人员传送，必须向服务队人员交代清楚，以防延缓会诊时间。

6. 会诊单送至相关会诊科室后，要交代给办公室护士，以保证会诊及时。

第五节　急诊科管理制度

一、急诊科工作制度

1. 工作人员必须遵守各项规章制度，以高度的人道主义精神和责任心，严肃认真接待患者。

2. 急诊值班人员必须坚守工作岗位，不得擅离职守，如有正当理由需短时间离开时应有人替班，并向值班护士说明去向。

3. 严格执行交接班及查对制度，严格无菌操作，掌握配伍禁忌，根据医嘱合理用药。工作中做到迅速、准确，既要减少患者等候的时间，又要防止差错的发生。

4. 遇有危及生命的急诊患者，必须分秒必争，在最短时间内集中医力抢救，不得以任何理由延误抢救时间，必要时报告上级主管部门。

5. 若遇大批急诊需多方面配合抢救时，应及时向科主任、院领导报告，夜间则报院总值班，以便于组织有关科室人员协助处理。

6. 抢救药品、物品齐全，抢救仪器性能良好，均须放在指定位置，并有明显标志，不准任意挪用和外借。

7. 抢救药品、物品及仪器用后及时清理消毒，消耗部分及时补充，放回原处，以备再用。

8. 危重症患者入院时，护士先与病房联系，并亲自护送至病房，与病房护士做好交接。

9. 对传染病患者或疑似传染病患者，应做好登记及报告工作，并按常规做好消毒隔离。

10. 遇有交通事故、吸毒、自杀等患者涉及公安、司法情况时，应由值班人员按规定上报。

二、急诊科观察室工作制度

1. 凡需留观患者应由接诊医师开出留观医嘱，建立观察病历。

2. 留观患者的医嘱，均须开具医嘱单（抢救时除外），不执行口头医嘱，抢救患者时执行的口头医嘱必须及时补开。

3. 严格交接班制度，交班时应在床旁共同察看患者。

4. 向患者做好留观宣教，留观期间不允许私自离开病房。

5. 值班护士应认真巡视病房，严密观察病情变化，做到用药及时，护理到位，并做好护理观察记录。患者结束留观时由当班医师写出出院医嘱。

6. 留观时间一般不超过 3 日，病情好转或加剧应及时处理。

7. 凡确诊传染病、精神病患者不得收入观察室，应及时与有关科室或专科医院联系住院或转院治疗。对疑似传染病患者，应及时报告，同时，按常规做好消毒隔离和登记工作。

三、急诊科分诊工作制度

1. 分诊护士要坚守岗位，分诊准确，并做好登记。

2. 热情接待患者，根据病情给予必要的处理，如测体温、脉搏、呼吸、血压，建立病历。

3. 通知相关医师，对医师不能及时到岗者要做好记录。

4. 遇突发事件，患者集中到达时，除通知当班医师外，应及时报告医务科。

5. 急危重症患者在医师未到达前，应做好应急处理。

6. 对需住院患者，必要时护送至病房。

7. 配合各科医师工作，维护好就诊秩序，保证诊室设备良好。

四、急诊科抢救工作制度

1. 急诊抢救工作必须组织健全，分工周密，做到随时能投入抢救工作。建立并完善各种急危重症患者的抢救程序。

2. 参加抢救的医护人员要严肃认真，分秒必争，工作紧张而有序，分工明确，密切协作。

3. 熟练掌握各种抢救仪器的使用及抢救技术，积极主动配合医师抢救。

4. 抢救工作中遇有治疗、技术操作上有困难时，应及时请示，迅速解决。医护人员要密切配合，口头医嘱要核实准确清楚并及时记录。凡抢救的患者要做好抢救记录。

5. 抢救室是危重症患者急救的场所，设备要齐全，制度要严格，一切急救用品必须定点、定数量、定人管理，定期检查、消毒及维修。做到班班交接，数目相符，性能良好并做好记录。

6.抢救中急救药物的空安瓿、输液空瓶、输血空瓶等要集中存放，以便核对。

7.患者经抢救后，如病情允许，应迅速送入病房、监护室或手术室继续治疗，并预先通知病房或手术室做好准备。

8.抢救室物品使用后，要及时归还原处，清理补充，并保持清洁整齐。

第六节　手术室管理制度

一、手术室一般规则

1.进入手术室的工作人员，必须更换手术室专用衣、裤、口罩、帽子、拖鞋。

2.手术室内应保持肃静，严禁大声喧哗、嬉闹、吸烟等。

3.禁止在手术室内进行非业务性工作，工作时间不接待客人和转接私人电话。

4.爱护物品，节约水电，注意安全，用物归原处，保持手术间内整齐划一。

5.工作严肃认真，坚守岗位，不得擅离职守。

6.手术室工作人员暂离手术室外出时，必须更换外出衣、鞋。

7.严格执行消毒隔离制度。手术室内应设有感染手术间、无菌手术间，感染手术要分室实施。

8.手术室内保持清洁、整齐，手术结束后及时擦拭。每周一次彻底清扫。

9.应提前预习手术通知单，以便做好手术准备，确保安全。

10.急诊手术应以最快的速度做好人员和器械的准备，不得以任何理由延误手术时间。

二、手术室消毒隔离制度

1.工作人员必须严格遵守无菌操作原则，保持室内肃静和整洁。

2.严格划分无菌区、清洁区和污染区。

3.进入手术室必须更换拖鞋、衣、裤、帽，贴身内衣不得外露，外出必须更换外出衣和鞋。

4.工作人员患有上呼吸道、面部、颈部、手部有感染及皮肤病者一律不准进入手术间。

5. 感染手术应在感染手术间内进行，术后及时进行地面和空气消毒，特殊感染患者（破伤风、气性坏疽等）手术时，应进行严格隔离，尽量缩小污染范围，手术人员进入手术间穿隔离衣、换拖鞋，室内用物由室外人员传递。手术完毕参加手术人员更换隔离衣、鞋后方可离开手术间。所用器械、污桶、吸引器、拖鞋等应严格消毒处理，不得与其他敷料混合，并有标记。

6. 工作人员洗手、铺台、刷手、穿隔离衣、戴手套和手术配合均应符合无菌技术操作要求。

7. 巡回护士进行各种治疗、取放无菌物品，应符合无菌操作原则。

8. 各种无菌包及无菌容器中的消毒液，由专人负责定期消毒或更换，各种物品及器械采用高压蒸汽灭菌。

9. 工作人员熟悉各种消毒液的浓度及使用方法，可根据其效能定期检测。

10. 经常启盖的无菌盒，按规定及时更换，固定的敷料包、器械包，过期应重新灭菌。

11. 每月对各项灭菌项目进行细菌检测，每月对工作人员手做细菌培养，并做好记录。

12. 所有清洁工作均应湿式清扫，各手术间物体表面及地面每晨用消毒液擦拭，早、中、晚进行空气消毒，定期做空气细菌培养，空气中细菌总数不得超过 200 cfu/m³。

13. 空气净化器每季度清洁一次。

三、手术室院内感染管理制度

1. 在医院感染管理委员会的领导下，成立科室医院感染监控领导小组，制订控制医院内感染消毒隔离工作制度及相应措施。

2. 定期对压力蒸汽灭菌锅、紫外线灯进行监测，做好监测记录及使用登记。

3. 做好物体表面、医护人员手、空气、无菌物品、消毒液等项目的检测工作并做好记录。

4. 手术室布局合理，三区明确，严格执行消毒隔离制度。

5. 严格执行无菌手术操作规程，定期到手术科室了解手术患者伤口愈合情况，了解手术切口感染率，发现问题及时分析原因并采取措施。

6. 工作人员定期进行院内感染知识的培训，掌握院内感染标准控制方法、消毒隔离等有关方面的知识并严格执行。

四、特殊感染手术管理制度

1. 破伤风、气性坏疽、铜绿假单胞菌等特殊感染手术必须在感染手术间内实施，并禁止参观。

2. 破伤风及气性坏疽患者术前将手术室内能移动的物品一律移至室外，不能移动的物品用大单遮盖。

3. 室内外人员及用物不能相混，物品由室外专人供应，以免交叉感染。室内工作人员要戴手套、穿隔离衣。

4. 使用过的手术器械先用 1∶500 的 84 消毒液浸泡 30 分钟，再用清水冲洗，置高压灭菌锅内灭菌。敷料类物品用清洁的包布包好，高压灭菌后送洗衣房。一次性用品或废弃的敷料，装入垃圾袋送到规定的地点。

5. 用 1∶200 的 84 消毒液拖擦地面。手术间及 1m 以下墙壁、手术台、平车、器械车等用 1∶200 的 84 消毒液擦洗，置于室内一起密封消毒。

6. 参加手术的医护人员离开手术间前要洗手，脱去污染衣物，更换清洁的鞋后方可外出。更换口罩、帽子，洗澡后才能参加其他工作。

7. 手术间用 40% 甲醛熏蒸，密封 6~12 小时后通风，细菌培养合格后方可进行其他手术。

五、手术室安全管理制度

1. 定期学习消防安全知识，消防设施不可随意搬动。

2. 各种电器设备有专人负责，定期检查，发现问题，及时处理。

3. 毒、麻、限剧药品有专柜存放、上锁、专人保管，使用有登记。

4. 易燃物品应放置在通风阴暗处，远离火源，专人管理。

5. 值班人员应对手术间进行巡视，并对氧气、吸引器、水电、门窗等进行安全检查。

6. 工作人员坚守工作岗位，非值班人员不要随便进入手术室。

7. 手术室内严禁吸烟。

8. 接送患者注意安全防护。

六、手术室器械、敷料清点制度

（一）目的

1. 使洗手护士和巡回护士通过清点保证手术过程中敷料、缝线、器械清点正确。

2. 使患者、医护人员及医院有医疗和法律的保障。

（二）清点原则

1. 洗手护士与巡回护士共同清点器械、敷料。

2. 洗手、巡回护士在清点过程中双方均应注视清点物，并发出声音清点，如有疑问应重复清点。

3. 常规手术必须清点 3 次：①手术前；②关闭体腔前；③关闭体腔后。

4. 没有洗手护士的手术，巡回护士应与医师对点。

5. 器械清点时严格区分类别（如小弯和中弯分开点），检查器械完整性及功能状态（包括钳端有无缺损，螺丝有无松动脱落，吸引器头帽是否齐全等）。

6. 清点前将多余的纱布及垃圾拿出手术间，污物桶内无垃圾及异物遗留。

7. 术中添加敷料、缝针等用物，应及时记录，切忌重复记录。

8. 洗手护士在整个配合过程中做到注意力集中、敏捷，随时检查用物的数量是否正确，提醒医师每次缝合后将针持及针放置好，物品用后原位放置。

9. 脑外科手术使用的脑棉应及时收回，注意检查棉片的完整性，不要将脑棉放入袋内或垃圾桶内。

10. 内固定手术，要认真清点内固定器材数目，螺丝钉去掉的一端应单独放置，以防带入手术野中。取内固定物，在关闭体腔时应查对取下内固定器材是否与 X 线片显示数量相同。

11. 同一手术患者同时需要做二个以上切口时，应分别登记器械、敷料，严禁混淆。

12. 每台手术的器械、用物必须清点 3 次。

13. 交接班时器械、敷料必须清点，交接不清楚，不得下班。

（三）清点有误的处理原则

1. 如清点有误，尽早报告护士长。

2. 如器械、纱布、缝针有误，应台上台下仔细寻找，必要时请放射科拍片或做其他检查，由医师读片证实无异物后方可结束手术，但术后仍须积极寻找，直到找到为止。

3. 如果在关闭切口时或关闭切口后发现缝针、棉片或纱布有误，应建议医师重新打开切口仔细寻找，并积极查找原因。

4.如患者处于濒临死亡或死亡时，各种物品、敷料仍应认真清点，确保正确无误。

5.认真填写"器械登记单"，并将事发经过做好记录，必要时请医师签字。

七、手术患者抢救制度

1.对于危重症患者及难度大的手术，要安排业务技术熟练的护士配合，遇重大抢救时要组织抢救小组，拟定抢救方案。

2.备有抢救车，抢救药品、物品要齐全，抢救药品有明显标志，做到定点定量放置，专人保管，定时检查，用后及时补充。

3.各手术间有急救器材和器械（如吸引器、氧气、各种抢救包）做到定点放置、专人保管、定时检查、保证性能。

4.如遇到麻醉意外时，抢救人员必须全力抢救，密切配合，听从指挥，严格执行各项操作规程，协助麻醉人员迅速建立有效的呼吸和循环通路，及时、准确使用各种药品。所用药物应有记录，安瓿保留至手术结束或抢救完毕，查对无误后方可弃去，执行口头医嘱时需加以复诵，无误后方可执行。

5.如遇到术中大出血时，要积极配合手术医师尽快查明出血原因，及时采取措施，给予止血、输血、输液等，并严格执行无菌操作及查对制度。

6.从门诊直接入手术室抢救的患者（如各种创伤性休克等）必须争分夺秒全力抢救，医师未到手术室之前，护士要观察患者病情，及时给予患者吸氧，静脉输液等，备好各种抢救药品及器械，必要时行人工呼吸和胸外心脏按压。

7.严密观察病情变化，做好详细记录。

8.熟练掌握各种急救技术，以保证抢救时争分夺秒。

八、手术通知制度

1.择期手术的患者，应严格掌握手术指征，做好术前准备工作，尤其完善术前谈话及手术知情同意书签字。

2.手术前1日将手术通知单送交手术室，以便做好器械、敷料准备。

3.手术通知单项目要填写齐全、准确、字迹清楚，注明手术部位及特殊用物。

4.急诊手术应先电话通知，然后送手术通知单。

5.因故不能按时实施手术，需通知手术麻醉科手术暂停。

九、接送手术患者的制度

1.不能行走及手术前用药者，一律用平车接送。手术前30分钟将患者送至手术室。

2.患者进入手术室后，指导并协助其卧于手术台上，戴上手术帽，并适当约束。小儿及意识不清患者应有工作人员在床旁照顾，以防坠床或意外发生。

3.严格执行接送患者的交接制度

（1）查对患者姓名、性别、床号、住院号、手术名称、部位及皮肤准备情况。

（2）向病区护士询问病情，了解术前用药，禁食情况。

（3）接收随带的物品（包括病历、各种影像资料、胸腹带、药物及其他必要物品）。

（4）患者的现金及贵重物品，交家属保管，一律不得带入手术室内。

（5）手术完毕，送患者进入病房，向医护人员交代患者术中情况、术后及麻醉后注意事项；输液、各种引流放置及术后包扎情况；交随带物品。

4.手术完毕，做好患者清洁整理及包扎，护送途中注意观察病情及输液情况并注意保暖。

十、手术器材管理制度

1.各种医疗器械由器械护士负责保管，随时检查并班班交接。

2.使用医疗器械时，必须了解其性能及保养方法，严格遵守操作规程。用后清洁处理、消毒后归还原处。

3.精密、光电仪器指定专人负责保管，保持仪器清洁、干燥，用后由保管员检查其性能并签字，各种仪器按其不同性质归类保管。

十一、手术室交接班制度

1.手术室护理人员实行两班轮流值班，值班人员应严格按照护士长安排，做好各项护理工作。

2.按时交接班，接班者提前15分钟到科室，对未完成的手术进行交接，在接班者未到之前，交班者不得离开岗位。如遇特殊情况，则可延长工作时间。

3.值班者必须在交班前完成本班的各项工作，遇有特殊情况，必须详细交代，并与接班者共同做好工作方可离去。值班者写好交班报告，处理好用过的物品。白班为夜班做好用物准备，如敷料、器械、一次性用品等，以便于夜班工作。

4.交班中如发现病情、治疗、器械、物品交代不清，应立即查询。接班时发现的问题，应由交班者负责，接班后如因交班不清，发生差错事故或物品遗失，应由接班者负责。

5.交班报告要书写认真、字迹整齐、清晰，简明扼要，运用医学术语。

6.医护人员认真听取夜班交接班报告，夜班人员交班不清不得下班。

十二、手术标本留置管理制度

1.对手术中切下的标本，要妥善保存，不能乱丢乱放。

2.巡回护士将标本放入标本袋，将袋内倒入10%甲醛并封好袋口，贴好标签，放在标本存放处，由指定人员送到病理科并做好交接。不能让实习同学及进修人员送标本。

3.手术医师负责将标本送验单填写完整。

4.巡回护士在标本送验登记本上详细记录有关情况，如有特殊情况，要在备注栏内注明。

5.巡回护士应在手术护理记录单上签名，如遇特殊情况标本需带回病房时，由手术医师签字并在其他栏目中注明，同时在标本送检登记本上注明。如手术中送快速病理，护士应在标本登记本上注明。

6.洗手护士负责与送标本的人员共同核对标本后送病理室并携带标本送检登记本，由病理科收标本的医师签字。

7.节假日由值班护士查对后送检。

十三、艺术室统计工作制度

1.设专人负责手术室原始资料的收集、整理、检查。按时完成各项统计报表及科室的核算。

2.认真准确地填写各种上报表，做到字迹工整，数出有据，准确无误。

3.做好无菌切口感染率的统计工作。

十四、观看手术管理制度

1.院外参观须经医务科批准。

2.院内参观须经手术麻醉科主任和护士长同意。

3.见习及参观学生可按课程表进行，由带教老师与手术室联系好方可进入。

4.参观者须登记、更衣、换鞋、戴好口罩。

5.参观者应在手术准备工作完毕后方可进入手术间。而且要在指定的手术间并佩戴参观牌，不能随便走动。参观手术时应离手术者0.3 m以外。每个房间参观人数不超过 3 人。

6. 参观者遵守手术室的一切规章制度。

7. 参观完毕，将其踏脚凳放回原处，将衣服、口罩、帽子、鞋交予手术室工作人员方可离开。

十五、手术室贵重仪器管理制度

1. 对胆管镜、膀胱镜、显微镜、鼻窦内镜、腹腔镜、关节镜、脑室镜等贵重精密仪器用后及时清刷、消毒、上油，检查性能正常后交器械室人员保管，每月总检修一次，专人管理，以保证性能完好。

2. 电刀、电钻用后擦净血迹、上油，器械室护士负责再次上油、运转，确保电钻运转正常。异常情况及时交班、登记及维修，每周总检修一次。

3. 使用仪器设备时，动作要轻，严格操作规程，发现问题及时汇报，查找原因。做好使用登记工作。

4. 定时组织学习各种贵重仪器的使用及保养方法。

5. 贵重仪器严格交接班，做好记录。

6. 严格执行借物制度，精密仪器及院外借物须经医务科、科主任、护士长同意后方可外借，并填写借物本。归还时核对清楚，检查性能完好方可归还原处。

十六、手术室一般器械、物品管理制度

1. 护士长对物品、药品、器材全面负责领取、保管、报损，建立账目，分类保管、定期检查，做到账物相符。

2. 一般器械专人分管，每周核对，每月清点。每 6 个月与设备科总核对一次，如有不符应查明原因。

3. 凡因不负责任或违反操作规程，导致医疗器械损坏，应根据医院赔偿制度处理。

4. 掌握各类物品性能，分别保管及消毒，注意保养维修，防止生锈、霉烂、虫蛀等现象，提高使用率。

5. 借出物品须有登记手续，经手人签名，重要物品经护士长同意后方可借出，抢救器材一般不外借。

十七、手术室药品管理制度

1. 根据药品种类及性质分类放置、定位存放、定期检查，保证使用，用后及时

补充。

2.毒、麻、剧限药分别放置、加锁保管，使用情况有登记。

3.定期清点、检查药品质量，防止积压、变质及过期。如有沉淀、变色、过期、标签与药品不符、标签模糊或涂改者，不得使用。

4.抢救药品定位放置在抢救车内，保持一定基数，每日专人负责检查、交接并有记录。

十八、手术室用药查对制度

1.用药时应严格执行查对制度，做到操作前、操作中、操作后认真查对，并认真核对科别、姓名、床号、药名、剂量、浓度、时间、用法及药物的有效期。

2.检查药品有无变质、瓶口有无松动，标签失效期和批号，针剂有无裂痕，不符合要求或标签不清者不得使用。

3.手术台上用药时，取药者必须与洗手护士或手术者查对无误后方可使用。

4.手术过程中所用的药瓶及安瓿用后要查对，并保存至手术结束。

5.给药前注意有无过敏史，使用毒、麻、剧限药时要反复查对，给多种药物时，要注意有无药物配伍禁忌。

十九、手术室输血查对制度

1.凡术中需输血者，主管医师应于术前备好血标本，填好输血申请单，注明手术输血日期和备血量送血库。如有特殊要求，主管医师均应提前与血库直接联系妥当。

2.术中需输血时，手术室护理人员携带该患者的住院病历及时联系取血，并与血库人员共同查对患者的床号、姓名、性别、年龄、住院号、血型、血液有效期、交叉配血试验结果、血瓶号及采血日期，同时注意检查血液质量，确认无误后双方共同签字后取走。

3.取血人员每次只许取一名患者所需的血液，以免发生差错。

4.输血前由手术巡回护士及麻醉医师再次核对无误后方可执行。执行者和核对者均在输血单上签名。

5.根据患者情况调整输血速度，密切观察输血反应。有特殊反应者，应保留余血备查。

6.输血毕，保留血袋，以便必要时检查。

二十、手术室清洁消毒制度

1.手术室内每日清洁，每周大清洁（清洁门窗、墙壁、地面、办公用具）。

2.手术床、脚踏凳、输液架,每台手术结束后进行擦拭,拖扫手术室地面。

3.地面采取湿式清扫,每日两次消毒擦拭,每周消毒液洗刷。

4.水池、洗澡间、厕所每日清洁,每周刷洗消毒。

5.污物桶用后清洁干净,每周大消毒。

6.使用拖布做到手术间、办公室、厕所三分开,每日消毒并悬挂晾干。

7.手术间每日早、中、晚空气消毒,每晨及接台手术中间要进行房间空气消毒。

8.感染手术按不同类型,分别给予特殊处理。

二十一、手术室业务学习制度

1.护理人员要认真学习基础理论知识及专业知识,熟练掌握专业护理技能。

2.制订业务学习计划,每月安排两次讲课,并建立学习笔记。

3.利用晨会时间采取讲课、提问等各种方式进行业务学习。

4.针对护理发展方向,将搜集到的信息及时向大家反馈并组织学习。

5.对新开展手术,术前认真学习手术步骤、术中配合及有关知识,以便手术的顺利进行。

6.按时参加医院组织的业务讲座。

7.定期讨论分析并解决手术业务上的疑难问题,提高工作质量。

二十二、手术室规章制度实施监督措施

1.在护理部的领导下,严格执行护理管理制度。

2.科室质量管理领导小组,负责规章制度的落实、监督、检查及反馈。

3.定期组织学习各项规章制度,做到各项工作有章可循。

4.充分发挥院、科两级管理制,对所管辖的人、财、物、技术与设备,由所在科室全权负责,使护理管理高效运行。

5.根据医院有关规章制度,制订以目标管理与责任管理为主的执行、监督、反馈、控制、调节、奖罚的规定。

6.每季总结一次规章制度落实情况,分析缺点与错误发生原因,总结教训。

7.定时检查,随时抽查,检查结果作为评选星级护士的依据,做到奖罚分明。

二十三、手术室质量管理标准

(一)巡回护士

1.做好手术前的准备工作。

2. 做好物品的交接，保证数目齐全，性能好，核对患者姓名、床号、手术部位、所带物品、麻醉种类、化验单，对手术做到心中有数。

3. 帮助患者摆好体位，协助麻醉医师做好麻醉工作。

4. 备好吸引器、电刀、电钻、无影灯等，接通电源备用。

5. 与洗手护士共同清点手术器械及敷料并做好登记。

6. 手术开始后，整理房间物品及治疗台，监督参与手术人员遵守各项规章制度，保持手术间内环境整洁。

7. 无菌敷料室内固定物品使用后要及时放回原处，以方便其他手术需要（如引流管盒等）。

8. 手术完毕后，协助包扎伤口，护送患者回病房时要带齐患者物品，注意患者安全，保护好各种导管。

9. 整理手术间内物品，物归原处。

（二）洗手护士

1. 术前了解手术名称及手术过程，备好手术中所用物品。

2. 保持器械台的清洁、整齐、无菌。及时整理手术台周围的缝线头等物并放入垃圾袋内。

3. 术中传递器械要主动、准确、反应敏捷，及时配合手术进展，认真执行无菌技术操作。

4. 手术结束后清理器械台，所用器械要刷洗干净，特别是电钻头、器械关节处等，将所用电刀、电钻的电源线血迹擦净、盘好存放，保持整个器械台整洁。

5. 清洗完器械后，将刷子冲净挂起，污物桶清刷干净。

6. 各种器械包打包整齐，物品数目与卡片相符，打包者签名，送至消毒室。

（三）夜班及其他班次

1. 急症手术患者入手术间前，在查对时，特别注意患者有无佩戴首饰，如有应让陪护人员取下带回保存。

2. 手术未完毕需交班时，应整理手术间内环境，不用的物品放回原处，物品、液体及用药情况等应做好交接班，与洗手护士清点纱布，以确保手术物品准确无误。

3. 按规定备好手术物品，手术颌间固定物品应及时补充齐全。

4. 每日晨听班护士提前 30 分钟上班，清扫手术间卫生。

5. 每月按规定彻底清扫各责任房间卫生。

6. 值班人员接到值班电话时，应及时赶到手术室。

二十四、手术预防和控制院内感染方案

1. 成立科室医院感染管理小组：由科主任、护士长、麻醉医师、护理骨干组成。

2. 根据全院控制感染的计划，查找问题，提出改进措施，经常检查消毒、隔离等有关措施的落实情况。

3. 定期检测

（1）无菌间的空气每月进行细菌监测。

（2）工作人员手的细菌培养每月监测，以测定洗手效果。

（3）预真空压力蒸汽灭菌器每日空锅做 Bowie-Dick Test 试验（简称 B-D 试验）。

（4）无菌物品每月做一次细菌检测，凡灭菌后的物品，不得检出任何种类的微生物，消毒后的物品不得检出病原微生物。

（5）一针一管执行率 100%，无菌手术切口感染率低于 0.5%。

4. 每月将监测记录汇总，发现问题，制订整改措施，跟踪检查，并及时汇报。

5. 执行院内感染控制制度，有效预防院内感染的发生。

6. 加强对院内感染小组成员的院感知识的培训，积极参加举办的各种院内感染知识讲座。

二十五、手术室机动门灭菌器操作规程

（一）班前准备

1. 先将蒸汽管道内的冷凝水排放干净，然后打开与灭菌器连接的蒸汽及水源开关，检查其压力是否达到 0.3~0.5MPa，水源压力是否达到 0.15~0.30 MPa 规定值。

2. 打开空气压缩机电源，待压力达到规定值时，打开压缩空气阀门。

3. 闭合设备动力电源和控制电源，将灭菌器电源开关拨向"一"侧，对设备进行预热，为程序运行做好准备。

4. 灭菌敷料包，捆扎不宜过紧，外贴化学指示胶带，内置化学指示卡。

5. 检查密封圈、前门板有无杂物和损坏，用干净的棉片进行擦洗。

（二）灭菌操作

1. 进行 B-D 试验合格后，打开密封门，将消毒物品（车）推入灭菌器内，包与包之间应留有空隙，四周不要贴于器壁和门板。

2. 关闭密封门，根据灭菌物品性质选择灭菌程序，检查灭菌参数是否正确，启动运行程序。

3. 灭菌过程中操作人员不得远离设备，随时观察设备的运行状态，如有异常及时处理，防止意外事故发生。

4. 做好灭菌效果的监测，记录存档，以便于追踪调查。

5. 灭菌结束后，待室内压力回零后，方可打开门取出物品。

6. 灭菌物品从灭菌器中取出后，应定点放置。

（三）班后工作

1. 打开门，将电源关闭，切断设备控制电源和动力电源或空气压缩机电源。

2. 关闭蒸汽源，供水阀门及压缩空气阀门。

3. 每日工作完毕，灭菌器内外及其操作间应保持清洁，应将灭菌室污物清洗干净，每周一次小保养，每月一次大保养，疏水阀应 3 个月清理一次，进气与进水管路上的过滤器应 6 个月清理一次，以防杂质堵塞。

（四）注意事项

1. 已灭菌的物品不得与未灭菌的物品混放。

2. 合格的灭菌物品，应注明灭菌日期及合格标志。

第七节　产房管理制度

一、产房工作制度

1. 实行 24 小时值班，值班人员必须坚守工作岗位。

2. 工作人员须更换专用工作服、帽子、口罩、鞋方可进入。

3. 药品和急救设备要有专人保管，定期检查，补充更换，不得外借。

4. 值班人员应严密观察产程并记录观察情况，如有异常及时报告医师。

5. 产妇分娩后，要及时准确书写产程、临产、分娩记录，观察记录新生儿情况和填写出生证草稿。

6. 负责"母婴皮肤接触"，保证婴儿安全。

7. 产妇产后应留产房观察，新生儿送给产妇辨认性别，全身检查，测验脚印、手条、胸牌，核对无误，母婴无异常情况后，送回母婴同室病房。

8. 为保持产房清洁，每日常规清扫消毒，每日大夜班紫外线照射一次，每周大消毒一次，每月做空气细菌培养一次，并做好记录。

9. 设专用清洁卫生工具。

10. 有传染病或有感染的产妇，分别在隔离待产室及隔离产房进行观察及分娩。

二、婴儿室护理工作制度

1. 各班认真交接婴儿总数，出生人数，高危儿及难产儿的一般情况，并掌握治疗、护理要点。

2. 认真填写新生儿病历，完善护理记录。

3. 经常巡视病房，严密观察婴儿变化及婴儿的反应情况。

4. 实施健康教育，指导并协助母乳喂养。

5. 协助不"添加补充食品医学指征"的婴儿喂哺，随时观察产妇的奶量情况。

6. 协助产妇做好母婴皮肤接触，将婴儿随同产妇一起送回病房，并向家属及产妇交代注意事项。

7. 接待母婴同室婴儿，做好母亲姓名及婴儿性别的查对，做好各种测量及标记，仔细检查婴儿发育及有无畸形等，并详细记录。

8. 严密观察高危儿及难产儿的一般情况，发现异常情况及时报告医师。

9. 每日常规给新生儿沐浴，同时，观察新生儿情况并做好新生儿的全身护理。

10. 严格执行消毒隔离制度和婴儿护理常规。

11. 做好新生儿卡介苗和乙肝疫苗的接种、登记和统计工作。

12. 做好"新生儿疾病筛查"的采血、登记及标本的管理。

13. 熟练掌握"新生儿抚触"及"新生儿游泳"的护理技术。

14. 做好新生儿"听力筛查"的检测及登记。

15. 做好"出生医学证明"的打印及发放。

三、婴儿查对制度

1. 婴儿出生后对照母亲病历详细填写婴儿记录单、胸牌、一览表小牌及出生证、手腕条、床头牌，填写内容要齐全，包括母亲的姓名、床号、婴儿性别、出生日期、时间、住院号。

2. 给婴儿系腕条前，严格核对姓名、床号、性别。

3. 测量婴儿身长、体重、查阅出生记录、常规检查婴儿的全身情况并记录，同时，在婴儿记录单的右下方按左脚印。

4. 送母婴同室前、后，再次查对床头牌、手腕条、姓名、性别、住院号、胸牌。

5. 婴儿洗澡、游泳、抚触、处置、护理、注射后，严格核对手腕条、姓名、性别、床号，送回母婴同室病房，重新核对床头牌及胸牌。

6. 婴儿手腕条如有松脱，经认真查对后及时补上。

7. 患儿出院或转科时，应查对床号、姓名、性别、出院或转科的日期、时间、母亲住址及一览表。

8. 每班出生、出院、转科的婴儿要与一览表及婴儿出生登记簿核对并记录。

四、产房消毒隔离制度

1. 分娩室要求环境清洁，空气新鲜，每日常规清扫、紫外线消毒，每周大清扫，护理车、门把手、地面等每日消毒 2 次。对空气、物体表面及工作人员的手每月做细菌监测并记录，物体表面少于 5 cfu/m^2，空气培养少于 200 cfu/m^2，医务人员手应少于 5 cfu/m^2。

2. 设隔离待产室、分娩室，产妇进入分娩室要更衣、换鞋。

3. 分娩结束后进行终末清洁消毒，产床使用后用消毒液擦洗后才能再次使用，使用一次性臀垫，做到一人一垫。

4. 接触新生儿前应严格洗手，必要时用消毒液泡手，新生儿所用物品应固定专用，一人一用一消毒。

5. 接生用的物品、器械、敷料应及时处理和更换消毒。产妇用的卫生纸必须高压消毒灭菌方可使用。

6. 患有传染性疾病或较严重的感染性疾病的产妇，应在隔离待产室待产和隔离分娩室分娩，婴儿娩出后，更换无菌手套再处理婴儿。

7. 工作人员应定期进行查体，有感染性疾病应暂停接触母婴，有传染性疾病的医护人员应调离工作岗位。

第八节 供应室管理制度

一、供应室工作制度

1.供应室工作人员要有高度的责任心，着装整洁，服务热情，严格遵守供应室各项规章制度。

2.各项技术操作有严格程序和质量标准。

3.物品供应要求

（1）在供应器材范围以内的用品，除不便携带者外，应根据科室需用计划，由供应室每日定时送往各科室，采取收旧补新的方法主动供应。

（2）各科室如需特殊器材，应预先通知供应室以便及时补充、更换。

（3）供应物品如有错误和损坏，应立即通知供应室，以便及时了解、纠正和补充。

（4）凡沾有脓血的器械，立即洗涤清洁以免凝固损坏。各种用过的物品由各科室先行初步清洗消毒后方可送供应室。传染病患者用物应严格消毒后单独送供应室。

（5）凡无菌日期超过一周或封口已被拆开者，一律不得使用。

4.对准备器材、敷料的要求

（1）所有包布、治疗巾及洞巾必须清洁无损，一用一洗。

（2）金属器械，每次清洗后去锈上油，以免损坏。

（3）玻璃类器皿应按规定冲洗清洁.严格灭菌。

（4）刀剪等锐利器械应与一般器械分开，单独消毒灭菌。

（5）橡胶用品应保存于温度适宜的地方，冬天避免受冻。防止锐形折叠。

（6）所有物品必须挂牌标明品名、数量以及成年人或小儿使用，并注明灭菌日期、包装者与核对者编号，以便检查。

（7）敷料须松软、平滑而易于吸水，所有毛边应折在里面，无异物，大小适宜，使用前必须严格灭菌。

5.消毒灭菌工作

（1）根据物品性质采用适当的灭菌方法，严格掌握灭菌程序和时间。

（2）采用高压蒸汽灭菌时，灭菌前必须检查包布是否双层无破损，物品是否清洁，包扎是否严密。放置玻璃器材时不得挤压。消毒员不得擅自离开，应严格掌握压力和时间，以保证灭菌效果。灭菌完毕后，必须待气压表的指针下降至"0"处，方可打开锅门，以免发生危险。定期检测高压锅的灭菌效能并有记录，注意高压灭菌器的保养工作，每次使用前要洗刷一次，并按时维修。

（3）取用无菌物品时，必须洗手，戴口罩、帽子，穿工作服。

（4）已灭菌物品和未灭菌物品应严格分开放置，以免混淆。

清洁区、污染区、无菌物品存放区，要有明确标识。工作程序和行走路线不交叉、不逆行。

6. 操作室每月做空气细菌培养一次，消毒物品按规定抽样细菌检测。

7. 水池每日用消毒液刷洗，每周大清扫卫生一次。

8. 下班前，必须认真检查水、电、高压锅阀门和门窗关闭情况，以确保供应室安全。

二、供应室感染管理制度

（一）污染区的感染管理制度

1. 污染区应分为回收区、洗涤区和精洗区。

2. 污染区工作人员应有专用防护用品，做好自我防护。

3. 物品的去污应经过分类、浸泡、清洗（酶洗）、自来水漂洗、去离子水洗及干燥步骤。

4. 下收下送车辆必须洁污分开，分区存放，每日清洁消毒。下收下送过程中应做到定人收发，采用专车、专线运送。

（二）清洁区感染管理制度

1. 清洁区是清洁物品进行检查、包装、保管、灭菌的工作区域，可分为包装区和灭菌区。

2. 根据待灭菌物品的性质，选择正确的灭菌方法及包装材料。

3. 正确包装待灭菌物品，灭菌包的体积和重量均不得超过消毒规范要求，灭菌包外必须有化学指示胶带贴封，并有明显标记。

4. 灭菌时应注意物品的摆放及装载量，尽量将同类物品一批灭菌。灭菌操作程序正确。

5. 对所有灭菌器应定期进行常规保养和检查。

（三）无菌区的感染管理制度

1. 无菌区是无菌物品存放的区域，分为无菌物品存放间及一次性无菌医疗用品存放间，必须每日空气消毒和卫生保洁。

2. 进入无菌区的人员须二次更衣、换鞋，外出的工作服不得穿着入内，非无菌物品严禁进入。

3. 载物架用不易吸潮、表面光滑、易清洁的材料制成。

4. 对无菌物品的包装、灭菌标识及内在质量有监测措施，及时检查包装的完整性，有无湿包及化学指示胶带变色的异常情况，不合格者重新灭菌，并将相关数据记录备查。已灭菌物品不得与未灭菌物品混放。

5. 灭菌物品储存的有效期应严格执行国家有关规定，并按有效期的顺序放置并发放，做到先期先发，超过有效期后须重新灭菌。

6. 一次性使用的无菌医疗用品，需拆除外包装后方可进入无菌区。

三、供应室质量检查制度

1. 全科人员认真学习供应室工作质量标准及岗位职责。

2. 各岗位分工明确，责任到人。

3. 有兼职的质量监督员，每周对各岗位工作进行质量检查，并有记录。

4. 质量监督员检查出的问题，要立即汇报给护士长，及时解决。

5. 护士长不定期对各岗位进行抽查，发现问题及时解决。

6. 对在工作中出现的一般性差错，科室给予警告，适当经济处罚；对严重差错，给予严重警告，并及时上报护理部处理解决。

四、供应室查对制度

1. 回收器械时，应与病房护士清点查对数量、质量及预处理情况。

2. 准备器械包时，应经两人核对器械品名、数量、质量、清洁度，合格后方可包装。

3. 灭菌物品发放时，应查对科室、品名、灭菌日期及灭菌指示胶带变色情况。

4. 定期查对各种物品的基数，及时补充，保证供应。

五、供应室卫生清扫制度

1. 供应室室内外环境保持清洁整齐。

2. 执行消毒隔离制度，各区用物固定专用、分开放置，消毒措施有效，避免交叉感染。

3. 执行垃圾分类和废物管理制度，医疗废物应密闭保存和运输，有明显标识，做到日产日清。

4. 各区域卫生专人负责，每日定时湿式打扫，及时清除污物，每周彻底清扫一次，室内无杂物，地面、水池清洁无垢，物品放置整齐有序。

六、供应室感染管理监测制度

（一）灭菌效果的监测制度

1. 各种灭菌器每次灭菌过程均应进行工艺监测，并记录。

2. 每个灭菌包均应进行化学监测。

3. 预真空压力蒸汽灭菌器每日空锅做 B–D 试验，合格后方可进行灭菌。

4. 每月对灭菌器进行生物监测。新灭菌器使用前及包装容器、摆放方式、排气方式等改变时，均必须先进行生物监测，合格后才能使用。经环氧乙烷灭菌的物品，条件许可应每次进行生物监测，并待结果合格后方可发放。

5. 凡监测不合格时应立即停用灭菌器，查找原因，检测合格后重新启用灭菌器。

6. 定期对所使用的消毒剂、灭菌剂的性能进行化学检测，消毒剂每月应进行一次细菌检测。

7. 对一次性医疗器械进行热源监测。

（二）环境卫生学监测制度

每月对无菌区的空气、物体表面及工作人员的手进行监测，监测结果符合中华人民共和国国家标准和《医院消毒卫生标准》。

七、一次性无菌医疗用品管理制度

1. 医院所用的一次性无菌医疗用品由设备部门统一集中采购，须具有"三证"，使用科室不得自行采购。

2. 一次性无菌医疗用品应有专人监管，在进入消毒供应中心前应检查检验合格证，外包装是否符合要求，包括标记清楚、包装清洁、没有污渍、水渍、霉变、破损、变形等。

3. 建立一次性医疗用品登记本，记录入库日期、产品名称、规格、数量、生产批号、灭菌日期、失效期、生产许可证等信息。

4. 供应室对新购进的一次性输液（血）器、注射器按批号抽检送药检室做热源监测，热源监测反应阴性者，方可发至科室使用。

5.对一次性医疗用品严格交接班制度，检查质量及有效期，发现不合格产品或质量可疑应立即停止使用，及时上报护理部、医院感染管理科及设备科查明原因。

6.一次性无菌医疗用品用后必须按卫生行政部门的规定进行集中处理。

八、供应室工作人员自身防护制度

1.加强工作人员自身防护教育，防止意外事故发生。

2.在回收、清洗区处理物品时，应穿隔离衣，戴橡胶手套、口罩、帽子，如有污染应及时更换，必要时戴防护镜。脱掉手套后应立即洗手。

3.皮肤表面一旦染有血液、其他体液、各种消毒液及酶，应当立即彻底清洗。

4.不慎被利器刺伤，应按锐器伤处理原则处理。

5.使用压力蒸汽、干热灭菌器时，应具有防止爆炸、燃烧的措施，操作时应戴防护手套，预防烫伤事故发生。

6.使用低温灭菌器时，应保持空气流通，防止环氧乙烷中毒、燃烧、爆炸等意外事故发生。

7.必要时检测环氧乙烷灭菌区环境中气体的浓度，防止产生职业伤害。

九、供应室库房管理制度

1.库存物品必须分类存放于物架上，便于发放和清点。做到账物相符，定期核对。

2.依次发放，做到先入库先发，后入库后发，保证质量。

3.定期开窗通风，保持干燥，防止物品潮湿霉变。

4.定时卫生保洁和空气消毒，配备灭火设备，以防意外。

5.尽量避免人员流动，减少进出人员。

十、供应室岗位操作规程

（一）下收下送操作规程

1.按科室所需各种物品用量，有计划装车，并及时将物品送至科室。

2.下收下送过程中严禁无菌物品和污染物品混拿混放。

3.发放与回收更换的物品要做到数目清楚，物品完好，如有损坏，分清责任，妥善处理。

4.下收下送的各类物品必须全部密闭存放。

5.各种器械、穿刺针用后立即冲净血渍、污渍，穿刺包、治疗包用后科室先做初步处理，将包内的器具如数清点更换。

6.下送车每次使用后，及时清洗消毒。

（二）物品清洗操作规程

1.根据器械类别、性能进行分类，选择相适应的清洗方法，保证清洗质量。

2.检查各种清洗设备，保证性能完好，所用消毒液及酶浓度合格。

3.清洗机工作完毕及时关闭电源，做好清洗机保养工作。

4.保持室内卫生清洁，每日空气消毒。

5.按照岗位要求做好自身防护。

（三）物品包装操作规程

1.各类器械需经过清洗后方可进入包装区。

2.清洗消毒后的各类器械应分类放置。

3.检查各器械的性能，刀刃、关节处应去锈上油，各关节必须充分撑开。

4.物品包装后应及时灭菌，不得长时间放置，以防止再污染和热源产生。

5.各包大小应符合灭菌要求。

6.按照规范在包内放置化学指示卡，包外贴化学指示胶带，标记清楚，注明品名、灭菌失效日期。

（四）物品灭菌岗位操作规范

1.使用前检查灭菌器的性能是否完好，预真空压力蒸汽灭菌器每日空锅做 B–D 试验。

2.将待灭菌的物品按消毒规范要求摆放在灭菌器内。

3.尽量将同类物品同锅次灭菌。

4.根据灭菌物品的类别选择不同的灭菌程序。

5.灭菌过程中随时观察各项参数（时间、温度、压力）发现问题及时解决，记录每个灭菌周期的关键数据。

6.检查化学指示胶带的变色情况，不合格者必须查明原因后重新灭菌。

7.每日清洁灭菌器，每月维护保养一次。

（五）物品发放岗位操作规程

1.严格按无菌区规定着装上岗和行走。

2.每日检查灭菌物品的数量、有效期及容器筛孔的关闭情况。

3.无菌物品分类放置，按有效期先后顺序整齐摆放，超过有效期严禁发放，须重新包装灭菌。

4. 发放无菌物品时，应核对品名、数量、有效期，并检查外包装有无破损。

5. 严格执行借物制度，并督促按时归还。

6. 每日对发放物品进行核算、登记。

十一、供应室物品质量标准

（一）物品清洗质量标准

1. 每日确保使用中的消毒液及酶浓度在有效范围内。

2. 清洗物品分类放置，清洗设备维修保养及时。

3. 金属器械清洁、无锈、无污垢、无血迹，刀、剪刀面锋利，各器械关节灵活。

4. 玻璃类物品光亮、透明、无裂痕及破损。

5. 橡胶类物品无污迹、无破裂及粘连，保证管道通畅。

（二）物品包装质量标准

1. 盘、盆、碗等器皿类物品尽量单个包装，若需多个包装则器皿间应有吸湿毛巾或纱布隔开。

2. 待灭菌物品如能拆卸，应拆卸包装。有筛孔的容器应将筛孔打开，容器内存装物品不宜过多过紧。

3. 各种包内物品齐全、性能好，包名与包内容物相符。

4. 打包程序规范化，标签清楚，包内有化学指示卡，包外贴有化学指示胶带。

5. 物品捆扎不宜过紧。采用下排气式压力蒸汽灭菌的物品包，体积不得超过 30 cm×30 cm×25 cm；采用预真空和脉动真空压力蒸汽灭菌器的物品包，体积不得超过 30 cm×30 cm×50 cm。金属包的重量不超过 7 kg，敷料包重量不超过 5 kg。

6 采用环氧乙烷灭菌时，灭菌包体积不得超过 25 cm×25 cm×30 cm。

7. 采用干热灭菌时，灭菌包体积不得超过 10 cm×10 cm×20 cm；油剂、粉剂的厚度不超过 0.635 cm；凡士林纱布条厚度不超过 1.3 cm。

（三）包装材料质量标准

1. 一次性无纺布、一次性复合材料必须经国家卫生行政部门批准后方可使用。

2. 新包装材料应先用生物指示剂验证灭菌效果后方可使用。

3. 包装材料应允许物品内部空气的排出和蒸汽的透入。

4. 新包布洗涤去浆后再使用，重复使用的包装材料和容器，应做到一用一洗。

5. 包布清洁无破损，包装层数不少于两层。

6. 自动启闭式或筛孔的容器（储槽等），必须完好无损，筛孔开启灵活。

（四）灭菌物品装载质量标准

1. 下排气灭菌器的装载量不得超过柜室容量的 80%；预真空灭菌器的装载量不得超过柜室容积的 90%，同时，预真空和脉动真空压力蒸汽灭菌器的装载量又分别不得小于柜室容积的 10% 和 5%。

2. 不同性能物品同时灭菌，则以最难达到灭菌要求的物品所需温度和时间为标准。

3. 物品装放时上下左右需有一定的空间，以利于蒸汽流通。

4. 混合装载时，难以灭菌的大包放在上层，较易灭菌的小包放在下层；敷料包放在上层，金属物品放在下层。物品装放不能贴靠柜壁。

5. 金属包应平放，布包类物品应垂直放置，玻璃瓶应使开口向下或侧放以利蒸汽进入和空气排出。

6. 小包应采用标准篮筐装载存放。

7. 纸塑包装物品灭菌时应将纸塑相间交错并垂直放置。

8. 有筛孔的容器，应将筛孔打开。

（五）无菌物品储存质量标准

1. 无菌物品摆放有序，分类放置。

2. 无菌物品应放在洁净储物架上，储物架应不易吸潮，表面光洁。一次性无菌物品须去外包装后进入无菌间保存。

3. 无菌物品应放于离地 20~25 cm，离顶板 50 cm，离墙远于 5 cm 处的储物架上。

4. 下送的无菌物品应封闭存放或加防尘罩。

5. 储存有效期为：在温度 25℃ 下，棉布类包装 7~14 日，潮湿多雨季节应缩短天数，纸塑包装相应延长。

第九节　血液净化中心管理制度

一、血液净化中心工作制度

1. 工作人员入室时衣帽整齐，换工作鞋，操作时戴口罩。

2. 上班坚守工作岗位，不得擅离职守，不迟到、不早退。

3. 工作时精力集中，不扎堆聊天，不干私活，不看非业务方面的书报。

4. 有高度的工作责任心，一丝不苟，严格执行查对制度。

5. 执行血液透析操作常规及无菌操作技术。

6. 透析过程中随时观察病情变化，患者发生并发症或意外情况要及时报告医师，并配合医师做好抢救工作，详细记录。

7. 做好输血、输液患者的观察与护理。

8. 认真观察透析过程中机器运转情况，如发现问题，及时报告处理。

9. 定期做好患者透析前后生化检查和其他有关检查。

10. 透析记录要求字迹清楚、准确、规范，不随意涂改，记录项目完整。

11. 透析结束后对透析机进行消毒，整理机器上的一切用物，擦拭机器，整好床单位。

12. 危重症患者或有特殊情况者，透析完毕后应由工作人员护送回病房，并向病房护士做好病情交代。

13. 保持室内清洁、整齐、安全，非本室人员不得随意入内。因工作需要进入时应更换拖鞋，不可随意动用机器及其他物品。

14. 值班者在下班前检查各电闸是否关闭，并关好门窗等。

二、血液净化中心消毒隔离制度

1. 医务人员上岗应衣帽整齐，换工作鞋，操作时戴口罩，接触患者前后应洗手。

2. 进行无菌操作时，必须严格执行无菌操作规程。无菌容器使用后及时盖严，定时更换和灭菌，并注明日期和时间。

3. 透析室每日定时开窗通风，地面每日用消毒液擦拭两次，每周大扫除一次。透析治疗室每 15 m^2 安装 30W 紫外线灯一支，每次透析后，照射 1 小时。每月做空气培养一次，细菌数少于 500 cf/m^2。

4. 凡接触血液、皮肤的器械及用品应进行消毒。各种注射做到一人一针一管。

5. 各类物品必须按无菌、清洁、污染定点放置，标记明显，每周大消毒一次。

6. 透析患者首次透析前查 HBSAg、HBV、艾滋病，阳性者专人专机透析。长期透析患者每年复查一次。

7. 透析液每月监测一次。

8. 紫外线灯强度每季度监测一次，并有记录。

9. 传染病患者的血管路必须单独装入垃圾袋内送到规定的地点处理。

10. 每次透析后，要用消毒液擦拭桌、椅、病床。

11. 所用器械均应高压灭菌，配套使用，每周更换。

12. 每次透析后应更换被单、枕套等。

13. 加强工作人员防护，接触患者前、后应认真洗手，并用消毒液泡手，防止交叉感染。

14. 对透析所用药品应经常检查有效期，过期后不可再用。

三、血液净化中心卫生清洁制度

1. 保持透析室整洁、安全，避免噪音。

2. 保持室内无杂物，地面、水池清洁无垢，物品放置整齐有序，注意通风。

3. 每日定时湿式打扫室内卫生，及时清除污物，每周彻底大清扫。除工作人员外，其他人员不许在室内逗留。

4. 严格执行无菌技术操作，进入治疗室必须穿工作服，戴工作帽及口罩。

5. 为防止污染透析室环境，患者的衣物存放在候诊室。

四、血液净化中心一次性医疗用品使用管理制度

1. 一次性医疗用品按计划领取，统一回收。

2. 一次性用品领回后放置在干燥、清洁的橱内，分类放置。

3. 所有一次性医疗用品严禁重复使用。

4. 使用前检查有效期，凡过期产品不准使用。

5. 使用过的一次性用品按要求分类收集，专用包装物、容器，有明显的标识。

6. 一次性医疗废物每日密闭封口，专人回收，并做登记。

五、血液净化中心感染管理制度

1. 透析室采光、通风良好，并有防蝇设施。

2. 建立健全各项消毒隔离制度及卫生清洁制度并认真落实，定期考核。

3. 清洁区、污染区和半污染区划分要明确。

4. 定期组织医院感染知识的学习，至少每月一次。

5. 严格执行一次性医疗用品的使用管理规定。

6. 加强对危重症患者的管理，防止或减少并发症的发生。

7. 每月做好有关微生物监测并达到合格标准。

8. 做好在职及新上岗人员的医院感染知识培训。新任科人员须经培训合格后方可上岗。

9. 合理使用抗生素。

10. 对科室发生的院内感染病例，及时登记报告。

六、血液净化中心医院感染知识培训制度

1. 认真做好新职工岗前培训：对刚毕业及调入本科室的人员进行医院感染知识的岗前教育，主要包括医院感染的基本概念、医院感染的特点、监控和医院感染的预防。

2. 科室院内感染管理小组成员在职培训每年 1~2 次。

3. 有计划地安排各层次医护人员外出参观、学习。

4. 鼓励在职护士参加自学考试，提高专业理论水平。

5. 参加全院组织的专题讲座 1~2 次 / 月。

第十节　各级护理人员职责

一、护理部主任职责

1. 在院长领导下，负责全院的护理业务和行政管理工作。

2. 制订护理工作的远期、近期计划，组织实施，并定期进行检查和总结。

3. 负责拟定和修改全院护理规章制度、护理常规、技术操作规程及护理质量标准，并严格督促检查，使之符合等级医院的要求。

4. 组织领导护理人员的在职培训、业务考核、科研工作及护理新技术的推广。

5. 负责全院护理人员的奖惩、晋升、任免等工作，向院长提供建议，以便合理使用护理人员。

6. 组织领导护理专业学生的临床教学及毕业实习。

7. 周末、节假日参加护理部及医院值班。

8. 处理与护理有关的患者投诉及纠纷。

9. 每周深入病房检查护理工作，了解护理工作中存在的问题，并提出指导性意见。

10. 定期进行护理质量检查，每月召开一次护士长会议，反馈护理工作中存在的

问题，制订改进措施，安排护理工作。

11. 教育护理人员热爱本职工作，培养良好的素质，关心并帮助解决护理人员的实际困难，调动其积极性。

二、护理部副主任职责

1. 在护理部主任的领导下，负责全院的行政管理及护理工作。

2. 负责全院的护理质量控制的管理。

3. 每月组织护士长对护理质量检查中存在的问题进行分析讨论，提出整改措施。

4. 每周深入病房检查护理工作，了解临床护理工作质量，并提出指导性意见。

5. 参与护理部中远期规划、年度计划、季度计划的制订，组织实施及考核。

6. 负责拟定和修改全院护理规章制度、护理常规、技术操作规程及护理质量标准，并督促检查。

7. 每季组织一次护理质量缺陷管理小组会议，分析护理质量存在的问题，并提出整改措施。

8. 安排组织全院护士的业务讲座、理论考试、操作考试。

9. 参加夜班督导工作，了解夜班临床护理工作情况。

10. 负责护士继续教育学分落实、考核、评价。

11. 做好临床实习护士的带教、考评、管理工作。

12. 处理与护理有关的患者投诉与纠纷。

13. 参加周末及节假日护理部值班。

三、护理部干事职责

1. 在护理部主任的直接领导下进行工作。

2. 负责护理部日常行政工作。

3. 了解院内护理工作信息，及时反馈，并提出改进意见。

4. 对各病房、科室上交的护理统计数字如：护士长月报表、全院护理人员考试成绩等进行统计、汇总、录入、存档。

5. 负责护理部有关文件的打印、复印、分发等工作。

6. 负责护理部有关会议事宜的通知和各种会议记录、整理、归档工作。

7. 协助护理部主任完成一些文字书写工作。

8. 负责接待参观、来访、来电及来信的处理工作。

9. 负责全院护士注册及护士继续教育学分登记等具体工作。

10. 参加护理部节假日值班。

11. 完成领导交给的各项临时性工作。

四、病区护士长职责

（一）护士长行政管理职责

主要是对本病区护理人员给予指导、沟通，充分发挥护理人员的工作积极性，从而保证各项护理工作的顺利进行。具体职责如下：

1. 在护理部及科主任的指导下工作。

2. 根据护理部工作计划，制订本病区具体工作计划，并付诸实施。定期做好总结，取得经验，推动工作。

3. 负责本病区护理人员的思想工作，使他们热爱护理工作，加强责任心，改善服务态度，全心全意为患者服务。

4. 负责本病区护理人员的分工和排班工作，合理安排人力，实行弹性排班制。

5. 深入病房了解患者的思想情况，定期召开工休座谈会，以便改进工作，提高患者满意度。

（二）护士长业务管理职责

护士长业务技术管理职责主要是督促本病区护理人员严格执行各项护理规章制度、技术操作规程和护理常规，组织和指导护理人员业务学习和技术训练，具体解决本病区护理技术上的疑难问题，做好病区护理新业务、新技术的引进和开发，积极开展护理科研活动，采取有效措施搞好病房管理，保证护理质量。具体职责如下：

1. 在护理部的指导下进行工作。

2. 根据护理部和科内业务技术管理要求，制订本病区业务技术管理具体计划，按计划实施，并定期评价，改进工作计划。

3. 负责检查护理质量，督促护理人员认真执行各项护理常规，严格执行各项规章和技术规程。密切观察病情，做好抢救、隔离、消毒工作，严防差错事故。亲自参加危重症患者的抢救及复杂的技术操作，做好传、帮、带。

4. 组织病区护理查房和护理会诊，并积极开展新业务、新技术及护理科研。

5. 随同科主任和主治医师查房，参加会诊以及大手术或新手术前的讨论、疑难病例和死亡病例的讨论等。

6. 清点和指定专人领取本科室的药品、仪器、设备、医疗器材、被服和办公用品等。分别指定专人负责保管、保养和定期检查，遇有损坏或损失应查明原因，并提出处理意见。

7. 负责护理专业学生的见习、实习和护士进修工作，并指定有经验、有教学能力的护师或护师职称以上的人员担任带教工作。

8. 督促检查病区保洁员的工作质量，搞好病区清洁卫生。

9. 协助科主任做好病区经济管理。

（三）护士长夜查房职责

1. 在护理部领导下进行工作。

2. 负责检查夜班工作情况，包括夜间的治疗护理工作，患者在夜间所需用品是否准备齐全，是否放置在合适的位置及年老体弱患者的安全措施是否得当。

3. 重点检查护士能否按规定巡视病房，及时了解病情变化及准确记录出入量等，尤其对抢救患者的记录是否及时、完整、准确。

4. 检查护士劳动纪律，包括仪容仪表、文明礼貌、打私人电话等。

5. 检查病室是否整洁、安静。

6. 检查、指导夜班护理人员技术操作。

7. 负责组织、调动护理人员参加特殊抢救任务。

8. 及时将检查发现的各种问题向护理部反映，如实反馈到各病区。

五、病区副护士长职责

1. 在护士长的领导下，负责科室的行政管理及护理工作。

2. 对护理质量进行督导检查，督促护理人员严格执行各项规章制度和操作规程，严防差错事故的发生。

3. 定期参加科主任和主治医师查房，参加科内会诊及手术或新手术前、疑难病例、死亡病例的讨论。

4. 参加并指导危重、大手术患者的护理及抢救工作。

5. 负责护理专业学生的见习、实习和进修护士工作，检查护士的带教工作。

6. 负责科室的院内感染工作，组织院内感染知识学习和培训，按规定做好各项细菌监测工作。

7. 定期检查各种表格、护理用具、仪器设备、被服、药品的请领及保管。

8. 督促检查卫生员的工作质量，搞好病房的清洁卫生、消毒隔离工作。

9. 参加夜班及节假日值班。

六、ICU 护士长职责

1. 在护理部及科主任的领导下，负责本病区的护理工作。

2. 根据病房的情况和护士能力及要求，合理安排班次。

3. 每日主持晨会交接和床旁交接班，组织并参与危重症患者的抢救工作。

4. 每日必须参加查房，了解所有患者病情。

5. 督促检查各项护理工作的到位情况，及时帮助解决护理工作中的疑难问题。

6. 经常检查仪器、急救物品及药品的使用及保管情况，保证抢救药品、仪器的性能完好。

7. 经常检查各项护理表格的记录情况，保证其完整性、准确性、及时性。

8. 定期听取医师对护理工作的意见和建议，促进医护密切合作。

9. 经常检查各种消毒物品的消毒情况。

10. 有计划地组织护士学习，使护士掌握新技术、新仪器的操作使用，不断提高护理质量。

11. 其他同病区护士长工作职责。

七、急诊科护士长职责

1. 在护理部及科主任领导下，负责急诊科护理工作。

2. 督促护理人员认真执行各项规章制度和技术操作规范，组织参与各种危重症患者的抢救，解决危重症抢救的技术难题。

3. 制订各种突发事件的应急预案及危重症的抢救程序，并组织实施。

4. 有计划地组织全科护理人员进行急救技术和急救知识的培训和考核工作。

5. 督促护士保障急救药品、物品齐全，各抢救仪器性能良好，处于备用状态。

6. 随时检查急救护理质量，对存在的问题，分析原因，制订改进措施，实施护理质量持续改进。

7. 负责组织护理科研和技术革新。

8. 督促护士、护理员、清洁员经常保持室内外清洁、整齐、安静，做好消毒隔离，预防交叉感染。

9. 合理安排护理人员工作，实行弹性排班，最大限度地适应患者的需求。

10. 其他同病区护士长的职责。

八、手术室护士长职责

1. 在护理部及科主任的领导下，负责手术室的护理工作。

2. 根据手术任务和护理人员情况，协调安排各科手术，进行科学分工，必要时进行具体指导或亲自参加手术。

3. 参加重大手术、疑难病例和死亡病例的讨论，组织疑难、危重手术患者抢救中的护理工作。

4. 实行全面质量控制，保证各项规章制度的落实，督促检查各级护理人员及卫生员的工作，并予以指导。了解各岗位工作情况，发现问题及时处理，防止差错事故发生。

5. 定期检查急救物品的情况、毒麻药品和精神药品的管理。

6. 负责监督所属人员做好院内感染控制，按规定做好手术室无菌技术监测（空气、无菌物品、手及手术室物品）。

7. 负责手术室各类物资的领取、保管、检查和维修，定期检查急救物品、贵重仪器管理情况，如有损坏或遗失，应查明原因，并提出处理意见。

8. 负责各科新手术的准备和实施。了解国内外医学、护理发展动态，不断提高专科护理水平。

9. 有计划地组织全科护理人员进行业务学习，并定期组织考核，不断提高专科护理人员的业务素质。

10. 定期召开护理人员会议，经常征求各科室意见和要求，不断改进工作。

九、产房护士长职责

1. 在护理部及科主任的指导下，根据护理部及科内工作计划制订产房具体计划，并组织实施。

2. 负责检查产妇的助产和护理工作。督促助产人员严格执行各项规章制度及无菌技术操作规程，加强医护配合，严防差错事故发生。

3. 根据产房工作任务和助产人员情况合理分工排班，做好正常产妇接产及协助医师进行难产接生工作。

4. 参加科内会诊及疑难病例、死亡病例讨论。

5. 组织助产人员业务学习，技术训练和考核。

6. 加强责任心，接产中体现人性化服务。

7. 保持病房环境的整洁、安静，做好清洁卫生、消毒隔离工作。按规定做好厂房无菌技术监测（空气、无菌物品、手等），监测消毒效果。

8. 负责各类仪器、设备、药品、器材等财产保管、请领、报损工作。

9. 负责指导和管理实习、进修人员，并指导护士或有经验、有教学能力的助产士担任带教工作。

十、门诊注射室护士长职责

1. 在护理部及门诊部的领导下，负责门诊注射室的护理工作。

2. 制订注射室工作计划，负责护理人员分工排班工作，督促检查护理人员完成工作情况。

3. 认真执行"三查八对"制度，严防差错事故，认真执行登记上报制度，及时总结经验教训。

4. 严格执行无菌技术操作原则和消毒隔离制度，防止交叉感染。

5. 保持注射室清洁、整齐，物品摆放规范齐全。

6. 每次在为患者做治疗的过程中，耐心细致地做好解释工作及健康教育指导。

7. 治疗室定期做空气培养及无菌物品的细菌培养，安排专人负责并记录报告结果。

8. 定期请领各种药品、各种医疗用品，保证抢救物品、药品齐全并放置在固定位置。

9. 做好医用垃圾和生活垃圾的分类管理和初步清洁消毒工作。

10. 对护士定期培训及考核，组织理论学习，工作中起到传、帮、带的作用。

十一、供应室护士长职责

1. 在护理部的领导下，负责本科业务技术、教学、科研和行政管理工作。

2. 负责制订科室工作计划和质量监测控制方案，并组织实施、检查、总结、记录。制订并完善在突然停电、停水、停气及灭菌器出现质量问题时紧急风险预案和突发事件处理流程，并确保措施有效落实。

3. 督促护理人员严格执行各项规章制度和操作规程，严防差错事故的发生。

4. 督促检查无菌物品的质量控制及各项监测制度，定期检查高压灭菌的效能，发现异常，立即上报。

5. 督促本科室的环境清洁及安全。

6. 组织全科护理人员进行业务学习，并定期组织考核。

7. 参与业务研究，解决业务疑难问题，提高服务质量。

8. 督促检查各项医疗物品领取、供应、清点及消耗情况。

9. 组织所属人员深入科室，实行下送下收，定期征求临床各科室意见，协调、改进工作。

十二、血液净化中心护士长职责

1. 在护理部及科主任的领导下，负责血液净化中心的护理工作。

2. 根据病房的情况和护士的能力及要求，合理安排班次。

3. 实行全面质量控制，保证各项规章制度的落实。

4. 督促检查各项护理工作，及时帮助解决护理工作中遇到的问题，发现问题及时处理，防止差错事故的发生。

5. 负责督促所属人员做好血液净化中心院内感染控制，按规定做好各项监测（空气、透析液、无菌物品、手）。

6. 定期检查各仪器的使用情况，有问题及时维修。

7. 定期检查护理表格的记录情况，保证其完整性与准确性。

8. 有计划地组织护士学习、技术培训，及时掌握新仪器、新技术的操作，并定期组织考核。

9. 做好血液净化中心各类物品的管理。

10. 主动征求患者及其家属的意见，及时改进工作。

十三、门诊总护士长职责

1. 在护理部的领导下，负责门诊的护理工作，督促检查护理人员完成所负责的工作任务。

2. 负责制订门诊护理工作计划，并组织实施。督促检查门诊护理工作质量，经常深入门诊各科室指导护理工作。

3. 督促教育护理人员树立良好的医德医风，改善服务态度。

经常巡视候诊病员的病情变化，对较重的病员应安排提前诊治，遇有病情变化的病员，立即送急诊科处理。

4. 负责督促卫生员的门诊清洁工作，做好病员的轮椅使用、开水供应工作。

5. 负责组织门诊护理人员的业务技术培训，开展护理科研，总结经验。

6. 及时征求各科室主任意见，协调科室关系，总结工作，不断提高护理质量。

7. 检查督促做好消毒隔离和疫情报告工作，防止交叉感染。

8. 随时听取和收集病员对门诊工作的意见和建议并加以改进，必要时向上级汇报。

十四、输液室护士长职责

1. 在护理部的领导下，负责门诊输液室的护理管理工作。

2. 制订输液室工作计划，负责护理人员分工、排班工作，督促检查护理人员完成工作情况。

3. 合理安排输液人员，做到输液号、姓名标志明确。

4. 认真执行"三查八对"制度，严防差错事故，经常组织护理人员查找事故隐患，提出改进措施。

5. 严格执行无菌技术原则和消毒隔离制度，防止交叉感染。

6. 做好医患沟通，耐心细致地做好解释工作及健康指导。

7. 做好治疗室及输液室消毒工作，防止交叉感染，定期做空气培养及无菌物品的细菌培养。

8. 负责各类物品的领取、保管、检查和维修，保证抢救物品、药品齐全，并放置在固定位置。

9. 做好医用垃圾和生活垃圾的分类和初步清洁消毒工作。

10. 对护士定期培训及考试，组织理论学习、技术操作训练。

11. 主动征求患者及其家属的意见，及时改进工作。

十五、服务部护士长职责

1. 在护理部领导下全面负责服务部工作。

2. 制订服务部工作计划，并按计划组织实施，督促工作人员认真执行岗位职责、工作制度及质量标准等，负责服务部人员的排班考勤。

3. 经常深入临床一线了解情况，协调解决工作中出现的问题，不断改进工作。

4. 定期对服务部人员工作质量进行检查、考评，有奖惩措施。

5. 根据工作需要，合理调配服务部各岗位人员。

6. 负责服务部人员的业务、技术培训及思想教育。

7. 负责服务部人员工作数量的统计、汇总及上报工作。

十六、门诊手术室护士长职责

1. 在护理部的领导下，负责门诊手术室的护理管理工作。

2. 协调合理安排各种手术，并进行具体指导或亲自参加手术。

3. 督促护理人员严格执行查对制度，认真查对病历、姓名、年龄、手术部位和名称。

4. 督促检查参加手术人员的无菌技术的执行，注意患者安全，严防差错事故发生。

5. 有计划地组织护理人员进行业务学习，并定期组织考核，不断提高护理人员的业务素质。

6. 负责监督医护人员做好院内感染控制，按规定做好门诊手术室各项监测工作。

7. 实行全面质量控制，保证各项规章制度的落实。

8. 主动征求患者及其家属的意见，不断改进护理工作。

十七、高压氧科护士长职责

1. 在科主任和护理部领导下，负责本科室护理、操作和部分行政管理工作。

2. 负责护理人员的分工排班，并督促检查完成情况。

3. 制订护理工作计划并组织实施，经常督促检查，总结经验，不断提高护理质量和技术水平。

4. 督促护理人员加强工作责任心，认真执行各项规章制度和技术操作规程，严防差错事故。

5. 做好卫生宣教和消毒隔离工作，防止舱内交叉感染。

6. 负责科室物品和药物管理工作。

7. 协助科主任组织和指导进修、实习人员学习，并担任带教工作。

8. 开展护理科研，及时总结经验，积极撰写论文。

9. 经常征求患者及其家属的意见，定期召开座谈会，不断改善服务态度和科室工作。

十八、主任（副主任）护士职责

1. 在护理部及护士长的领导下，指导本科护理技术、科研和教学工作。

2. 检查指导本科急、重、疑难患者的护理计划实施、护理会诊及抢救危重症患者的护理。

3. 了解国内外护理发展动态，并根据本院具体条件努力引进先进技术，提高护理质量，发展护理学科。

4. 主持全院或本科护理大查房，指导下级护理人员的查房，不断提高护理业务水平。

5. 对院内护理差错、事故提出技术鉴定意见。

6. 组织主管护师、护师及进修护师的业务学习，拟定教学计划和内容，编写教材并负责讲课。

7. 带教护理大专学生的临床实习，担任部分课程的讲授并指导主管护师完成此项工作。

8. 负责组织全院或本科室护理学术讲座和护理病案讨论。

9. 制订本科室护理科研计划，并组织实施，通过科研实践，写出有较高水平的科研论文，不断总结护理工作经验。

10. 参与审定和评价护理论文、科研成果以及新技术、新业务成果。

11. 协助护理部做好主管护师、护师的晋升业务考核工作，承担对下级护理人员的培养。

12. 对全院护理队伍建设、业务技术管理和组织管理提出建设性意见，协助护理部对全院护理工作的指导。

十九、主管护师职责

1. 在护士长领导及本科室主任（副主任）护师指导下进行工作。

2. 对病房护理工作质量负有责任，发现问题及时解决，把好护理质量关。

3. 解决本科室业务上的疑难问题，指导危重、疑难患者护理计划的制订及实施。

4. 负责指导本科室的护理查房和护理会诊，对护理业务给予具体指导。

5. 对本科各病房发生的护理差错、事故进行分析鉴定，并提出防范措施。

6. 组织本科室护师、护士进行业务培训，拟定培训计划，编写教材，负责讲课。

7. 组织护理学院学生和护校学生的临床实习，负责讲课考核和评定成绩。

8. 制订本科室护理科研和技术革新计划并组织实施。指导全科护师、护士开展护理科研工作，写出具有一定水平的护理论文及科研文章。

9. 协助本科室护士长做好行政管理和队伍建设工作。

二十、护师职责

1. 在病房护士长领导和本科主管护师指导下进行工作。

2. 参加病房的护理临床实践，指导护士正确执行医嘱及各项护理技术操作规程，发现问题，及时解决。

3. 参与病房危重、疑难患者的护理工作，承担难度较大的护理技术操作，带领护士完成新业务、新技术的临床实践。

4. 协助护士长制订病房护理工作计划，参与病房管理工作。

5. 参加本科主任（副主任）护师、主管护师组织的护理查房、会诊和病例讨论，主持本病房的护理查房。

6. 协助护士长负责本病区护士和进修护士业务培训，制订学习计划，并担任讲课。

7. 对护士进行技术考核。

8. 参加护校部分临床教学，带教护生临床实习。

9. 协助护士长制订本病区的科研、技术革新计划，提出科研课题，并组织实施。

10. 对病区出现的护理差错、事故进行分析，提出防范措施。

二十一、护士职责

1. 在护士长领导及护师指导下进行工作。

2. 认真执行各项规章制度、岗位职责和护理技术操作规程，正确执行医嘱，准确及时地完成各项护理工作，严格执行各项查对及交接班制度、消毒隔离制度，防止差错事故的发生。

3. 做好基础护理和危重症患者的心理护理工作。

4. 认真做好危重症患者的抢救工作及各种抢救物品、药品的准备、保管工作。

5. 协助医师进行各种治疗工作，负责采集各种检验标本。

6. 经常巡视患者，密切观察并记录危重症患者的病情变化，如发现异常情况及时处理并报告。

7. 参加护理教学和科研工作，工作中应不断总结经验，写出论文，以提高护理水平。

8. 指导护理专业学生、护理员、配膳员、卫生员工作。

9. 定期组织患者学习健康教育知识和住院规则，经常征求患者意见，做好说服解释工作并采取改进措施，为出院前患者做好健康教育工作。

10. 办理入院、出院、转科、转院手续，做好有关文件的登记工作。

11. 认真做好病室物资、器材的使用及保管工作，坚持勤俭节约的原则。

第十一节　护理人员岗位职责

一、责任护士工作职责

1. 按整体护理要求，对所分管患者要做到八知道（床号、姓名、诊断、病情、治疗、护理、饮食和心理需要）。

2. 对新入院患者做好安排及介绍，通过与患者交谈、查体、询问病情，掌握患者所需要解决的护理问题，从而制订护理计划并实施，密切观察病情，随时评价护理措施并修订计划。

3. 负责患者服药、各种注射、治疗及临床护理。

4. 负责患者的被服更换、病室定时通风，做好隔离患者的消毒隔离工作。

5. 协助患者进食，了解饮食情况。

6. 负责标本收集、记录出入量及特别护理记录，监测生命体征。

7. 经常和患者交谈，帮助患者了解自己疾病情况和为恢复健康所采取的各项措施，鼓励患者树立战胜疾病的信心。

8. 定期参加查房，了解患者的病情、思想情绪以及特殊治疗的目的。

9. 指导辅助护士做好临床治疗和护理，保证治疗、护理措施到位。

10. 做好护理记录的书写工作。

11. 负责实习学生的带教工作。

12. 负责出院、转科、死亡患者的单位处理及隔离患者单位的消毒。

13. 做好患者的健康教育及出院指导工作。

二、主班护士工作职责

1. 在护士长领导下负责病区全面管理，督促检查各班次护理人员执行岗位职责及落实各项规章制度的情况。

2. 负责医嘱的处理、核对、录入工作，掌握患者的病情。

3. 负责患者会诊、检查、转科安排及督促各种检查通知单的外送工作。

4. 协助护士长检查各班执行医嘱情况及表格书写的质量。

5. 负责各种特殊化验、检查的联系及容器准备。

6. 协助护士长解决护理工作中出现的紧急情况，并参加危重症患者的抢救工作。

7. 保持办公室及护士站的物品到位、清洁、整齐以及表格的准备。

8. 护士长不在时，代替护士长工作。

三、辅助护士工作职责

1. 在护士长领导和责任护士指导下实施临床治疗、护理工作。

2. 全面掌握患者情况，明确护理问题，协助制订并实施护理计划，完成治疗护理工作。

3. 评价护理效果，密切观察患者病情变化，及时调整和实施护理计划，并准确记录。

4. 为患者及其家属提供健康教育，教会患者进行自我护理及其家属的照顾方法，做好入院、出院、特殊检查、治疗的指导工作。

5. 参与临床带教及科研工作。

四、治疗护士工作职责

1. 清点药品及常备药品的种类及数量，交接清楚并登记签名。

2. 严格执行"三查八对"制度。

3. 负责病区治疗任务，严格无菌技术，做到操作规范熟练，准确及时。

4. 熟悉各种药物的配伍禁忌，保证各种药品无失效、无过期。负责限剧、毒麻药品补充检查及保管。

5. 负责病区药品的请领、保管及冰箱管理。保持各种常备药品、物品、器械齐全。

6. 严格区分有菌、无菌物品，并分别放置。

7. 保持治疗室的清洁、整齐，物品完备并放置有序。

五、小夜班护士工作职责

1. 负责患者晚间的各种治疗、护理及次日手术及特殊检查的准备工作，接收急诊入院患者，维持病区秩序，保证病区安全。

2. 认真床旁交接班，查对当日医嘱。

3. 全面了解并掌握患者流动情况，完成日间待执行事宜。

4. 负责测绘晚间体温，发现异常及时报告值班医师处理。

5. 按等级护理要求，巡视病房，发现病情变化，及时汇报值班医师处理。

6. 认真管理、督促陪探人员遵守院规，保持病室清洁整齐。

7. 按要求认真书写护理记录，并为次日输液注射及晨间治疗检查做好必要准备。

8. 保持办公室清洁整齐，物品定位。

六、大夜班护士工作职责

1. 负责夜间病员的各项治疗、护理、手术及特殊检查病员的各项准备工作和各种标本采集。

2. 认真床头交接班，查对医嘱。

3. 全面了解患者病情，完成小夜班待执行事宜。

4. 负责测绘晨间体温、血压，发现异常及时报告值班医师处理。

5. 负责晨间各项治疗、护理工作，按等级护理要求巡视病房，及时发现病情变化。

6. 按要求认真书写护理记录，并为手术及特殊检查患者做好护理准备。

7. 督促陪伴人员协助护工履行职责，保持病区整洁。

8. 保持办公室清洁、整齐、物品定位。

七、助产士工作职责

1. 在护士长的领导和医师的指导下进行工作。

2. 负责接待新入院产妇，认真填写产科病历，做好产科检查及健康教育指导。

3. 负责正常产妇接生工作，协助医师进行难产产妇的接产，做好接产准备，观察产程进展和变化，遇产妇有并发症或婴儿窒息时，应立即采取紧急措施，并报告医师。

4. 经常了解分娩前后的情况，严格执行技术操作规程，注意保护会阴及母婴安全，严防差错事故。

5. 负责新生儿病历、手条、一览表、胸牌、出生医学证明草稿的填写及核对，做到准确无误。

6. 完善各种登记，准确做好产前、产时、产后的观察记录。

7. 保持厂房的整洁，定期进行消毒。

8. 负责管理厂房的器材及药品。

9. 指导进修、实习人员的接产工作。

八、急诊科护士工作职责

1. 在急诊科护士长领导下进行工作。

2. 做好急诊患者的分诊工作。急症患者来诊应立即通知值班医师，在医师来到以前，遇特殊危急患者，可行必要的急救处理，随时向医师报告，并认真做好各项登记工作。

3. 准备各项急救药品、器材、敷料，熟练掌握各种抢救技术及各项基础护理操作技能。在急救过程中应迅速而准确地协助医师进行抢救工作。

4. 经常巡视观察患者，了解患者的病情、思想和饮食情况，及时完成治疗及护理工作，严密观察与记录观察患者的病情，发现异常及时报告医师。

5. 认真执行各项规章制度和技术操作规程，做好查对和交接班工作，努力学习业务技术，不断提高分诊业务能力和抢救工作质量，严防差错事故。

6. 协助护士长做好器材、被服等物品的保管工作。

7. 护送危重症患者及手术患者到病房或手术室，并做好交接工作。

九、手术室护士工作职责

1. 在手术室护士长领导下进行工作。

2. 进入手术室应穿工作服、手术衣，戴口罩、帽子，保持身体清洁，无长指甲。

3. 工作认真负责，主动细致，热情接待患者。

4. 认真核对患者姓名、年龄、性别、病房、手术名称、手术部位、麻醉方式和手术医师。检查手术野备皮及全身皮肤情况。再次核实患者有无可摘义齿、发卡及贵重物品，如有，应及时取下交家属或病区护士保管。同时，做好麻醉前患者的心理护理，提高患者的安全感和满意度。

5. 按手术要求认真摆好患者体位，充分暴露手术野，按要求做好术前各项准备。

6. 配合医师手术要主动及时，在手术过程中不谈论与手术无关之事，坚守工作岗位，关闭手机。

7. 认真履行各项规章制度，严格执行无菌技术，严格区分无菌区、清洁区及污染区。熟悉岗位职责及专业技术标准。

8. 严格执行术前、关闭伤口前及关闭伤口后对器械、敷料的清点制度。洗手护士配合手术要主动、准确，术后清理彻底。巡回护士做好术前准备，术中观察及时，术后整理彻底。

9. 每日进行手术间空气消毒，每周进行空气细菌培养，保持手术室清洁、整齐、安静、安全。手术间工作台及机器表面每日进行消毒。

10. 手术器械及辅助用物准备齐全，保持性能良好。

11. 严格手术室管理，严禁无关人员进入手术间，督促参加手术人员履行有关职责及制度。

十、ICU护士工作职责

1. 自觉执行医院和科室的各项工作制度和护理技术操作规程，严防护理差错的发生。

2. 严格、认真交接班，做到"五清"：①医疗仪器运转情况交接清楚，并做好检查登记。②药品、器械使用情况交接清楚，如有缺损及时补充。③患者病情交接清楚，并签名以示负责。④各种登记、表格、文书交接清楚，并登记签名。⑤监护资料共同交接清楚。

3. 严密观察病情及监护显示，发现异常及时报告医师并给予应急处理。

4. 负责患者的所有治疗、护理和用药，正确执行医嘱，做到及时、准确、无误。

5. 全面掌握为患者实施的监护方法，如心电监护、中心静脉压监测、人工气道管理、机械通气的监护、持续床旁血液滤过的监护、呼吸及循环功能的监护等等。

6. 做好患者的基础护理工作，保持患者床单位整洁，无护理并发症。

7. 严格执行陪护、探视制度，保持病室内安静无噪声，物品陈设定位，清洁无杂物。

8. 严格执行无菌技术操作规程，做好相关的消毒隔离工作，保证患者的医疗护理安全。

9. 及时了解患者的需求，认真解答患者及其家属提出的问题，如涉及病情要及时与医师沟通，请医师解答。

十一、供应室护士工作职责

1. 在供应室护士长的领导下进行工作。

2. 负责医疗物品的回收、清洁、包装、发放及管理工作。

3. 严格执行操作规程、查对制度，严防差错事故发生。

4. 参与消毒灭菌质量监测，确保消毒灭菌质量合格。

5. 协助护士长请领各种医疗器材、敷料等。

6. 保持供应室清洁，物品陈设定位，定期进行空气消毒。

7. 掌握本科专业技术，并能结合实际工作开展科研工作，不断学习新技术、新业务，提高服务质量。

十二、血液净化中心护士工作职责

1. 血液透析时应在专科医师指导及护士长领导下工作，负责血液透析患者日常透析期间的护理及患者的管理。

2. 认真遵守各项规章制度和操作规程，准确及时完成各项护理工作及技术操作。

3. 正确执行医嘱，遵循医师诊治计划并制订相应的护理计划，协助医师做好各种诊疗工作。

4. 透析过程中，经常巡视患者，密切观察患者病情并及时记录，有问题及时处理。

5. 了解患者病情、饮食、生活等情况，积极开展各种形式的健康教育，做好患者的饮食管理和生活指导。

6. 保持血液净化中心整洁，为患者创造清洁、舒适、整齐、安静的治疗环境。

7. 做好血液净化中心的消毒隔离及物品请领、管理工作。

8. 积极参加业务学习，开展新技术，不断丰富血液净化方面的理论及实践知识，为患者提供高质量的服务。

十三、分诊护士工作职责

1. 在门诊部护士长领导下进行工作。

2. 分诊护理人员要着装整齐，举止文明，对患者态度和蔼，解决问题耐心，尽量缩短其候诊时间。

3. 分诊护理人员必须于开诊前 15 分钟到达岗位，做好开诊准备工作，检查各种物品、器械是否齐全，并向患者宣传就诊的注意事项。

4. 分诊护理人员要按挂号顺序安排就诊，对老弱、残疾及行动不便患者要优先安排就诊。对危、急、重症患者要及时通知医师接诊。

5. 做好传染病的分诊和消毒隔离工作，防止院内交叉感染的发生。属传染病患者要安排到传染病门诊或指定的诊室诊治。

6. 做好候诊患者的就诊指导和卫生宣传工作。

7. 保持诊室内卫生清洁，严格执行消毒隔离制度，每周大扫除，每月进行空气细菌培养。

8. 下班前关闭所有电源，关好门窗，防止意外发生。

十四、导医护士工作职责

1. 在门诊部护士长领导下进行工作。

2. 着装整齐、微笑服务。

3. 提前 15 分钟到岗，准备好上班用物，并坚守工作岗位。

4. 负责简易分诊，指导病员就诊，热情耐心地解答患者提出的问题。

5. 维持门诊大厅秩序，向患者做好宣教工作，劝阻患者不要随地吐痰，不要在门诊内吸烟。

6. 指导和帮助患者建立一卡通，并介绍使用方法，如充值、取药、打印发票、查看费用等。

7. 扶老携幼，主动为老、弱、残疾及行动不便的患者提供帮助，必要时陪同就诊、检查等。

8. 宣传卫生保健知识，提高人民群众的自我保健能力。

十五、输液室护士工作职责

1. 在输液室护士长领导下进行工作。

2. 仪表整洁，按时上岗，微笑服务。

3. 认真执行"三查八对"制度，严格遵守无菌技术原则和操作规程。注意药物的配伍禁忌，杜绝差错事故发生。

4. 认真核对注射单与病历医嘱，发现问题或有疑问及时与医师联系，查对清楚后方可执行。

5. 熟练掌握各种药品的剂量、用法。询问有无过敏史，需做过敏试验的药物，皮试阴性方可应用。

6. 注意观察病情变化，观察药物的不良反应，有特殊变化要及时通知医师处理。

7. 向患者做好卫生知识的宣教，提高人民群众的自我保健能力。

8. 为患者提供优质服务，对患者提出的问题要做好耐心细致的解释工作。

9. 保持治疗室、输液室内整齐、清洁，空气新鲜，每日常规清扫消毒，每周大清扫一次，每日紫外线照射一次，每月空气细菌培养一次。

10. 保持各种抢救物品完好，药品齐全，处于备用状态。

11. 严格执行消毒隔离工作，防止院内交叉感染。

十六、摆药室护士工作职责

1. 在护士长的领导下进行工作。

2. 认真执行各项规章制度和技术操作规范，严防差错事故发生。

3. 熟悉各类药品的性能、作用、用途、不良反应等。

4. 正确执行医嘱，如发现药品名称、剂量、用法有误差时，及时与病区主管医师或护士联系。

5. 加强药品管理，定期检查药品质量、有效期。药品的标签字迹清楚，定位放置，保持干燥。

6. 药品上柜必须两人核对。

7. 每周清点药品一次，账物相符。

8. 下收、下送口服药要及时准确。

9. 保持摆药室清洁、整齐，定时通风，做好消毒隔离工作。

10. 定期进病房听取意见，不断改进工作。

十七、高压氧科护士工作职责

1. 在护士长领导下进行工作，认真执行各项规章制度和技术操作规程，严格执行医嘱，按时完成治疗、护理工作。

2. 掌握氧舱设备、仪器的功能和使用方法，掌握高压氧治疗的适应证与禁忌证和治疗过程中可能发生的问题与一般处理方法。

3. 负责开舱前氧舱的检查、准备工作。

4. 认真做好进舱治疗的安全教育，严格检查进舱人员的安全措施，发放面罩并指导应用，详细介绍进舱须知。

5. 负责氧舱操作，严格遵守操作规程和治疗方案。

6. 认真填写各项护理、治疗及操作记录。

7. 观察舱内外病员的病情变化，有特殊变化及时向医师报告并做好记录。

8. 做好清洁卫生和消毒隔离工作。

十八、放射科护士工作职责

1. 在科主任和门诊部护士长领导下完成放射科的护理工作。

2. 做好接诊、登记、预约工作。

3. 认真执行各项规章制度和技术操作规程。

4. 保持各检查室清洁、肃静，保持室内温度、湿度适宜。

5. 协助科主任、医师做好科研工作，负责资料归档工作。

十九、CT 室护士工作职责

1. 在科主任和门诊部护士长领导下进行工作。

2. 认真执行各项规章制度和技术操作规程，按时做好各项登记、统计和报表工作。

3. 负责患者预约和检查的安排，做好各项扫描部位检查前准备工作，严格执行无菌技术操作和过敏试验，密切观察患者的反应，随时准备好急救用物、药品，严防差错事故发生。

4. 在科主任安排下，参加扫描技术工作，协同医技人员完成 CT 检查任务。

5. 开展技术革新，努力提高工作效率和质量，并指导进修、实习护士工作。

二十、胃镜室护士工作职责

1. 在科主任和护士长领导下负责本室接诊、登记、预约工作。

2. 严格执行内镜消毒管理制度和技术操作规程。

3. 做好各项检查前的准备工作，密切观察患者反应，随时准备好急救用物、药品，严防差错事故。

4. 积极配合临床医师开展新的检查项目和新技术。

5. 认真填写报告单，做好详细记录，报告单应仔细审核，经医师签字后方可发放。

6. 做好随访工作。

7. 保持胃镜室清洁、整齐，室内温湿度适宜。

二十一、换药室护士工作职责

1. 在门诊手术室护士长领导下进行工作。

2. 负责开诊前的准备工作。

3. 严格执行消毒隔离制度，非换药人员不得入内，负责处理各种伤口的包扎、清创、换药等，做到一人一碗一用一消毒。

4. 负责 84 消毒液的配制、器械消毒前的准备工作以及对持物钳、剪刀、消毒缸等每日进行更换并消毒灭菌。

5. 严格执行查对制度，做好交接班，防止差错事故发生。

6. 耐心倾听患者的叙述，主动征求患者意见，不断改进工作。

7. 保持室内整洁安静，维持就诊秩序，搞好卫生宣教工作。

二十二、门诊手术室护士工作职责

1. 在门诊手术室护士长的领导下进行工作。

2. 严格遵守无菌操作原则及各项技术操作规程。

3. 接待患者时，必须核对病历、姓名、年龄、X 线摄片、手术名称和部位。

4. 安慰患者，做好解释工作，以消除患者对手术的恐惧心理。

5. 督促检查参加手术人员的无菌技术的执行，注意患者的安全，严防差错事故发生。

6. 负责术后患者的包扎，对切下的手术标本应登记并留有存根然后送病理室检查。

7. 指导患者下次来院复诊日期。

8. 做好手术后患者健康指导工作。

9. 保持室内整洁、安静，定期消毒及空气、物品微生物监测，防止院内交叉感染。

二十三、服务部人员工作职责

1. 在护理服务部护士长的领导下进行工作。

2. 按照调度员的指令及时、安全、准确无误地接送患者至有关科室检查、治疗。

3. 在护送患者过程中，做到服务热情、耐心，护送患者动作轻稳，天气变化时注意保护患者，防止护送不当加重病情，防止跌伤、碰伤患者。

4. 负责标本、单据、药品和其他物品的传送工作。

5. 急诊科服务部人员负责在接诊室门口迎接急诊患者，并积极配合医护人员抢救患者。

6. 护送患者和传送标本、单据、药品及其他物品的过程中，严格执行查对制度，认真核对有关内容。

7. 送药者必须熟练掌握各种药物的名称及剂量。

8. 领药时认真检查核对药品的质量、数量，确保药品齐全无误。

9. 送药途中要小心谨慎防止药品遗失或破损，若药品丢失或破损，需按价赔偿。

10. 严格执行签字制度，药品、物品送至科室交接无误后签字留档。

第十二节　护理风险与管理

一、病房护理风险与管理

（一）静脉输液空气进入体内

1. 常见原因

（1）患者输液过程中下床活动使茂菲氏滴管倒置。

（2）某些药物遇热后可产生小气泡，并贴于输液器壁上，逐渐累积形成较大气泡。

2. 预防措施

（1）首先向患者讲解输液的注意事项，严禁茂菲氏滴管倒置，以免空气进入，输液时尽量减少下床活动。

（2）如果在输液的同时需到其他科室做检查，应有护士陪同并加强观察。

（3）输液过程中，避免热水袋直接接触输液管道，以防气体形成，加强巡视，发现输液器壁上有气泡应及时处理。

（二）用药错误

1. 常见原因

（1）药名相同而剂量不同。

（2）执行口头医嘱或电话医嘱。

（3）对新药缺乏了解，未认真查看说明书。

（4）用药剂量不准确：小剂量的药物未选择合适注射器抽吸，瓶装或袋装液体需半量输入时，未及时将多余液体排出。

2. 预防措施

（1）一种药物不同剂量应分别放置，标志明确，严格执行"三查八对"制度。

（2）口头医嘱必须复述一遍，无误后方可执行。

（3）特殊情况需执行电话医嘱时，最好两人在场接听并进行核对。

（4）掌握药物的作用、不良反应，新药应用前首先认真阅读说明书。

（5）严格掌握用药剂量，根据不同的药品剂量选择合适的注射器，瓶装或袋装液体需半量输入时，应先将多余液体排出。

（三）应用头孢类药物出现过敏现象

1. 常见原因

（1）患者住院或用药过程中私自饮酒。

（2）患者自身的原因，如过敏体质。

（3）未按要求做皮肤过敏试验。

2. 预防措施

（1）入院时向患者做好宣教，用药期间禁饮酒，以免与药物发生不良反应。

（2）用头孢类药物时，应特别交代注意事项及饮酒的危害。

（3）用药前询问过敏史，有过敏史者禁用。

（4）用药前应做皮肤过敏试验，试验阴性者方可应用。

（5）用药过程中，密切观察患者有无不良反应，特别是首次用药时，应在床边观察，无不良反应后再离开。

（四）患者调床出现差错

1. 常见原因

（1）患者多，床位紧张。

（2）查对不严格。

2. 预防措施

（1）尽量避免患者床位的调整。

（2）调床后及时将患者的床头牌、病历、治疗卡、护理单、口服药卡、静脉输液卡、输液瓶、微机等处的床号进行调整。

（3）调床后患者的治疗护理卡应有两人核对。

（五）误吸

1. 常见原因

胃液反流或进食不慎引发。

2. 预防措施

（1）做好饮食指导，注意观察病情变化。

（2）患者进食前吸净口腔鼻腔及气道分泌物，抬高床头。

（3）若发生误吸应及时清理呼吸道的食物及分泌物，保持呼吸道通畅。

（4）吞咽障碍者给予鼻饲流食。

（六）危重症患者转运途中发生意外

1. 常见原因

（1）患者病情突然发生变化。

（2）危重症患者转科前，未充分评估患者的生命体征。

2. 预防措施

（1）危重症患者在转科过程中必须有医护人员陪送。

（2）转科前认真评估患者的生命体征及缺氧状况，如果病情不允许，可暂停转科或做其他检查。

（3）若必须外出检查或转科时，应协助医师做好与患者家属的沟通，并在病历上签字。

（4）转科途中要准备好急救药品及物品。

二、手术室护理风险与管理

（一）接错手术患者

1. 常见原因

（1）通知单项目书写有误。

（2）接患者时未严格将手术单、病历、患者三项核对或核对时有漏项。

（3）巡回护士人手术间再次查对不严格。

（4）医师及麻醉医师术前未再次查对。

2. 预防措施

（1）接手术患者时，根据手术通知单核对以下内容：科室、床号、患者姓名、性别、年龄、住院号、手术名称及规定手术时间。

（2）患者接到手术室时须送到规定的手术间内，并由该手术间巡回护士第二次核对患者姓名、住院号、手术名称、手术部位、手术时间等。

（3）麻醉及手术开始前，麻醉医师、手术医师及巡回护士再次核对。

（二）手术中器械准备不足或不良

1. 常见原因

（1）器械护士接到手术通知单时，未仔细查看手术名称。

（2）特殊手术未与手术医师沟通。

（3）常规及急诊手术包配备不到位。

（4）洗手及巡回护士术前未再次仔细查对器械是否齐全。

2. 预防措施

（1）手术前护士应根据手术需要准备器械，并应检查其性能是否良好。

（2）施行重大或特殊手术所需特殊器械，手术者应在手术前1日及时与手术室护士沟通，准备充分，以保证手术的顺利进行。

（3）在进行重要手术步骤前，手术者应先检查器械是否合适。发现有问题的器械，及时交巡回护士处理。

（4）根据需要备齐常规器械包，同时应备有急用的器械包。

（5）中等以上的手术，要通过术前访视了解患者情况及手术医师的需求，以保证手术的顺利进行。

（三）用药错误

1. 常见原因

（1）未严格执行"三查八对"制度。

（2）执行口头医嘱未复诵。

2. 预防措施

（1）使用任何注射药物，应做好"三查八对"工作，并实行两人核对无误后方可使用。瓶签脱落、字迹不清或有疑问者不能应用。用过的空安瓿应保留以备核对，待手术完毕查对无误后方可弃去。

（2）麻醉中用药须做到取药时、抽药时及放药时核对。

（3）手术台上应采用固定的不同式样的容器盛局部麻醉药液，以免与其他药物混淆。

（4）执行口头医嘱用药，要复诵一遍，并做记录。

（四）手术器械和纱布遗留于创口或体腔内

1. 常见原因

（1）敷料器械包内器械、敷料数目不准确。

（2）手术开始前、中、后巡回护士与洗手护士未认真清点。

（3）手术开始前，未将多余敷料器械拿出室外。

（4）长时间手术，过度疲劳。

（5）术中替换护士。

（6）多部位手术。

（7）术后清点器械、敷料有误时，未及时寻找原因。

2.预防措施

（1）手术开始前，器械护士与手术第二助手对所需器械及敷料做全面整理，做到物品定位放置，有条不紊。同时，与巡回护士共同清点器械、纱布、纱垫、缝针及线卷等数量，清点两次，对点时双方要发出声音，登记备查。

（2）随患者带入手术间的创口敷料、绷带以及消毒手术区所用的纱布、纱球等，应在手术开始前全部送出手术间。

（3）手术中，护士应做到手术区周围的物品摆放整齐有序，医师不得自行拿取器械，暂不用的物品应及时交还器械护士，不得乱丢或堆积手术区周围。

（4）在手术过程中所增减的敷料及器械，巡回护士应准确记录。

（5）深部手术填入纱布垫或留置止血钳时，手术者应及时告知助手和器械护士，以便清点，防止遗留。凡胸、腹腔内所用纱布垫必须留有长带或系金属环，应放在创口外，以防遗留在体腔内。

（6）凡手术台上掉下的纱布（垫）、器械、缝针、线卷等，均应及时捡起放在固定地方，并告知洗手护士，任何人未经巡回护士同意不得拿出室外。

（7）在缝合胸、腹腔或深部创口前后，巡回护士及器械护士应清点纱布、纱垫、器械、缝针、线卷等数量，并与术中所登记的数字核对，完全相符后方准缝合手术切口。

（8）如清点有误必须与手术医师一起仔细寻找，必要时行 X 线透视，术后需记录处理措施和结果，由手术医师、洗手护士和巡回护士签名，特殊情况应向上级领导汇报。

（9）全部使用带显影线的纱布，清点时要特别注意纱布是否带显影线。

（五）输错血

1.常见原因

（1）未认真查对。

（2）取血时未携带病历进行核对。

（3）输血单填写有误。

2.预防措施

（1）取血时必须携带病历，认真核对输血单、血袋及病历上患者的姓名、科别、住院号、年龄、性别、献血者的姓名、血型、血号，同时查看血液质量。

（2）输血前巡回护士应与麻醉医师再次核对，无误后方可为患者输血，执行者、核对者在输血单上签名。

（六）物理、化学损伤（如电灼伤、烧伤、烫伤）

1.常见原因

（1）体位摆放不当引起压伤、神经、血管损伤。

（2）使用热水袋不规范。

（3）使用电刀操作不规范，安放电刀负极板不符合要求。

（4）消毒黏膜、会阴部、眼部手术用错消毒棉球。

2.预防措施

（1）合理放置电刀负极板，负极板应粘贴在平坦且肌肉、血管丰富的部位，保证粘贴面与皮肤完全接触，避免粘贴在骨突、体毛过多、有伤口的部位。

（2）手术过程中，如果电刀笔暂不使用时，洗手护士应注意把电刀笔放回绝缘的电刀盒内，防止手术医师意外触发电刀笔而引起放电灼伤。

（3）在使用电刀笔前，巡回护士应常规检查患者的肢体有无接触导电体，同时，避免高频电流通过金属移植物或心脏起搏器等形成短路。患者肢体要用布单包裹，特殊时需垫海绵垫，保证肢体不接触金属物。

（4）患者躁动引起身体移位时，要重新检查负极板。

（5）术前医师为患者消毒时，巡回护士一定要提醒、监督医师消毒纱布的消毒液量要适当，防止身体低垂部位（如体侧，背部）有残余消毒液。

（6）使用化学消毒剂要准确掌握浓度、剂量及方法，并严格区分，避免灼伤皮肤黏膜。

（7）酒精未干时禁止使用电刀，避免引起酒精燃烧。

（8）切开皮肤前和手术结束后再次用酒精消毒皮肤或切口时，所用酒精纱布一律要收回，以防止电刀工作遇酒精燃烧而致患者烧伤。

（七）术中低体温

1.常见原因

（1）室温过低（低于21℃）。

（2）手术床及平车温度低。

（3）手术中暴露时间过长。

（4）皮肤消毒挥发散热。

（5）应用低体温冲洗液。

（6）与静脉输液和麻醉用药有关。

2. 预防措施

（1）术中常规调节室温为 22~25℃。

（2）在秋冬季节接送患者时，平车上盖被先用电热毯加温至 37℃ 再使用。

（3）在危重症患者麻醉手术过程中要使用体温监测仪，动态监测体温的变化。

（4）手术室配有恒温箱，放置常规用的液体，术中所用的冲洗液都需经恒温箱加热至 37℃ 左右再使用。

（5）手术完毕回病房后，应加盖棉被等保暖措施，取得良好的保温效果。

（八）手术切口感染

1. 常见原因

（1）手术环境消毒不严格。

（2）物品灭菌不达标。

（3）参加手术人员无菌操作不规范。

（4）手术医师操作不熟练、器械准备不全使手术时间延长。

（5）无菌手术间安排手术不规范。

（6）手术过程中，将手术野污染。

2. 预防措施

（1）加强无菌观念，严格遵守手术室无菌技术操作规范。手术间内应尽量减少不必要的活动，以免浮尘飞扬。

（2）医护人员应经常检查及提醒自己及他人是否遵守无菌技术操作原则，发现有违反无菌技术操作原则之处应立即纠正。

（3）凡耐高压的手术器械，均实行高压灭菌，熏消的器械应注明使用时间。

（4）污染手术应小心保护切口及手术区，污染性标本及污染的器械应放在指定的盒内。

（5）无菌手术、污染手术应分别设专用手术间，以减少无菌手术感染率。

（6）手术者尽量缩短手术时间，以减少患者组织创伤及创面暴露时间，若手术时间超过 6 小时，则手术区周围应重新加盖无菌巾单。

（九）手术部位错误

1. 常见原因

（1）评估患者不全面。

（2）交流沟通和核对不充分。

（3）手术通知单字迹模糊、潦草。

（4）凭经验判断。

（5）手术申请单上手术部位注明欠明确。

2. 预防措施

（1）患者进入手术室后，护士应全面评估患者。

（2）脑、颈、胸、肾、疝及肢体等手术应在手术单上注明何侧。

（3）严格执行手术查对制度，认真核对患者床号、姓名、性别、年龄、住院号、诊断、手术名称、手术部位、术前用药、药物过敏试验结果、备皮及所带物品等。

（4）手术开始前，手术者在准备卧位及进行皮肤消毒前，必须按照病历、X 线片，再次核对手术部位。

（十）患者坠床

1. 常见原因

（1）医护人员看护不到位。

（2）意识不清、躁动患者及小儿未采取防护措施。

2. 预防措施

（1）患者进入手术室后，应有专人守护，对患者进行有关安全教育，并做好心理疏导，以减轻患者的焦虑和恐惧。

（2）意识不清、躁动及小儿应使用约束带。

三、ICU 护理风险与管理

（一）工作人员应急能力低

1. 常见原因

（1）缺乏工作经验，专业理论及基础知识掌握不牢固，对危重症患者的评估能力低。

（2）不能熟练地使用抢救仪器，救护技术不熟练。

2. 预防措施

（1）对新进入 ICU 工作的护士进行规范化培训，熟练掌握各种仪器的使用方法、常见疾病的观察要点、护理要点及危重症患者抢救技术等。

（2）按照人员层次、工作能力等合理进行排班，做好传、帮、带工作。

（3）加强护士专业理论和基础知识方面学习，定期组织护士学习新知识、新业务、新技术，并进行理论、监护水平、护理技能、应急能力考试，提高工作人员的专业水平。

（二）窒息

1. 常见原因

（1）气管插管患者气道湿化不够、吸痰不及时、痰痂堵塞。

（2）喉头痉挛。

（3）无力咳痰。

（4）大量咯血。

（5）呕吐物误吸。

2. 预防措施

（1）充分湿化气道，吸痰及时，操作方法正确。

（2）大量咯血时患者头偏向一侧，如血压稳定则取头低足高位，及时清除口、鼻血块及血液。

（3）患者呕吐时头偏向一侧，及时清除呕吐物。

（4）床边备吸引器及其相关抢救用品。

（5）正确判断窒息原因，对因处理，并及时通知医师。

（三）监护仪故障

1. 常见原因

（1）设置不合理。

（2）电源未接上。

（3）元件损坏、保险丝烧断、机内积灰多。

2. 预防措施

（1）熟练掌握监护仪的使用方法，合理设置报警范围。

（2）遇故障时检查电路连接情况。

（3）定期检修监护设备，由专人保管、维护及保养。

（四）管道脱开、扭曲

1.常见原因

（1）导管质量差，不配套。

（2）管道受压扭曲未能及时发现。

（3）患者不合作或不理解置管的重要性，擅自拔掉。

2.预防措施

（1）使用前检查物品质量。

（2）使用过程中注意保证管道通畅，妥善固定，及时解除管道受压扭曲等情况。

（3）向患者说明置管的目的与重要性。

（4）严密观察管道引流的情况，如有不畅，及时查找原因。

四、妇产科护理风险与管理

（一）新生儿抱错

1.常见原因

（1）胸牌、手镯系错。

（2）游泳、抚触、洗澡时未认真核对。

2.预防措施

（1）严格执行新生儿查对制度。

（2）婴儿出生后请产妇看清婴儿性别，再次核对母亲姓名、婴儿性别、出生时间、体重，无误后系手镯。

（3）严格执行婴儿洗澡、游泳、抚触程序。

（二）异物纱布遗留阴道内

1.常见原因

（1）纱布放置前清点不清。

（2）缝合完毕后未做阴道肛门检查。

2.预防措施

（1）用有尾纱布条压迫止血，尾线留于阴道口外，用普通无菌纱布压迫止血时，放置前后要点清纱布数量。

（2）缝合完毕，常规行阴道、肛门检查。

（三）产后出血

1.常见原因

（1）子宫收缩乏力。

（2）胎盘残留。

（3）软产道损伤。

（4）凝血功能低下。

2.预防措施

（1）严密观察产程，正确处理产程，避免产程延长。

（2）胎头娩出后，遵医嘱即注射缩宫素。

（3）产后严密观察宫缩及阴道出血情况，定时按压宫底。

（4）密切观察产妇生命体征变化。

（四）新生儿游泳溺水

1.常见原因

（1）安全气囊型号选择过大。

（2）安全气囊插口松脱，气囊漏气。

（3）安全气囊质量问题。

（4）护理人员监护不当。

2.预防措施

（1）选择质量可靠、性能好、设计合理的安全气囊。

（2）安全气囊选择时应根据婴儿颈围选择型号合适的气囊。

（3）使用安全气囊前仔细检查气囊的质量，插口扣牢固。

（4）护理人员应做到手不离婴儿，时刻保护。

（五）洗澡时婴儿烫伤或热水器漏电

1.常见原因

（1）洗澡水过热。

（2）未切断电源。

2.预防措施

（1）先调节测试水温再铺海绵垫。

（2）每次放婴儿前常规用水温计测量水温后再放婴儿。

（3）室内设有警示标志：水温调节后务必切断电源。

（六）妇科手术后发生肺动脉栓塞

1.常见原因

妇科手术后发生肺动脉栓塞常由下肢或盆腔静脉血栓脱落所致。

（1）易发因素：手术操作、麻醉、老年妇女血流缓慢、阴式手术取截石位、术后留置尿管和卧床时间长等。

（2）盆腔手术中常采用的硬膜外麻醉使麻醉平面以下静脉血管扩张，血流速度因此减慢，增加了术中形成下肢及盆腔静脉血栓的危险。

（3）术中如损伤静脉壁或血管内皮都有可能激活外源性凝血系统，导致静脉血栓形成。

（4）手术前禁食和灌肠使血液进一步浓缩，增加了血栓形成的危险。

2.预防措施

（1）认真做好术前行为训练指导，如训练患者床上大小便，协助患者进行下肢被动活动。

（2）患者术后回房即帮助患者按摩双下肢，2~3 h一次，促进血液循环。

（3）患者血压平稳后即可协助患者翻身，做踝关节旋转，膝关节的伸屈、抬腿等主动或被动活动。

（4）鼓励患者尽早下床活动，并遵照循序渐进的原则。

（5）长期静脉输液的患者要经常更换注射部位，尽量减少从下肢输入刺激性药物及高渗液体。

（6）定时检测凝血酶原时间及血小板计数计数，以及早发现术后高凝状态的发生，做到早预防。

（七）羊水栓塞

1.常见原因

（1）胎膜破裂或人工破膜后。

（2）宫缩过强。

（3）子宫壁损伤。

2.预防措施

（1）宫颈破膜时应避开宫缩最强时期。

（2）缩宫素引产宫缩加强时应有专人守护，随时调整缩宫素剂量与速度。

（3）宫缩过强时应及时报告医师。

（4）严格遵守各项操作规程，减少子宫的损伤。

（八）新生儿窒息

1. 常见原因

（1）胎儿宫内缺氧。

（2）产程中胎儿缺氧。

（3）呼吸道阻塞。

2. 预防措施

（1）正确处理产程，密切观察胎心胎动，发现异常及时报告医师。

（2）第二产程常规吸氧，应用胎心监护。

（3）及时清理新生儿呼吸道内、口腔内的分泌物。

（4）正确处理好新生儿第一口呼吸。

五、儿科护理风险与管理

（一）坠床、走失

1. 常见原因

（1）家长疏忽大意，看管、照顾不周。

（2）病床无床挡或床挡损坏、固定不牢。

2. 预防措施

（1）向家长介绍住院安全制度，强化安全意识。

（2）勿让患儿独处及靠床边坐，患儿应在陪护人员视线范围内活动。

（3）护士经常巡视病房。

（4）床垫如有损坏，及时维修。

（二）烫伤

1. 常见原因

（1）保暖方法不正确。

（2）患儿年龄小，不能正确表达自己的感觉。

（3）热源离患儿过近。

2.预防措施

（1）指导患儿家长采用恰当的保暖方法。

（2）随时观察患儿表情、皮肤颜色及体温的变化。

（3）热源放置在患儿不易触及的位置。

（三）误吸、误服

1.常见原因

（1）喂奶、喂药方法不当。

（2）看护不周。

（3）呕吐时仰卧。

2.预防措施

（1）指导患儿家长正确的喂养方法。

（2）向家长讲解易引起误吸、误服的因素，加强看护。

（3）纽扣、药片等小物品不应让患儿接触。

（4）呕吐时，应及时清除呕吐物，将头偏向一侧。

（四）窒息

1.常见原因

（1）吸入异物。

（2）婴儿包裹过严密。

（3）早产儿胃动力差，喂养后胃食管反流。

2.预防措施

（1）指导正确的喂养姿势及方法。

（2）患儿衣服尽量不用纽扣，颈下系带应松散。

（3）包裹婴儿时将口、鼻暴露。

（4）加强早产儿喂养指导及看护，有窒息易发者备好吸引器。

（五）用药错误

1.常见原因

（1）查对交接不严。

（2）用药剂量计算不准确。

（3）加床或频繁调床后治疗卡未及时调整。

2. 预防措施

（1）新进入小儿科的护士应做好岗前培训，特别是药品剂量计算方法的培训，做到准确用药。

（2）严格执行"三查八对"制度及交接班制度。

（3）非病情需要不得调换床位。

（六）摔伤

常见原因

（1）走路不稳。

（2）鞋底太滑。

（3）小儿爱在一起打闹、玩耍。

（4）地面湿滑。

六、急诊科护理风险与管理

（一）年轻护士缺乏急救经验

1. 常见原因

（1）缺乏工作经验，专业理论及基础知识不牢固，对危重症患者的评估能力低下。

（2）不能熟练地使用抢救仪器，救护技术不熟练。

2. 预防措施

（1）对新进急诊科工作的护士进行规范化培训，掌握各种仪器的使用方法、常见疾病的观察要点及危重症患者抢救技术等。

（2）合理排班，强弱搭配，做好传、帮、带工作。

（3）加强护士专业理论和基础知识方面学习，经常组织护士学习新知识、新业务、新技术，并定期进行理论、护理技能及应急能力考试。

（4）定期组织"安全急救知识信息"分享会，提高年轻护士的急救能力。

（二）对有自杀倾向的患者进行心理疏导

1. 常见原因

（1）患者对生活失去信心。

（2）患者生活、工作、社会的压力过大。

（3）心理疏导不到位。

（4）看护不到位。

2.预防措施

（1）与患者沟通，倾听陈述，了解企图自杀的原因，针对原因进行心理疏导，给予必要的协助，必要时请心理医师给予心理治疗。

（2）根据需要适当用约束带。

（3）告知患者家属加强陪护，如需离开必须及时通知值班护士。

（4）加强巡视，严格交接。

（5）及时检查，防止患者身边带有锐利用具，以防再次自杀。

（三）抢救仪器故障

1.常见原因

（1）维修不及时。

（2）突然停电或发生故障。

2.预防措施

（1）抢救仪器每周大检查及保养一次，排班时检查并严格交接。

（2）各种抢救仪器设有专人管理。

（3）抢救仪器突发故障时，立即用人工法代替，迅速排除故障或更换仪器。

（4）建立抢救仪器操作、保养、常见故障排除方法等资料。

（5）抢救仪器原则上不外借，医院其他科室急需者除外，但归还时必须由当班护士检查性能，确定完好后，放回固定位置备用。

（6）科室新进仪器及设备在使用前应组织医护人员学习其工作原理、注意事项、操作及保养方法，使工作人员熟练掌握，并定期考核。

（7）发现故障及时维修。

七、血液净化中心护理风险与管理

（一）透析器漏血

1.常见原因

（1）透析管路连接不牢。

（2）透析器破膜。

（3）透析导管内有气泡。

（4）光电管窗不清洁。

2.预防措施

（1）保证使用产品的质量。

（2）使用前检查血液通路各个连接处是否严密。

（3）发生透析器破膜漏血现象时应及时更换透析器。

（4）排尽导管内气泡。

（5）擦净光电管窗。

（二）空气栓塞

1. 常见原因

（1）用负压超滤。

（2）静脉壶内液平面过低。

（3）动脉端补液无人看守。

（4）透析管路未用盐水预充。

（5）使用冷的透析液。

（6）空气回血。

2. 预防措施

（1）保持充足的血流量。

（2）透析管路要连接牢固，尤其是血泵的动脉侧。

（3）静脉压打压时不可使液面过低。

（4）从动脉端补液，应严密观察，一定要严格遵守操作规程，如有空气回血，及时夹住静脉管路和关闭血泵。

（5）上机管路提前预充。

（6）保证透析液温度在 36.5～38℃。

（三）静脉压升高

1. 常见原因

（1）静脉穿刺针处阻塞，有血栓形成，针头贴靠在血管壁上或穿破到静脉外。

（2）静脉管道弯曲或被压。

（3）体外循环静脉端凝血。

（4）血压突然升高，血流速度加快。

（5）透析液侧压力降低。

2. 预防措施

（1）保持血液循环通畅。

（2）首剂肝素量要充足 0.1～1.0 mg/kg。

（3）减慢透析中血流速度。

（4）定时检查机器的性能，及时维修，保证正常运转。

（四）深静脉置管堵塞

1. 常见原因

（1）封管肝素量不足。

（2）患者不合作、活动过度。

（3）封管期间过长。

2. 预防措施

（1）封管用 1 mL 含 10 mg 肝素的肝素盐水 2～3 mL 封管。

（2）向患者解释带管期间的注意事项及带管的意义，以取得患者的配合。

（3）两次封管时间间隔不超过 3 日。

（五）血管内瘘狭窄、闭塞

1. 常见原因

（1）反复穿刺使血管内膜损伤引起纤维化。

（2）感染侵犯血管壁。

（3）内瘘使用不当或止血方法不对。

（4）低血压、脱水、出血。

2. 预防措施

（1）严格无菌技术操作。

（2）熟练掌握动静脉内瘘的穿刺技术，避免多次穿刺导致内瘘的血管闭塞。

（3）透析结束后压迫止血松紧适宜。

（4）掌握好体重。

（5）血管扩张术。

（六）管路血液回抽

1. 常见原因

（1）动脉针位置不当。

（2）患者血压下降。

（3）血管通路痉挛，特别是动静脉瘘痉挛。

（4）移植血管动脉吻合处狭窄。

（5）动脉或管道凝血。

（6）动脉管路扭曲成结。

2.预防措施

（1）减慢血流量，使抽吸及报警消除。

（2）测量血压，如血压低，应给予输液或减少超滤率。

（3）如患者血压正常，则松开动脉针，上下稍微移动或旋转。

（4）重新动脉穿刺。

（七）血液传播疾病

1.常见原因

（1）透析操作中血液外溅。

（2）输血。

（3）透析机消毒系统故障。

2.预防措施

（1）透析操作中避免血液外溅，尽量减少输血。

（2）HBsAg阳性患者应隔离，用专机透析。

（3）严格执行"三查八对"制度，保证管路一人一用。

（八）溶血

1.常见原因

（1）机器失灵引起。

（2）透析液温度过高。

（3）低渗透析液：浓缩液与水的比例不当。

（4）透析液污染。

2.预防措施

（1）定期检查机器性能。

（2）保证透析液温度、浓度合适。

（3）配制透析液比例适宜。

（4）严格无菌操作，严防透析液污染。

（九）透析过程中出现凝血现象

1.常见原因

（1）抗凝剂剂量不足。

（2）抗凝剂使用方法不正确。

（3）血流流量因素。

2.预防措施

（1）首剂肝素要足量，达到全身肝素化，使试管法凝血时间保持在 30 分钟左右。

（2）根据患者的情况选择合适的肝素用法。

（3）血流量大于 150 mL/min。

（十）首次使用综合征

1.常见原因

首次使用新透析器透析，临床分两型：

A 型：过敏反应型，几分钟内发生。

B 型：非特异性，多在几分钟至 1 小时发生。

2.预防措施

（1）新透析器使用前用生理盐水彻底冲洗。

（2）选择生物相容性好的透析器。

（3）一旦发生首次使用综合征要及时处理。

（4）A 型：症状严重者立即停止血透，夹住血液管路，丢弃体外循环血液，必要时使用肾上腺素、抗组胺药或激素。

（5）B 型：对症处理。

（十一）脱水量不准确

1.常见原因

（1）自动超滤控制系统失灵。

（2）透析前测量体重不准确。

（3）患者透析中饮水、进食。

2.预防措施

（1）使用容量控制超滤系统的机器。

（2）透析前后体重由专人专秤测量。

（3）透析中进食、饮水要计算出准确量。

（十二）透析中低血压

1. 常见原因

（1）血容量大量快速减少：①不使用容量超滤控制。②透析间期体重增加过多。③所要达到的干体重过低。④使用不适当的低钠透析液。

（2）血管收缩不良：①抗高血压药物的应用。②透析液过热。③醋酸盐透析液。

（3）心源性低血压。

2. 预防措施

（1）使用有超滤控制的透析机。

（2）指导患者限制体重增加，保持每日体重增加小于 1 kg。

（3）超滤后患者体重不低于"干体重"。

（4）透析液中钠浓度至少同血钠水平。

（5）每日服用降压药物时应在透析后服用，而不应在透析前使用。

（6）使用高流量或高效透析器时用碳酸氢盐透析。

（十三）透析中高血压

1. 常见原因

（1）硬水综合征。

（2）透析液浓度异常。

（3）肾素 – 血管紧张素影响。

（4）失衡综合征。

2. 预防措施

（1）中断透析，待水处理装置功能正常后再行血透。

（2）更换透析液。

（3）应用血管紧张素转换酶抑制剂（如卡托普利）等。

（4）失衡患者应用高渗葡萄糖静脉注射。

（十四）活性炭罐冲洗不及时，吸盐不够及时。

1. 常见原因

（1）活性炭罐冲洗不及时。

（2）机器故障。

2. 预防措施

每周对活性炭罐冲洗两次，每周吸盐一次，仔细观察电导率，发现问题及时处理。

八、供应室护理风险与管理

（一）物品包质量不合格

1. 常见原因

（1）包内物品清洗处理不彻底，留有血渍、锈渍等。

（2）各种穿刺针有倒钩、弯曲，关节使用不灵活。

（3）各种器械不配套。

（4）外包装破损。

2. 预防措施

（1）工作人员严格执行物品清洗规范要求。

（2）严格查对，仔细检查每件物品。

（3）配套机械安装后要反复检查其性能。

（4）每日检查外包布有无破损，如果破损或有严重污渍时应更换。

（二）消毒柜内物品装载质量不合格

1. 常见原因

（1）超载或者小剂量效应，造成残留空气影响灭菌效果。

（2）摆放不规范。

（3）包与包之间无空隙不利于灭菌。

2. 预防措施

（1）下排气灭菌器的装载量不得超过柜室容积的80%，预真空灭菌器的装载量不得超过柜室容积的90%。同时，预真空和脉动真空压力蒸汽灭菌器的装载量又分别不得少于柜室容积的10%和5%。

（2）混合装载时，难于灭菌的大包放在上层，较易灭菌的小包放在下层，敷料包放在上层，金属物品放在下层。

（3）物品装放时上、下、左、右需要有一定的空间，以利于蒸汽流通。

（三）无菌物品存放质量不合格

1. 常见原因

（1）存放无菌物品的橱柜摆放不合格。

（2）消毒液擦拭不及时。

（3）紫外线空气消毒未按规定执行。

2. 预防措施

（1）无菌物品存放橱应离屋顶 50 cm，离地 20 cm，距墙 5 cm，防止来自屋顶、地面及墙壁的污染。

（2）消毒液浓度、擦拭时间及次数按规定执行。

（3）每日紫外线空气消毒 2 次，每次 1 小时。

（四）器具清洁质量不合格

1. 常见原因

（1）沟槽、关节处不易清洗。

（2）干燥的血渍不易浸泡、清洗干净。

（3）清洗液使用不当。

2. 预防措施

（1）沟槽、关节等处要打开，仔细处理沟槽、关节、内芯等处。

（2）用专用清洗液进行清洗。

（五）灭菌工艺质量不合格

1. 常见原因

（1）生物、化学监测未按规定执行。

（2）灭菌锅损坏。

2. 预防措施

（1）每月进行嗜热脂肪杆菌、芽孢菌片生物学监测，每日消毒前进行 B-D 试验监测，监测冷空气排除效果，用化学指示卡及 3M 化学指示胶带按规定进行严格监测。

（2）定期进行灭菌锅的保养和维修。

第十五章　各种仪器的安全使用与程序

第一节　心电监护仪的安全使用与程序

一、使用目的

使用心电监护系统可以连续监测患者的心率、心律、血压、呼吸以及血流动力学等，当发生严重变化时自动发出警报，使医护人员及时发现，采取措施处理，以提高患者的治愈率，也可协助诊断。常用于心律失常、危重症患者以及手术中、手术后监护。

二、使用方法及程序

1. 对于清醒患者，应向其解释使用监护仪的目的及注意事项，以取得合作。

2. 检查、确认监护仪所要求的电压范围，接好地线、电源线、监护导联线，打开电源开关，检查心电监护仪性能。

3. 清洁粘贴电极片的部位，安放电极片，右上：右锁骨中点外下方，左上：左锁骨中点外下方，左下：左腋前线第6肋间或左腋中线第5肋间。

4. 选择合适肢体，捆好血压袖带。

5. 根据情况，选择适当的导联、振幅，设置报警上、下限以及自动测量血压时间。

6. 遵医嘱做好监护记录。

三、注意事项

1. 监护仪报警音量需根据科室的具体情况设置，使护理人员能够听到报警声，但又不影响其他患者。

2. 报警音出现时，护理人员必须进行处理，先按"静音/消除"键，使其静音，通知医师进行处理。如果病情需要重新调整报警界限，根据情况做相应处理。

3. 胸部导联所描记的心电图，不能按常规心电图的标准去分析ST-T改变和QRS波的形态。

4. 为便于在需要时除颤，电极片安放时必须留出除颤部位。

5. 严密观察监护仪各指标，发现异常及时处理。

6. 带有起搏器的患者要严密监护，区别正常心率与起搏心率，防止心搏停止后误把起搏心率按正常心率计数。

7. 若出现严重电流干扰，可能因电极脱落，导线断裂或电极导电糊干涸而引起。

8. 若出现严重肌电干扰，多因电极放置不当。电极不宜放在胸壁肌肉较多的部位以免发生干扰。

9. 基线漂移常见于患者活动或电极固定不牢。

10. 心电图振幅低，常因正负电极距离过近或两个电极放在心肌梗死部位的体表投影区。

11. 交接班时，查看上一班的主要报警信息，并注意观察该项体征变化情况。

12. 检查指端受压情况，每 4 小时将指端 SPO_2 传感器更换到对侧。

第二节　输液泵的安全使用与程序

一、使用目的

准确控制单位时间内静脉给药的速度和药量，使药物剂量精确、均匀、持续输入体内，避免输入药量波动过大而产生不良反应，从而提高输液治疗安全性和可靠性。

二、使用方法及程序

1. 将输液泵通过托架（附件）牢固地安装在输液架杆上并检查是否稳固。

2. 接通 AC220V 电源，如果使用机内电池，应在连续充电 10 小时以上、方可使用。

3. 按照输液操作规程，准备好输液瓶和指定的一次性输液器，将液体充满输液器，保证滴斗滴口与液面有 50% 以上的空气，关闭调节夹。

4. 将滴斗检测装置与泵连接好，并正确卡在滴斗的检测部位，此时滴斗必须处于垂直位置。

5. 为了确保输液的准确度，建议使用指定的输液器。使用指定的输液器时，液量补偿开关"标准"可拨到"ON"位置。

6. 如选用其他输液器，输液管必须柔软而且有弹性。在输液前应确定液量补偿开关的位置。

7. 打开泵门按下管夹按钮，将钳口打开，然后将准备好的输液器软管部位嵌入"气泡检测""管径钳口""管夹""液管导向柱"位置，关上泵门，管夹、钳口会自动关闭。也可按管夹关闭按钮，将输液器管夹关闭，然后再关上泵门。

8. 将输液器上的调节夹缓慢松开，打开后盖上的电源开关，泵通过自动检测后进入初始状态。此时容量计数显示"0000"mL，流量显示"1"mL/h并闪烁，用量限制显示"50"mL。

9. 按置数键设定流量值、再按"SELECT"置换键，用量显示"50"mL数字闪烁，再通过置数键设定用量限制值，设定结束后，输液准备就绪。

10. 穿刺成功后，按"启动/停止"按钮，开始输液，输液指示灯亮。

三、注意事项

1. 使用前请仔细阅读说明书，并由经过培训的医护人员按照使用说明书操作此泵。

2. 报警原因：管路有气泡或排空、管路堵塞、输液完成、开门报警、电压不足。

3. 启动泵前检查管路安装是否合适，有无扭曲、接口松动及渗漏等情况。

4. 泵启动后观察液滴状态并证实液体流动。

5. 因为电磁干扰会导致工作异常，所以泵在使用时尽可能地避免同时使用会产生干扰的电凝器和除颤器等装置。当需要同时使用时请注意：

（1）泵和电凝器、除颤器等装置之间要有足够的距离。

（2）泵和电凝器、除颤器等装置不能用同一电源插座供电。

（3）密切监护泵的各项功能。

6. 避免将泵控制的输液器与另外由手动流量调节器控制的输液管路（重力输入）连接，因为它会影响输液的准确度和报警功能。

7. 当泵使用交流电源时，必须确认其所用的供电设备与地面充分连接。

8. 如果泵出现故障，应及时联系维修人员。

9. 一次性使用输液器应符合GB 8368–2018的规定，并且具有医疗器械产品注册证。

10. 泵配有滴漏检测装置，用于检测输液瓶内是否有液体。可根据情况选用。如不采用滴漏检测装置，应将其与连接插头一起取下，否则将连续出现"完成"与"阻塞"同时报警。

11. 安装滴斗检测装置时必须注意，滴斗检测装置与输液瓶垂直，滴斗内液面应低于下腰线。如启动输液后，泵出现"完成"与"阻塞"同时报警。应检查滴漏装置是否安装正确。

12. 如果在移动过程中使用输液泵，应避免输液瓶（滴斗监测装置）过度摇摆。

13. 输液泵电池欠压报警时，须进行充电。应连续充电 10 小时以上，可边使用边进行充电。流速在 50 mL/h 以下可应急使用 3 小时以上。

14. 开机自检，如显示屏显示"1111"，表示气泡检测系统故障，必须进行维修。

15. 定期清洁、消毒泵及滴斗检测装置，用 70% 酒精纱布或其他软布擦拭泵外壳、面板等处的污垢，保持泵的清洁，严禁将泵置于任何液体中。

16. 为保证电池的使用寿命，应用机内电池操作泵并检查其性能。如果正常充电后电池工作时间缩短，则需要更换新的电池。即使长期不使用电池，也至少每 3 个月进行一次电池充放电。

17. 更换熔断器时应先切断交流电源。

第三节　微量注射泵安全使用及程序

一、使用目的

微量注射泵可供微量静脉给药，达到剂量准确、定时定量、给药均匀的作用。

二、使用方法及程序

1. 待机：将泵后电源开关至"ON"，听到"嘟"一声响表示内部电路自检完毕，泵处于正常待机充电状态。

2. 注射器安装：用专用注射器抽取药液。连接延长管排气后将其放置泵体夹内，当所有参数设置完毕，连续按两次快进键（FAST），第二次按住不放，待头皮针有液体排出后松手，进行静脉穿刺，穿刺成功后，再启动泵即开始输注。

3. 速率设置：根据病情、药物性质选择给药速度。利用 6 个数字设置键可在 LED 数字显示器上设置所需输注速率数据。

4. 限制量设置：停机（STOP）状态下，按一次选择键处于限制量设置状态，这时可从 6 个数字设置键在 LED 数字显示器上设置一次输注的限制量。

5. 限压值设置：限压值有高（H）、低（L）二档，缺省值为（L），（如想设为 L 就不用去设置它）。按功能设置键二次，数字显示器上出现"OCC"，按数字设置键可选高（H）、低（L）限压值，无论按功能键设置键第几次，一旦按启动键 START，最后一次设置的数据锁定，并进入工作状态。

6. 快速注射：为提高安全性，快速注射在 STOP 状态下进行。

7. 总量查询：任何状态下按总量查询都可查看已输入患者体内的药液量。

三、注意事项

1. 吸药时应排净气体，防止将空气压入血管内。

2. 注射开通后，定时检查药物是否渗漏，如有报警应及时查找原因，做相应处理。常见报警原因有脱管、管道受压或扭转、滑座与注射器分离、限制量提示、电源线脱落、电压不足等。

3. 使用时将药物参数（μg、min、kg）准确换算为泵的固定输入参数（mL/h），然后输入泵内显示器上。

4. 使用硝普钠等避光药物时，应用避光纸遮盖管路或用避光输液器，以保证药物效价。

5. 及时更换药液，保持使用药物的连续性。

6. 泵长期使用后，操作面贴按键处如下凹，应及时更换，不然可能会引起误触发。

7. 仔细阅读说明书，防止产生速率不准确现象。

8. 当推头上的拉钩断裂后，应及时予以更换，否则可能会发生过量给药，给患者造成伤害。

9. 当低电压报警时（LOW-BATT），应及时将泵接通交流电源进行充电或关机，不然电池中电耗尽就无法再重复充电。

10. 按快进键结束后，注意观察注射器工作指示灯的闪动频率是否改变，如仍与快进时一样则要关机，不然泵一直以快速推进，给患者带来危险，这时需要更换面贴后再使用。

11. 泵应按要求进行装夹或自行可靠固定，不能放置于床边没有围栏的平板上，避免因牵拉管路使泵滑落，造成对患者的伤害。

12. 该泵不能由患者家属来操作，防止不正确的操作对患者造成伤害。

第四节 除颤器的安全使用及程序

一、使用目的

通过电除颤，纠正、治疗心律失常，以终止异位心律，恢复窦性心律。

二、使用方法及程序

1. 患者平卧于木板床上，呼吸心跳骤停后，立即进行基础生命支持，并通过心电监护、心电图确定室颤 / 室扑。

2. 去除患者身上的金属物品，同时解开患者上衣，暴露操作部位。

3. 打开除颤器开关，选择"非同步"方式。

4. 将电极板包以盐水纱布 4~6 层或涂导电糊分别置于胸骨右缘第二肋间及心尖部。

5. 选择 200 J，完成充电，确定所有人离开病床后，两电极板紧压除颤部位，同时，放电，无效时，加至 300 J，再次非同步电击。

6. 二次除颤不成功者应静脉注射利多卡因 100 mg 后再电击，若为细颤波，则静脉注射肾上腺素 0.5~1 mg，同时给予胸外心脏按压，人工辅助呼吸，待细颤变为粗颤后再电击。

7. 开胸患者采用体内电击，将包盐水纱布的体内电击板放在左、右心室两侧，充电到 40~60 J，行非同步电击。

8. 观察心电波形恢复窦律后放回电极板，擦干备用，关机。

三、注意事项

1. 除颤时，去除患者身上所有金属物品。任何人不能接触患者及床沿，施术者不要接触盐水纱布或将导电糊涂在电极板以外的区域，以免遭电击。

2. 尽量使电极板与皮肤接触良好并用力按紧，在放电结束前不能松动，以利于除颤成功。

3. 除颤时，应保持呼吸道通畅，呼吸停止者应持续人工呼吸和胸外心脏按压，必须中断时，时间不应超过 5 s。

4. 胸外除颤需电能较高，可自 150~200 J 开始，一次不成功可加大能量再次电击，或静脉注射肾上腺素，使细颤变成粗颤后再次电除颤，最大能量可用至 360 J。

5. 胸内除颤时，可自 10~20 J 开始，若未成功，每次增加 10 J，但不能超过 60 J。

6. 除颤后，应将 2 个电极板上的导电糊擦净，防止其干涸后使电极板表面不平，影响下次使用，易造成患者皮肤灼伤。

第五节　自动洗胃机安全使用及程序

一、使用目的

1. 清除胃内毒物或刺激液，避免毒物的吸收。

2. 为某些检查和手术做准备。

3. 减轻胃黏膜水肿。

二、使用方法及程序

1. 将配好的洗胃液放入桶内。将三根胶管分别和机器的药管、胃管和污水管口连接，将药管另一端放入灌洗液桶内（管口须在液面下），污水管的另一端放入污物桶内，将洗胃管与机器的胃管连接，调节药物流速，备用。

2. 核对床号、姓名等。

3. 对意识清醒者，做好解释工作。服毒患者拒绝治疗时可给予必要的约束。

4. 患者取坐位或半坐位，中毒较重者取左侧卧位，昏迷者去枕平卧位，头转向一侧，有可摘义齿者取下。

5. 自口腔或鼻腔插入胃管。

6. 证实胃管确实在胃内，胶布固定，接通电源。按"手吸"键，吸出胃内容物，再按"自动"键，机器即开始对胃进行自动冲洗，反复冲洗至吸出液体澄清为止。如果患者胃内食物较多，改为手动洗胃。

7. 洗毕拔出胃管，记录灌洗液种类、液量及吸出液情况。

8. 将瓶内两只过滤器刷洗干净，各保留半瓶清水，拧紧瓶盖，不得漏水。

9. 将药管、胃管和污水管同时放入清水中，按"清洗"键，机器自动清洗各部管腔，待清理完毕，将药管、胃管和污水管同时提出水面，当机器内的水完全排净后，按"停机"键，关机。

10. 将三条管道（药管、胃管、污水管）浸泡于 1：200 的 84 消毒液内 30 min 以上，清水冲洗晾干备用，胃管一次性使用。

三、注意事项

1. 中毒物质不明时，应抽取胃内容物送检，洗胃溶液可暂用温开水或等渗盐水，待毒物性质明确后再采用对抗剂洗胃。急性中毒病例，患者能配合者，应迅速采用"口服催吐法"，必要时进行洗胃，以减少毒物吸收。

2. 在洗胃过程中，密切观察患者生命体征及有无异常情况，如患者出现腹痛、流出血性液体或有虚脱表现，应立即停止操作，并通知医师进行处理。幽门梗阻患者洗胃宜在饭后 4~6 h 或空腹时进行，需记录胃内潴留量，以了解梗阻情况，供补液参考（潴留量 = 洗出量 − 灌洗量）。

3. 每次灌入量不得超过 500 mL，注意记录灌注液名称、液量、吸出液的数量、颜色、气味等。

4. 吞服强酸强碱类腐蚀性药物患者切忌洗胃，消化道溃疡、食管梗阻、食管静脉曲张、胃癌等一般不做洗胃，急性心肌梗死、重症心力衰竭、严重心律失常和极度衰竭者不宜洗胃，昏迷患者洗胃应谨慎。

5. 使用自动洗胃机前应检查机器各管道衔接是否正确、紧密，运转是否正常。勿使水流至按键开关内，以免损坏机器，用毕要及时清洗，避免污物堵塞管道。

第六节　超声雾化吸入器的安全使用及程序

一、使用目的

使药液直接作用于局部黏膜，用于消炎、祛痰、解除支气管痉挛，具有消除鼻、咽、喉部的充血、水肿状态等作用。适用于急慢性咽喉炎、扁桃体炎、急慢性呼吸道炎症、哮喘、某些咽喉部手术后及喉头水肿等。

二、使用方法及程序

1. 检查雾化器部件完好。

2. 水槽内放入蒸馏水 250 mL，浸没罐底雾化膜。雾化罐内加入所需药液 20~50 mL。

3. 核对床号、姓名，向患者解释治疗目的及使用方法。

4. 先开电源开关，再开雾化开关。此时药液呈雾状喷出。

5. 调节雾量，定好时间（15~20 min）。

6. 将面罩罩在患者鼻部，嘱患者自然呼吸或深呼吸，将雾化的药液吸入。

7. 治疗完毕，先关雾化开关，后关电源开关。

二、注意事项

1. 使用前检查机器设备是否完好。

2. 保护水槽底部的晶体换能器和雾化罐底部的超声膜，防损坏。

3. 水槽和雾化罐内切忌加热水。使用中水温超过 60℃应停机换冷蒸馏水。

4. 水槽内无足够的冷水及雾化罐内无液体的情况下不能开机。

5. 水槽内的蒸馏水要适量，太少则气雾不足，太多则溢出容器，损坏仪器。

6. 治疗鼻腔疾病患者用鼻呼吸，治疗咽、喉或下呼吸道疾病患者用口呼吸，气管切开者，对准气管套管自然呼吸。

7. 雾化吸入器如果连续使用时，中间应间歇 30 min。

8. 雾化吸入后不宜立即进食或漱口。

第七节　吸痰器的安全使用及程序

一、使用目的

吸出呼吸道分泌物，保持呼吸道通畅，保证有效的通气。

二、吸痰器使用方法及程序

1. 向清醒患者解释，以取得合作。

2. 连接吸引器，调节吸引器至适宜负压。

3. 患者头转向操作者，昏迷者可使用压舌板等。

4. 检查吸痰管道是否通畅后，插入口腔或鼻腔，吸出口腔及咽部分泌物。

5. 另换吸痰管，折叠导管末端，插入气管内适宜深度，放开导管末端，轻柔、灵活、迅速地左右旋转上提吸痰管吸痰。

6. 拔出吸痰管后用生理盐水冲洗吸痰管。

7. 每次吸痰时间不超过 15 s，如吸痰未尽，休息 2~3 min 再吸。

8. 使用呼吸机行气管插管内吸痰的方法：

（1）吸入高浓度氧气 2~3 min。

（2）气管插管内滴入无菌生理盐水或配好的湿化液 2~5 mL。

（3）将一次性吸痰管与吸引器连接，打开吸引器。

（4）断开与呼吸机连接的管道，将吸痰管插入气管套管内适宜深度旋转上提。

（5）吸痰完毕迅速连接好呼吸机。

（6）吸入高浓度氧气 2~3 min。

三、注意事项

1. 严格无菌技术操作，防止感染。

2. 选择型号适当，粗细及软硬度适宜的吸痰管。

3. 吸痰动作应轻、稳。吸痰管不宜插入过深，以防引起剧烈咳嗽。

4. 当吸痰管插到适宜深度后，在旋转的同时再放开夹住的吸痰管，边旋转边吸痰，以防吸痰管吸在呼吸道黏膜上。

5. 吸引过口、鼻分泌物的吸痰管禁止进入气道。

6. 使用呼吸机时，吸痰后调回原先设置好的氧浓度。一次吸痰时间（断开至连接呼吸机）以不超过 15 s 为宜。每次更换吸痰管。

7. 使用注射器进行气管内滴药时，应拔掉针头，以防误入气道。

8. 吸引过程中，注意观察病情变化和吸出物的性状、质量等。

9. 如痰液黏稠可配合胸背部叩击、雾化吸入等。

第八节　有创呼吸机的安全使用及程序

一、使用目的

代替、控制或改变自主呼吸运动，改善通气、换气功能及减少呼吸消耗。

二、使用方法及程序

1. 安装好呼吸机各管路，接通电源及氧气。

2. 打开呼吸机开关，减压表范围在 0.35~0.4 MPa。

3. 选择合适的通气方式，无自主呼吸应用控制模式，有自主呼吸应用辅助模式，如同步间歇指令通气（SlMV）、SIMV+PS 等。

4. 根据病情设定呼吸机通气参数：呼吸机使用频率 12~20 次 /min；潮气量 5~15 mL/kg；呼吸比 1∶（1.5~2.5），限制性通气障碍患者宜选 1∶1，ARDS 患者宜选 1.5∶1 或 2∶1；氧浓度一般为 30%~50%，根据情况及时调节，但 60% 以上的氧浓度仅能短期使用。过高氧气浓度应用一般不超过 24 h，以防止造成氧中毒。湿化器内水温控制在 32~36℃为宜，用控制模式时触发灵敏度应设定在 –6~–10 cm H$_2$O，非控制模式时设定在：–1~–3 cm H$_2$O，必要时加用 PEEP。由于呼吸机型号的不同，设置范围要详细阅读说明书，并根据病情、血气分析随时调节。

5. 设置报警范围，气道压力限定在 40 cm H$_2$O，呼吸频率 35 次 /min。每分通气量设定范围 ±25%。

6. 连接模拟肺，并检查呼吸回路管道，储水瓶是否处于最低位置。

7. 测试呼吸机工作正常，撤掉双肺连接患者，观察呼吸机运转及其报警系统情况，听诊双肺呼吸音是否对称，观察通气效果。应用呼吸机 30 min 后查动脉血气分析。

三、注意事项

1. 根据病情需要选择合适的呼吸机，要求操作人员熟悉呼吸机的性能及操作方法。

2. 未用过的呼吸机，应先充电 10 h，并在使用过程中注意及时充电，以保证突然断电时呼吸机能正常工作。

3. 保持呼吸道通畅，及时清理分泌物，定时湿化、雾化。

4. 严密监测呼吸，注意呼吸改善的指征，严格掌握吸氧浓度。

5. 按时做血气分析，以调节通气量和吸氧浓度。

6. 重视报警信号，及时检查处理。

7. 严格无菌操作，预防感染。

8. 加强呼吸机管理

（1）机器电源插座牢靠，保持电压在 220V（±22V）。

（2）机器与患者保持一定的距离，以免患者触摸或调节旋钮。

（3）及时倾倒储水槽内的水。

（4）空气过滤网定期清洗。

（5）呼吸管道妥善消毒，注意防止管道老化、折断、破裂。注意固定，避免过度牵拉。

（6）机器定期通电、检修，整机功能每年测试一次。

第九节　简易呼吸器的安全使用及程序

一、使用目的

患者自主呼吸停止或微弱时，用以代替或辅助患者的呼吸，保证患者的通气功能。

二、使用方法及程序

1.将患者仰卧，去枕，头后仰。

2.清除口腔与喉部异物（包括可摘义齿等）。

3.插入口咽通气道，防止舌咬伤和舌后坠。

4.抢救者位于患者头部后方，将头部向后仰，并托牢下颌使其朝上，使气道保持通畅。

5.连接氧气与简易呼吸器，将面罩扣住口鼻，用拇指和示指紧紧按住，其他的手指则紧贴下颌。若无氧气供应，应将氧气储气阀及氧气储气袋取下。

6.用另一只手规律性地挤压球体，将气体送入肺中，挤压与放松之比（呼吸比）以 1:（1.5~2）为宜，挤压频率：成年人 12~15 次 /min，儿童 14~20 次 /min，婴儿 35~40 次 /min。

7.若患者气管插管或气管切开，则将面罩摘除，将呼吸器单向阀接头直接接气管内管，给患者通气。

8.观察患者是否处于正常的换气状态，如患者胸部是否随着呼吸器的挤压与放松而起伏，口唇与面部的颜色是否好转，单向阀是否适当活动，双肺呼吸音是否对称。注意监测脉搏、呼吸、血压、血氧饱和度的情况，特别是血氧饱和度应保持在 95% 以上。

9.有规律地挤压呼吸器直至采用机械通气或病情好转无需辅助通气。

三、注意事项

1.面罩扣住口鼻后，确保无漏气，以免影响通气效果。

2. 注意观察患者有无发绀情况。

3. 按压呼吸器频率要适当。

4. 接氧气时，注意氧气管的衔接是否紧密。

5. 需较长时间使用时，可用四头带固定。

6. 不同患者用后或同一患者使用超过 24 h，将呼吸器拆解后用 2% 戊二醛浸泡 4~8 h（储氧袋只需擦拭消毒），再用清水冲洗干净，晾干，检查性能良好后备用。

第十节　早产儿暖箱的安全使用及程序

一、使用目的

早产儿暖箱适用于出生体重在 2 000 g 以下的高危儿或异常新生儿，如新生儿硬肿症、体温不升等患儿，可使体温保持稳定，提高未成熟儿的成活率，避免体温低造成缺氧、低血糖、硬肿症等一系列不良后果。

二、使用方法及程序

1. 接通电源，检查暖箱各项显示是否正常。

2. 核对患儿，向家属做好解释工作，取得合作。

3. 将暖箱温度调至所需温度预热，根据早产儿出生体重与出生天数调节暖箱温度，相对湿度 55%~65%。

4. 将患儿穿单衣或裹尿布后放置于暖箱内。检查各气孔是否通畅，检查箱内的温度、湿度并记录。

5. 密切观察患儿面色、呼吸、心率及体温变化。

6. 患儿的一切护理操作均在暖箱内进行。

7. 每 1~2 h 测体温一次，并根据患儿体温及时调节暖箱温度。

三、注意事项

1. 暖箱不宜置于太阳直射、对流风及暖气附近，以免影响箱内温度调节。

2. 经常检查暖箱是否有故障或调节失灵现象，以保证正常使用。如暖箱应用中发出报警信号及时查找原因，及时处理。

3. 定期细菌培养，预防院内感染。

4. 严禁骤然提高暖箱温度，以免患儿体温不稳定造成不良后果。

第十一节　小儿高压氧舱的安全使用及程序

一、使用目的

小儿高压氧舱适用于小儿全身性和局限性缺氧性疾病、脑部疾病的神经病变、严重感染及各种中毒性疾病等。

二、使用方法及程序

1. 护士到患儿床旁核对床号、姓名，向家长解释高压氧治疗的相关注意事项，取得家长配合，入舱前 30 min 禁止喂奶，并更换婴儿高压氧专用衣被。

2. 洗舱：婴儿入舱后头部垫高，取右侧卧位，进行常规门缝洗舱（关门留 1 mm 缝隙），打开控制板上的供氧阀和供氧流量计，氧流量至 10 L/min 以上，洗舱时间 5~10 min。

3. 升压阶段：将控制板上的排氧阀关闭，调节供氧流量计 5~6 L/min，升压速率为 0.002~0.005 MPa/min，升压速率不能超过 0.01 MPa/min，最大使用压力新生儿 0.04 MPa，4~5 个月婴儿为 0.05~0.06 MPa，当达到所需压力后关闭氧气开关和供氧阀（升压时间约为 13~15 min）。

4. 稳压阶段：可采用持续小流量换气，稳压换气的方法是：同时打开进、排氧阀，流量计数分别在 1~3 L/min，根据压力标示值，适当调节进氧流量计调节阀，达到动态平衡，稳压时间为 20~25 min，严密观察患儿生命体征变化。

5. 减压阶段：稳压治疗结束后，打开排气阀，调节排氧流量 5~6 L/min，使减压速率控制在 0.005 MPa/min 左右，减压末期，因舱内外压差降低，故可适当开大排氧流量计，使浮子读数不致太低，当两只压力表显示的舱压都为零，排氧流量计浮球归零时，打开舱门，推车对准托盘，将托盘拉出，婴儿出舱，送患儿至病房，协助更换尿布及衣被，观察有无不良反应。

6. 认真做好各项记录，打开供氧阀，排除供氧管余气，关闭供氧阀、供氧流量计、排气阀、排气流量计，舱门处于开放状态，消毒氧舱备用。

三、注意事项

1. 氧舱禁火，应远离火种、热源，室内禁止吸烟，环境温度最好在 20~26℃。

2. 有机玻璃舱体不能用抗氧化的润滑油（硝脂、甘油）擦拭，禁用酒精等有机溶剂清洁消毒。可使用对人体无害、无腐蚀作用的消毒液，如 1 : 500 的 84 消毒液等，环境消毒时先用棉被盖好有机玻璃舱体再进行紫外线消毒 30 min。

3. 舱内应用全棉制品，避免应用产生静电的材料以防火灾。

4. 严格遵守操作规程。

5. 患儿入舱后有专人监护。

6. 入舱前后均应做必要的生命体征监测，出舱观察时间不少于 2 h。

7. 氧舱任何部件发生故障应有专业人员维修后再用，不得私自拆装，压力表、安全阀每年普查一次。

第十二节　光疗箱的安全使用及程序

一、使用目的

使用光疗箱通过蓝光灯照射治疗新生儿高胆红素血症的辅助疗法。主要作用是使血清胆红素经蓝光照射氧化分解为水溶性的直接胆红素而随胆汁、尿液排出体外。

二、使用方法及程序

1. 清洁光疗箱，湿化器水箱内加水至 2/3 满。

2. 接通电源，检查灯管亮度，使箱温升至 30~32℃，相对湿度 55%~65%。

3. 查对患儿，了解患儿病情、日龄、体重、胆红素检查结果、生命体征，向家属做好解释工作。

4. 用大毛巾将光疗箱四周围好，操作者戴墨镜。

5. 将患儿裸露全身，戴眼罩，用长条尿布遮盖会阴部，男婴用黑布遮盖阴囊。

6. 记录入箱时间，每 2 h 测体温一次。

三、注意事项

1. 灯管使用不得超过规定的有效时间，以保证照射效果。

2. 照射中加强巡视，及时清除患儿的呕吐物、大小便，保持箱体玻璃的透明度。

3. 监测体温及箱温，光疗期间 2 h 测体温一次，使体温保持在 36~37℃，根据体温调节箱温，体温超过 37.8℃或低于 35℃，应暂停光疗，经处理后恢复正常体温再继续光疗。

4. 使患儿皮肤均匀受光，单面照射 2 h 翻身一次，身体尽量广泛照射。

5. 密切观察患儿病情，及时监测血清胆红素，若有异常及时与医师联系。

第十三节　胰岛素泵的安全使用与程序

一、使用目的

胰岛素泵用于胰岛素疗法，帮助患者在全天内维持血糖的稳定。胰岛素泵根据设置在全天 24 h 内自动、连续地按规定的基础率注射胰岛素，还提供大剂量胰岛素注射，用于满足进食或高血糖时的紧急胰岛素需求。

二、使用方法及程序

1. 向患者及其家属解释使用胰岛素泵的目的及注意事项，以取得合作。

2. 使用新电池装入胰岛素泵，执行一次自检，设置日期和时间，按医嘱设置胰岛素泵参数，调整基础量，检查胰岛素泵性能。

3. 安装储药器，充盈输注管路，直到胰岛素液溢出管道针眼。

4. 将管道针头固定在助针器上。

5. 选择腹壁皮下注射位置，常规消毒皮肤。

6. 进针：先取下针帽和护纸，将助针器对准输注部位，按下助针器开关，针头垂直刺入，然后粘贴固定牢靠。

7. 拔引导针：一只手压住针的两翼，另一只手将引导针头旋转 90° 后拔出，输注胰岛素 0.5 U，以填充导管空间。

8. 妥善放置胰岛素泵，保持泵管通畅。

9. 监测血糖变化，根据患者情况、饮食、运动状态，给予餐前大剂量摄入，按时进餐。

10. 记录血糖及餐前追加量，为治疗提供依据。

11. 严格交接班，如出现电池电量不足或药液将尽等情况，应及时更换电池或抽取胰岛素。

三、注意事项

1. 根据患者病情和血糖水平调节各时段的基础量和各项参数。

2. 胰岛素泵报警时查找原因，及时给予处理。

3. 严格无菌技术操作，保持注射部位清洁干燥。注意观察注射部位有无红肿及针头有无脱出现象。

4. 严密监测血糖变化，观察患者有无低血糖反应发生。

5. 妥善放置固定胰岛素泵，保持胰岛素泵管通畅，无扭曲受压，防止脱出。

6. 根据不同规格的胰岛素泵选用电池，准备好备用电池，充电式胰岛素泵定期做好充电工作，以保证正常使用。

7. 胰岛素泵的清洁只能使用湿布和温和清洗剂水溶液清洁胰岛素泵外面，擦完后使用清水擦洗，然后使用干布擦干。储药器室和电池室保持干燥，避免受潮，不要使用任何润滑剂，可使用 70% 酒精擦拭消毒。

8. 避免胰岛素泵在过高或过低温度下存放

（1）避免把胰岛素泵或遥控器放置在温度高于 40% 或低于 0℃的环境中。

（2）胰岛素在高温下会变质，在 0℃左右会结冰，在寒冷天气位于室外时，必须贴身佩戴胰岛素泵并使用保暖衣物盖住。位于较热环境中，必须采取措施冷却胰岛素泵和胰岛素。

（3）请勿对胰岛素泵或遥控器进行蒸汽灭菌或高压灭菌。

9. 避免把胰岛素泵浸泡在水中，使用配有快速分离器的输注管路，以便在洗澡、游泳等情况下分离胰岛素泵。

10. 如果需要接受 X 线、磁共振成像成像成像、CT 扫描或其他类型的放射线检查，必须把胰岛素泵、遥控器拆下，并将其从放射区内移开。

第十四节　诺和笔的安全使用及程序

一、使用目的

使用诺和笔可以简单、准确、方便地使患者在任何时间、地点都可以迅速、准确地注射胰岛素。

二、使用方法及程序

1. 注射前混匀搅和笔中的药物，使沉淀下的药物充分混匀。

2. 确认剂量选择处于零位，持注射笔，使针尖向上，轻弹笔芯架数下，旋转 2~3 个单位药液，按下注射推键，排进笔芯中的空气。

3. 按医嘱调取所需单位，旋转调节装置注射的剂量，调节装置有清晰的显示窗和清晰的声音提示，"咔嚓"一下即一个单位。

4. 消毒注射部位，范围大于 5 cm，用酒精消毒，不用碘酊消毒。

5. 手持注射器，针头刺入体内，按下注射推键，胰岛素即被注入。

6. 按压注射键，要掌握力度，不要用力向皮肤里面压，按压螺旋直到指示为"0"。

7. 注射毕，按压的手不能松开注射推键，针头应保留皮下 6~10 s 后，用棉棒按压拔针。

三、注意事项

1. 诺和灵 30R 注射后 30 min 进餐，调节装置的旋钮不能后倒。

2. 诺和锐 30 注射后 10 min 进餐，调节装置的旋钮可后倒以调节剂量。

2. 当诺和笔的药物用完，不再继续使用诺和笔而换成胰岛素注射时，剂量不能等同，应遵医嘱应用。

3. 每次注射前，应查看笔芯中的胰岛素余量是否够本次注射。当诺和锐少于 12U 时，不能继续使用，因为剩余的药液可能会混不匀，注射后易出现低血糖。

4. 保存在冰箱内的诺和锐 30 有效期 2 年，诺和灵 30 R 笔芯有效期为 2.5 年，开启后 30℃以下有效期为 4 周。

5. 更换针头后一定要先排气，把存留在针头衔接处的空气排出来，拧 2~3U 直到见到一滴药液排出即可。

6. 更换诺和灵笔芯时一定要仔细阅读使用说明书。

第十五节　电冰毯的安全使用及程序

一、使用目的

使用电冰毯，可降低脑代谢率和耗氧量，减轻脑水肿的发生，保护血 - 脑屏障，改善脑缺氧，降低致残率。

二、使用方法及程序

1. 接好电源线、地线，检查水位线，患者头部置冰帽，将电冰毯置于患者躯干下，连接各制冷管道及肛温传感器，用液状石蜡润滑传感器探头前端，插入肛门 10 cm，并妥善固定。

2. 打开电源开关，检查电冰毯性能，显示"HELLO"。

3. 根据医嘱，设定制冷温度范围及毯面温度。

4. 遵医嘱及时记录制冷温度，并绘制于体温单上。

三、使用电冰毯的注意事项

1. 设定电冰毯各项数值时为双键操作。

2. 使用电冰毯的患者同时要配合心电监护仪血氧饱和度的监测，特别是亚低温状态下会引起患者血压降低和心率缓慢，护士应严密观察患者生命体征变化，同时，确保患者呼吸道通畅。

3. 患者背部、臀部温度较低，血液循环慢，易发生压疮及冻伤，应 1~2 h 协助患者翻身、叩背，局部按摩，保持床面平整，干燥无渣屑。

4. 使用过程中，经常检查探头是否到位，如体温过低应查看探头是否脱落，患者病情突然变化时及时处理。

5. 对电冰毯使用时间较长的患者，要经常查看机器制冷水位是否缺水，以免影响降温。

6. 患者体温降至预定体温后，特别是在亚低温治疗的复温阶段，要严格控制温度和湿度，避免出现体温反跳。

7. 保持室温 18~20℃为宜，相对湿度为 60%，毯面温度应根据患者体温设定，降温速度不能太快，避免患者体温骤降而使患者出现寒战和不适感。

8. 随时观察体温变化，发现异常及时处理。

参考文献

［1］张银华，袁群，易霞，等. 护理本科生对护理技能教学与临床护理实践差异的认知研究［J］. 全科护理，2015：2122-2123.

［2］罗先武，姜小鹰. 护理技能教学与临床护理差异原因分析与对策［J］. 护理学报，2006，13（10）：68-70.

［3］潘显芳. 护理学专业实习生护理技能情况调查与分析［J］. 中国高等医学教育，2002（3）：17-18.

［4］徐容，曹梅娟. 美国护理信息能力标准的发展与现状［J］. 护士进修杂志，2012：118-121.

［5］梁小芹，绳宇. 运用 Delphi 法构建护理本科生核瓜护理技能体系的研究［J］. 护理管理杂志，2011，11（3）：169-171.

［6］姜安丽. 护理学本科教育标准及专业认证［J］. 中华护理教育，2014，11（5）：326-329.

［7］下洪琼，谭严. 护理专业人才现状分析［J］. 护理研究，2013，27（30）：3329-3331.

［8］李清，徐序广，谭丽，等. 护理技术操作准入制度在护理工作中的初探［J］. 重庆医学，2008，37（16）：1878-1879.

［9］吴季卿. 基础护理技术操作教学滞后于临床实践问题的探讨［J］. 护理学报，2006，13（2）：78-79.

［10］丁炎明. 护理人员现代护理观与基础护理认识现状及两者之间的相关性分析［J］. 中国实用护理杂志，2007，（7）：56-58.

［11］章莉丽，俞申妹，冯佳，等. 优质护理病房护理员规范化管理的实践和体会［J］. 护理与康复，2013，（12）：1072-1074.

［12］刘苏君. 基础护理—护士的专业内涵［J］. 中华护理杂志，2005，40（4）：

243.

［13］陈红宇，付沫，陈艳，等．临床基础护理落实现状调查分析与策略应对［J］．护理学杂志，2010，（25）：7-10.

［14］尤黎明．专科护击在护理专业中的角色和地位［J］．中华护理杂志，2002，37（2）：85-88.

［15］何红燕，林伟青，黄雪琴，等．手污染的控制与医院感染的预防［J］．中华医院感染学杂志，2008，（10）：1407-1409.

［16］李丽静，李媛媛．从法律证据角度分析护理文书存在的问题及对策［J］．天津护理，2010，（18）：230-231.